肾脏病的基础与临床研究

主　编　魏明刚
副主编　何伟明　高　坤　何玉华
　　　　陆　迅　咸　伟

苏州大学出版社

图书在版编目(CIP)数据

肾脏病的基础与临床研究 / 魏明刚主编. — 苏州：苏州大学出版社,2018.12
ISBN 978-7-5672-2719-4

Ⅰ.①肾… Ⅱ.①魏… Ⅲ.①肾疾病－诊疗 Ⅳ.①R692

中国版本图书馆 CIP 数据核字(2018)第 297297 号

肾脏病的基础与临床研究

魏明刚　主编

责任编辑　倪　青

苏州大学出版社出版发行
(地址：苏州市十梓街1号　邮编：215006)
常州市武进第三印刷有限公司印装
(地址：常州市武进区湟里镇村前街　邮编：213154)

开本 787 mm×1 092 mm　1/16　印张 19.5　插页 2　字数 491 千
2018 年 12 月第 1 版　2018 年 12 月第 1 次印刷
ISBN 978-7-5672-2719-4　定价：68.00 元

苏州大学版图书若有印装错误，本社负责调换
苏州大学出版社营销部　电话：0512-67481020
苏州大学出版社网址　http://www.sudapress.com
苏州大学出版社邮箱　sdcbs@suda.edu.cn

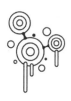

《肾脏病的基础与临床研究》编委会

主　编　魏明刚（苏州大学附属第一医院）
副主编　何伟明（南京中医药大学附属医院，江苏省中医院）
　　　　　高　坤（南京中医药大学附属医院，江苏省中医院）
　　　　　何玉华（成都中医药大学附属医院，四川省中医院）
　　　　　陆　迅（南京医科大学附属苏州医院，苏州市立医院北区）
　　　　　咸　伟（河南医学高等专科学校附属医院）
编　委　(按姓氏笔画排序)
　　　　　王晓文（南京医科大学附属苏州医院，苏州市立医院北区）
　　　　　尹佳琦（河南中医药大学第一附属医院）
　　　　　成旭东（苏州市中医医院）
　　　　　李凤玲（苏州大学附属第一医院）
　　　　　杨彦裕（青海省人民医院）
　　　　　何玉华（成都中医药大学附属医院，四川省中医院）
　　　　　何伟明（南京中医药大学附属医院，江苏省中医院）
　　　　　张　玲（苏州大学附属第一医院）
　　　　　张　露（南京中医药大学附属医院，江苏省中医院）
　　　　　陆　迅（南京医科大学附属苏州医院，苏州市立医院北区）
　　　　　陈　琳（苏州大学附属第一医院）
　　　　　咸　伟（河南医学高等专科学校附属医院）
　　　　　倪　莉（苏州大学附属第一医院）
　　　　　高　坤（南京中医药大学附属医院，江苏省中医院）
　　　　　席　一（苏州大学附属第一医院）
　　　　　蔡晓峰（苏州大学附属第一医院）
　　　　　薛胜利（苏州大学附属第一医院）
　　　　　魏明刚（苏州大学附属第一医院）
　　　　　魏明艳（开封市儿童医院）
主　审　叶传蕙教授（成都中医药大学附属医院，四川省中医院）
　　　　　孙　伟教授（南京中医药大学附属医院，江苏省中医院）
　　　　　李明权教授（成都中医药大学附属医院，四川省中医院）
　　　　　熊佩华教授（苏州大学附属第一医院）
绘　图　席　一　魏月恒

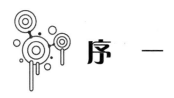

序 一

肾脏病是临床常见病、多发病。建立在解剖、生理、病理基础上的西方现代医学，为肾脏病的诊断与治疗提供了科学的方法。近年来，得益于检验影像技术水平的提升，以及免疫学、分子遗传学和分子细胞生物学研究的进展，关于许多肾脏疾病发病机制的认识有了更大的突破。据此引出的临床药物干预及各种血液净化技术的进步，使肾脏疾病的治疗现状大大改观。源远流长的中医学在中华民族几千年来与自然疾病的斗争中，在古代唯物论辩证法及人文哲学的基础上，形成了以"整体观念，辨证论治"为特色的独特的理论体系，积累了许多行之有效的诊疗经验，为中华民族的健康繁衍提供了坚实的保障。中医肾脏病学是具有优势特色的中医内科学分支，以整体观念辨证论治为基础，以脏腑气血津液等理论为指导，逐步形成了肾脏病专科疾病规范的诊断治疗体系，提高了肾脏病治疗的临床疗效。近年来大量的临床研究证实，中西医结合治疗在改善肾脏病患者症状、减少治疗中的副作用、提高患者生活质量方面具有明显的不可替代的作用。

《肾脏病的基础与临床研究》一书既融合了近几年现代医学、中医学关于肾脏病的最新研究成果，又传承了传统中医学对肾脏科学的认识，更融入了作者在长期基础研究和临床实践工作基础上提出的创新见解。本书注重基础理论与临床诊疗实践相结合，注重诊断、治疗的规范化；从临床实际出发，注重诊疗经验与理论诠释相结合，使法有出处，药有根据。该书内容丰富，重点突出，视角新颖，层次分明，对临床医师有很好的参考价值。

魏明刚主任医师是我所带过的最优秀的学生之一。他长期从事肾脏病学的基础理论研究与临床实践工作，在中西医结合诊疗肾脏病的研究方面承古创新、博采众长，形成了自己独特的诊疗见解。《肾脏病的基础与临床研究》是他的呕心沥血之作。我衷心祝贺本书的出版并相信本书一定会受到广大临床医师的肯定和赞赏。今欣然为之序。

四川省名中医
全国中医药学术经验继承导师
四川省中医药管理局学术技术带头人
成都中医药大学中西医结合肾病专业博士研究生指导老师

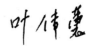

2018年12月25日

序 二

肾脏病是临床常见病、多发病，其中不少类型的肾脏病属于疑难危重病。这些疾病如不及时诊疗，会极大地影响患者的健康，甚至危及生命。随着当代科技的迅猛发展，信息技术、生物技术和其他高新技术在医药领域广泛运用，临床诊疗新理论、新技术、新方法不断涌现，为肾脏病学的研究提供了新的发展机遇。同时，医学模式的转变、人口的老龄化、疾病谱的变化以及全民健康意识的增强给临床工作带来了新的挑战，对广大医务工作者的临床诊疗技术提出了更高的要求。

现代医学对于肾脏病的诊治有很多技术与方法，而中医学重视整体观念，强调辨证论治，二者各有优势，如能相互取长补短，一定能提高肾脏病的诊疗效果。中医学是一个伟大的宝库，是从实践中积累起来、凝聚起来的宝贵经验。我们应当勤求古训，博采众长，珍视并好好发掘这个宝库。

《肾脏病的基础与临床研究》一书中，既有肾脏病的基础研究又有肾脏病的临床诊疗，既有传承千年的中医学治疗经验又有最新的研究成果，既有国内外医家的真知灼见又融入了作者自己的见解，从微观的分子生物学到宏观的整合医学，娓娓道来，读罢甚觉欣慰。魏明刚主任医师是我指导的博士研究生，在跟随我攻读博士学位期间，他的勤勉好学、刻苦钻研精神给我留下了深刻的印象。他长期从事肾脏病学的基础研究和临床诊疗工作。该书是他多年来的心血之作，值得广大肾脏病专科的临床同人参考阅读。在该书即将付梓之际，我为之欣喜，乐而为之序。

江苏省中医药领军人才
国家中医药管理局肾病重点学科带头人
国家中医药管理局全国中医肾病医疗中心主任
南京中医药大学中西医结合肾病专业博士研究生导师
江苏省中医院（南京中医药大学附属医院）肾内科主任

2018年12月20日

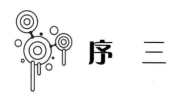 # 序 三

魏明刚主任医师在读研究生期间曾师从于我，他聪慧敏达、品学兼优，在一众学生中给我留下颇佳印象。毕业之后，他继续耕耘，廿载须臾过。如今，他在肾脏病领域临床、科研各方面均成绩斐然，不仅主持了国家自然基金课题面上项目等多项课题，在国内外学术期刊上发表学术论文近百篇，还多次获得了国家级、省市级的科学技术奖。由他主编的《肾脏病的基础与临床研究》出版在即，我为他感到由衷的高兴。

该书条理清晰，内容完备，科学严谨。与同类书相比，我认为此书有两大亮点。其一，作者长期从事临床工作，将临床实践与肾脏病的基础理论相融合，使读者学习肾脏学生理、病理的基础知识不再枯燥，便于掌握重点，从而提高临床诊疗水平。同时，也便于读者在基础理论的学习中联系临床实际，激发科研灵感，启迪研究思路。其二，中医学源远流长、博大精深，中医中药在肾脏病的诊治方面具有一定的优势，这一点毋庸置疑。本书临床部分阐述了对常见肾脏病的中医认识和诊治方法以及中医药在肾脏病领域的最新研究进展，既总结了当前肾脏病中医诊疗的学术成就和历代先贤的宝贵经验，也注入了作者自己多年的心得体会，是研究中医肾脏病领域不可多得的专著。

故此书能够面世，实为幸事，乐作此序。

国务院政府特殊津贴获得者
四川省中医院（成都中医药大学附属医院）
主任医师 博士生导师

2018 年 12 月 18 日

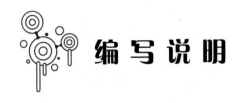# 编写说明

　　《肾脏病的基础与临床研究》一书主要介绍了如何认识肾脏病以及如何开展与肾脏疾病相关的基础和临床研究工作。本书重点突出开展研究的方式和方法，探讨了在解决科学问题时应如何有序地开展研究工作的问题。全书注重基础与临床相互的结合，体现了基础性、科学性、先进性和实用性。本书系统地介绍了目前国内外肾脏病研究的常用方法和研究进展，充分考虑了基础研究的实用方法和临床实际工作的需要，反映了当前肾脏病学领域的最新成果，以及肾脏病研究的新知识、新技术、新方法。本书可供从事肾脏病研究和对科学研究感兴趣的临床医生、科研工作者和研究生阅读。虽然本书主要是围绕肾脏病领域探讨问题，但是其研究方法和思路对医学相关学科的研究者也有借鉴价值。

　　本书将基础研究工作如何开展、临床研究工作如何进行以及如何应用先进的分子生物学检测方法和药物作用方式及途径的测试方法有机地结合在一起，从基础到临床，从宏观到微观，从人体到细胞，层次分明，内容翔实。因此，该书对学习肾脏病知识、了解肾脏病科研方法和从事肾脏病基础和临床研究具有重要参考价值。

　　本书可作为苏州大学医学部医学临床专业（肾脏病方向）的研究生课程教材，书中部分章节探讨了中医药在肾脏病领域的应用和研究进展。

　　本书的编写获得了国家自然科学基金项目（81673896、81473633、81273723）、国家中医临床研究基地业务建设第二批科研专项课题（JDZX2015096）、江苏省高校优势学科建设工程项目、江苏省第二批老中医药专家学术经验继承工作项目和苏州市科技局应用基础研究项目（SYS201602）等的资助，在此一并致谢。

　　由于编写时间紧迫，编写水平有限，书中难免有遗漏与错谬，敬祈使用本书的医生、学者和读者不惜斧正，提出宝贵意见，以便再版时更新和修订，提升本书的质量和水平。

魏明刚
2018 年 12 月于苏州

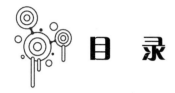

目 录

第一部分 肾脏概述

第一章 肾脏的结构和功能 (3)
　第一节　肾脏的生理特点 (3)
　第二节　肾脏病的病理特点 (11)
第二章 肾脏病的常见类型和流行病学特点 (19)
　第一节　肾脏病的常见类型 (19)
　第二节　肾脏病的流行病学特点 (21)
第三章 肾脏病的常见发病因素及治疗策略 (23)
　第一节　肾脏病的常见发病因素 (23)
　第二节　肾脏病诊治的紧迫性 (26)
　第三节　肾脏病的治疗策略 (27)
第四章 肾脏病常用的实验室检查 (32)
　第一节　尿液检查 (32)
　第二节　肾功能及免疫学检查 (38)
　第三节　组织病理学检查 (45)
第五章 常用的肾脏病影像学检查技术及其临床应用 (48)
　第一节　计算机断层扫描（CT）技术 (48)
　第二节　磁共振成像（MRI）技术 (49)
　第三节　同位素技术 (50)
　第四节　超声检查技术 (51)

第二部分 肾脏病的基础研究

第一章 动物实验的基础知识和常见问题 (57)
　第一节　基础研究常用的方法和实验动物 (57)
　第二节　肾脏病研究常用的实验技术方法、模型及造模方法 (58)
　第三节　实验动物的选择和实验设计方法 (62)
　第四节　实验动物的给药途径和方法 (63)
　第五节　实验动物的麻醉 (65)

第六节　实验动物血液和尿液的采集 …………………………………………………………… (67)
第七节　实验动物用药量的确定及计算方法 …………………………………………………… (69)
第八节　实验动物的急救措施和处死方法 ……………………………………………………… (71)
第九节　影响动物实验结果的因素 ……………………………………………………………… (72)

第二章　肾脏病研究常用的实验方法 ……………………………………………………………… (73)
第一节　肾脏病研究基本实验技术 ……………………………………………………………… (73)
第二节　肾脏病研究的电泳技术 ………………………………………………………………… (75)
第三节　聚合酶链式反应技术及反转录-聚合酶链式反应技术 ……………………………… (78)
第四节　实时荧光定量聚合酶链式反应技术 …………………………………………………… (81)
第五节　分子杂交技术 …………………………………………………………………………… (81)
第六节　蛋白质组学技术 ………………………………………………………………………… (84)
第七节　流式细胞术及其相关技术 ……………………………………………………………… (85)
第八节　色谱法及相关技术 ……………………………………………………………………… (87)
第九节　高效液相色谱技术 ……………………………………………………………………… (93)

第三章　体外细胞培养技术 ………………………………………………………………………… (99)
第一节　细胞培养的基本知识 …………………………………………………………………… (99)
第二节　各种肾脏细胞的培养 …………………………………………………………………… (101)

第四章　肾脏病动物实验模型的建立 ……………………………………………………………… (106)
第一节　大鼠系膜增生性肾炎模型 ……………………………………………………………… (106)
第二节　阿霉素肾病模型 ………………………………………………………………………… (107)
第三节　嘌呤霉素肾病模型 ……………………………………………………………………… (108)
第四节　高尿酸血症及尿酸性肾病动物模型 …………………………………………………… (109)
第五节　大鼠实验性糖尿病早期模型 …………………………………………………………… (110)
第六节　马兜铃酸肾病损伤模型 ………………………………………………………………… (111)
第七节　汞及铅致肾脏病模型 …………………………………………………………………… (112)
第八节　柔红霉素肾病模型 ……………………………………………………………………… (113)
第九节　实验性肾盂肾炎动物模型 ……………………………………………………………… (114)
第十节　非免疫性慢性肾衰竭动物模型 ………………………………………………………… (115)
第十一节　肾小管间质纤维化模型 ……………………………………………………………… (116)
第十二节　急性肾损伤模型 ……………………………………………………………………… (117)
第十三节　慢性肾衰竭模型 ……………………………………………………………………… (117)

第三部分　临床常见肾脏疾病及相关研究

第一章　临床常见的原发性肾脏病 ………………………………………………………………… (121)
第一节　急性肾小球肾炎 ………………………………………………………………………… (121)
第二节　急进性肾小球肾炎 ……………………………………………………………………… (125)
第三节　肾病综合征 ……………………………………………………………………………… (131)
第四节　慢性肾小球肾炎 ………………………………………………………………………… (138)

第二章 临床常见的继发性肾脏病 (144)
  第一节 高血压肾病 (144)
  第二节 糖尿病肾病 (150)
  第三节 自身免疫性疾病肾损害（狼疮性肾炎）(160)
  第四节 紫癜性肾炎 (167)
  第五节 多发性骨髓瘤肾损害 (172)
  第六节 乙型肝炎相关性肾脏病 (177)
  第七节 药物性肾损害 (181)

第三章 急性肾损伤和慢性肾衰竭 (187)
  第一节 急性肾损伤 (187)
  第二节 慢性肾衰竭 (194)
  第三节 不可忽视的肥胖相关性肾脏病和老年人肾脏病 (204)

第四部分 肾脏病治疗的常用药物

第一章 慢性肾脏病患者药物使用中的常见问题 (209)
第二章 利尿剂 (212)
  第一节 袢利尿剂 (212)
  第二节 噻嗪类利尿剂 (213)
  第三节 保钾利尿剂 (213)
  第四节 碳酸酐酶抑制剂 (214)
  第五节 渗透性利尿剂 (216)
  第六节 利尿剂的合理使用 (217)

第三章 降压药 (219)
  第一节 肾性高血压的发病机制 (219)
  第二节 肾性高血压的临床表现 (220)
  第三节 降压药的分类 (221)
  第四节 降压药的合理使用 (223)

第四章 糖皮质激素 (224)
  第一节 糖皮质激素的来源和结构特点 (224)
  第二节 糖皮质激素的作用机制和药代动力学特点 (225)
  第三节 糖皮质激素的常见副作用及其防治措施 (226)
  第四节 糖皮质激素在肾脏病中的应用 (228)

第五章 免疫抑制剂和免疫调节剂 (229)
  第一节 硫唑嘌呤 (229)
  第二节 环磷酰胺 (230)
  第三节 苯丁酸氮芥 (231)
  第四节 甲氨蝶呤 (232)
  第五节 来氟米特 (233)

第六章　抗凝和改善循环的药物 (240)
　　第六节　吗替麦考酚酯 (234)
　　第七节　亲免素结合剂 (236)
第六章　抗凝和改善循环的药物 (240)
　　第一节　肾脏病凝血与抗凝的机制 (240)
　　第二节　常用的肾脏病抗凝治疗药物 (241)
第七章　肾脏病研究常用的中成药 (244)
　　第一节　具有免疫调节作用的中药制剂——含有雷公藤甲素等成分的制剂 (244)
　　第二节　具有保护肾功能作用的中药制剂——含有冬虫夏草等成分的制剂 (245)
　　第三节　用于治疗肾小球疾病的各种中药制剂 (246)
　　第四节　具有改善慢性肾衰竭患者症状的制剂——含有大黄等成分的制剂 (248)
第八章　肾脏病研究常用的中草药 (250)
　　第一节　黄芪 (250)
　　第二节　当归 (251)
　　第三节　川芎 (252)
　　第四节　牛膝 (254)
　　第五节　白花蛇舌草 (255)
　　第六节　蝉花 (256)
　　第七节　六月雪 (257)
　　第八节　大黄 (258)
　　第九节　积雪草 (260)
　　第十节　白术 (261)
　　第十一节　蝉蜕 (262)
　　第十二节　芡实 (264)
　　第十三节　金樱子 (265)
　　第十四节　甘草 (266)
　　第十五节　山药 (267)
　　第十六节　地龙 (268)
　　第十七节　僵蚕 (269)
　　第十八节　全蝎 (270)

第五部分　研究热点与展望

第一章　循证医学 (275)
第二章　精准医学 (279)
第三章　转化医学 (280)
第四章　中医药与循证医学、精准医学和转化医学的关系 (283)

参考文献 (285)

附 录

I 常用缩写词的中英文对照简表……………………………………………（293）
II 肾脏超声图例及说明………………………………………………………（297）

第一部分

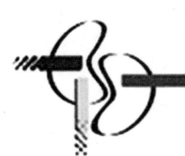

肾脏概述

第一章
肾脏的结构和功能

第一节 肾脏的生理特点

一、肾脏的结构

1. 肾脏的解剖

正常人的肾脏位置在腹膜后，形似蚕豆，左、右各一个（图1-1-1）。右肾上邻肝脏，故位置略低于左肾。肾脏的位置可随呼吸及体位变化而轻度改变。左肾上极平第11胸椎下缘，下极平第2腰椎下缘；右肾上极平第12胸椎，下极平第3腰椎。肾脏的大小和重量依年龄、性别而异。正常成年人肾脏的大小约为长12 cm、宽6 cm、厚3 cm，女性肾脏的体积和重量均略小于同龄的男性。肾脏色泽红褐，质地柔软，外侧缘光滑，内侧缘的中部凹陷。内侧缘中部有纵向深裂，主要为肾脏血管、神经、输尿管、淋巴管和肾盂的出入处，称为肾门。这些出入肾门的结构和肾盂总称为肾蒂。肾门向内连续为一个较大的腔，

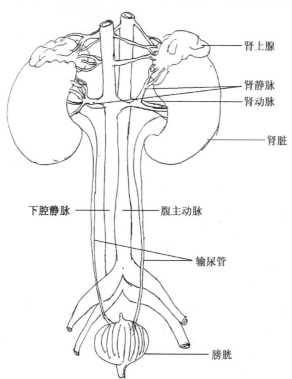

图1-1-1 腹膜后肾脏及血管（大体解剖）

称为肾窦。肾窦由肾实质围成，窦内含有肾大盏、肾小盏、肾盂、肾血管、淋巴管、神经及脂肪等结构和组织。

肾脏的冠状切面结构如图1-1-2所示。肾实质分为位置较浅的肾皮质与较深的肾髓质两个部分。肾皮质偏于外侧的浅层，占大约三分之一的厚度，富含血管，主要由肾小体和肾小管构成；肾髓质位于内侧的深层，占大约三分之二的厚度，主要由肾小管组成。髓质底部与皮质部的交界处被称为皮髓交界处。肾髓质的管道结构有规律地组成向皮质呈放射状的条纹，称为髓放线；向内则集合成锥体形，称为肾锥体。肾锥体的基底朝向皮质，尖端钝圆朝向肾窦，称为肾乳头。每个肾脏有8～18个肾锥体。每个肾乳头的顶端有10～25个小孔，为远端集合管向肾小盏的开口。肾皮质包绕髓质，并伸入肾锥体之间，称为肾柱。在肾窦内，有7～8个呈漏斗状的肾小盏，2～3个肾小盏合成一个肾大盏，2～3个肾大盏集合形成一个前后扁平的漏斗状的肾盂。肾盂出肾门后逐渐变细，移行为输尿管。

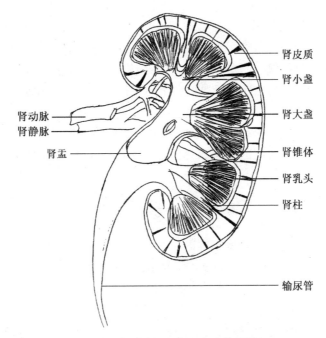

图1-1-2　肾脏的冠状切面（大体解剖）

肾脏表面由外向内依次有肾筋膜、脂肪囊与肾纤维膜这三层被膜。① 肾筋膜：位于肾脏最外侧，脂肪囊之外，分前、后两层共同包绕肾脏和肾上腺。② 肾周脂肪层：又称脂肪囊，位于纤维膜之外，肾筋膜之内，为脂肪组织层，经肾门伸入肾窦，充填于肾窦诸结构间的空隙。③ 肾纤维膜：主要由致密结缔组织构成，菲薄而坚韧，是紧覆于肾实质表面的一层固有膜。正常情况下，肾纤维膜易于从肾实质表面剥离。肾脏的这三层被膜具有保护和固定肾脏的作用。

2. 肾脏的组织学

人体肾实质主要由皮质和髓质两部分组成。肾髓质位于内层，呈条纹状，分内、外区。其中外区颜色深，条纹致密；内髓颜色较浅，条纹稀疏。肾皮质位于肾外层浅层，由100多万个肾单位组成。每个肾单位由肾小体和肾小管构成。肾小管由单层上皮细胞组成，其末端与集合管相连。肾小体由肾小囊与肾小球构成。肾单位的组织学结构如图1-1-3所示。

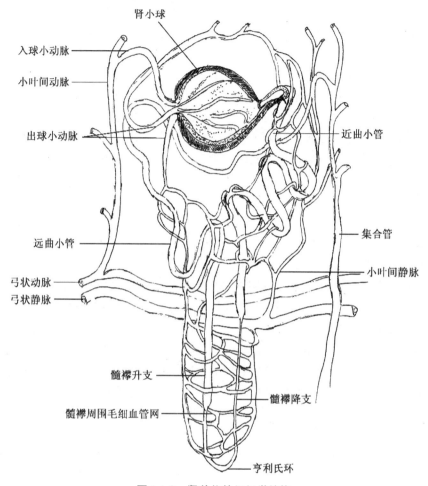

图1-1-3　肾单位的组织学结构

2.1　肾单位

肾单位是肾脏结构和功能的基本单位，是尿液形成的基本功能单位。肾单位主要由肾小体和肾小管两个部分组成。肾小体由肾小球与肾小囊组成，血液通过肾小体的滤过作用形成原尿。根据肾小体在肾皮质中的位置通常可分为表浅、中间和髓旁三种肾单位。髓旁肾单位的肾小体位于皮质深层，靠近皮髓质交界处。肾小管具有重吸收和分泌功能，它分为近端小管、髓襻细段、远端小管三个部分，其末端通过连接小管与集合管相通。近端小管在皮质表面呈弯曲走行的部分被称为弯曲部或近曲小管；而后垂直下行的部分则被称为垂直部；垂直部继续下行到达髓质浅层深部时，其外形转为细而扁，移行为细段，先下行形成髓襻降支；该支再返折向上成为髓襻升支；升支到达内髓部时，形态开始变粗，称为髓襻升支粗段；粗段至皮髓部后转为斜行，继而在皮质部弯曲而行，称为远端曲管或者远曲小管。相邻几个远曲小管通过连接小管与集合管相通。集合管在功能上与肾单位密不可分，但在结构上不属于肾单位。它分为皮质部集合管和髓质部集合管两大部分。

2.2 肾小体

肾小体由肾小球和肾小囊两个部分组成。其中肾小球是由毛细血管组成的毛细血管丛，两端与入球小动脉以及出球小动脉相连，是人体内唯一介于两条小动脉之间的毛细血管网。肾小球毛细血管壁由内皮细胞、基底膜以及上皮细胞三个部分组成，三者共同构成了肾小球的毛细血管滤过膜。球内系膜细胞在肾小球血管极处与肾小球外的系膜细胞相连，系膜细胞之间充满基质成分。

上皮细胞又称足细胞，贴附于肾小球基底膜外侧。足细胞依次分出主突起和次级突起，次级突起被称为足突。足突之间的间隙被称为裂孔。裂孔直径为 25～60 nm，由裂孔隔膜桥接。裂孔隔膜是由多个蛋白分子组成的复合体样结构。裂孔隔膜蛋白相互作用构成裂孔隔膜并控制肾小球对于大分子物质的物理性选择作用。裂孔隔膜蛋白分子包括 Nephrin、Podocin、CD2AP 及 ZO-1 等。足突裂孔隔膜蛋白的保护作用是保证肾小球滤过作用的关键。足细胞的细胞骨架包括细胞骨架微管、微丝和中间丝，含有肌动蛋白、肌球蛋白和 α-辅肌动蛋白（α-action）等成分。这些成分与整合蛋白（integrin）等相互作用，可以调节细胞裂孔大小及肾小球毛细血管的管径和血流量，从而调节肾小球的滤过率。

内皮细胞位于肾小球的内侧，呈扁平形。内皮细胞的表面被一层带强负电荷的唾液酸蛋白所覆盖，包括 podocalyxin 等，它对血液中的物质有选择性滤过功能。现代研究认为，足细胞与内皮细胞之间存在一定程度的相互作用，两者之间通过某些细胞因子的作用相互协调，从而影响肾小球的滤过作用。

基底膜位于肾小球毛细血管内皮细胞与足细胞足突之间，常规病理切片显示基底膜为均质状，电镜下成人基底膜分为致密层、内疏松层和外疏松层三个部分。成年人的基底膜厚度为 260～360 nm，婴幼儿的基底膜厚度约为 110 nm，儿童的基底膜较成人的薄且随年龄增长而增厚。肾小球基底膜由基膜蛋白和细胞表面蛋白组成。基膜蛋白包括胶原（collagen，COL）、层粘连蛋白（laminin，LN）、纤维连接蛋白（fibronectin，FN）和 integrin 等成分，细胞表面蛋白包括 integrin 和 podocalyxin 等。基底膜带负电荷，是肾小球滤过膜电荷屏障的重要组成部分。基底膜的主要功能是保证毛细血管壁的完整性和一定的通透性。

系膜由系膜细胞和系膜基质组成。系膜基质从肾小球血管极处与毛细血管丛中的每个小叶广泛联系，主要起支撑作用。系膜细胞上的血管活性物质相关受体在受到刺激后可以调节肾小球滤过面积。系膜细胞具有吞噬功能并参与了基底膜的更新。多数肾脏病变情况下都会出现系膜细胞不同程度的增生，因此，系膜细胞的功能变化与肾脏病变的产生机制及预后密切相关。

2.3 肾小管

广义的肾小管包括近端小管、髓袢、远端小管、集合管和连接小管，它们共同构成了肾脏中尿液形成的管道，对于尿液的浓缩、部分物质的滤过和重吸收发挥了重要作用。

① 近端小管。近端小管由鲍曼囊壁直接延伸所形成。它是由低柱状或立方上皮细胞组成的，管腔侧有大量微绒毛构成刷状缘，从而使细胞表面积增加，以利于发挥它的重吸收功能。按照形态不同，近端小管分为曲部和直部两种。近端小管的生理功能主要是重吸收原尿中大部分的水和溶质。

② 髓袢。髓袢在尿液浓缩中发挥重要的作用。髓袢分为粗段和细段，髓袢皮质部的升支粗段对于水的通透性较低，能够把 Na^+ 和 Cl^- 转运到间质。

③ 远端小管。远端小管包括直部和曲部两个部分。其中直部即为髓襻升支粗段；曲部即远曲小管，起始部细胞形态与髓襻升支粗段基本相似，呈立方高柱状，后面部分细胞体亦大，但较为扁平。与近端小管比较而言，远曲小管管径小，管腔大，上皮细胞体积小，线粒体多，上皮表面也有较多的长绒毛，细胞间有紧密连接。

④ 连接小管。连接小管主要连接远曲小管和集合管，细胞形态为立方形，侧面较狭而深。细胞核位于细胞中央，细胞表面有短小的绒毛。

⑤ 集合管。集合管分为皮质集合管和内、外髓集合管三种类型。皮质部与集合管相连接，而近髓部则是几个远曲小管共同连接于一个集合管上。集合管细胞主要包括亮细胞（主细胞）和暗细胞（嵌入细胞）。前者主要与 H^+ 的分泌有关，后者主要与碳酸氢盐（HCO_3^-）的分泌有关。

2.4 肾间质

肾间质是结缔组织，主要为充填在肾脏的肾小管和血管之间的成分，对于肾脏组织起黏附和支撑作用。肾间质包含有多种成分，包括成纤维细胞和细胞外成分等。细胞外成分主要由基质构成，包括胶原和多种糖蛋白，如纤维连接蛋白和层粘连蛋白等。肾间质细胞在受到某种刺激后可能会产生一些细胞因子，如转化生长因子（transforming growth factor，TGF）、白细胞介素（interleukin，IL）和黏附因子（adherence factor，AF）等。

2.5 肾脏的血管

肾脏的血管包括动脉、静脉和毛细血管网。肾动脉来源于腹主动脉，动脉血管自肾门处入肾后分成叶间动脉，再在皮髓交界处分叉形成弓形动脉，进入皮质后化生为小叶间动脉，进一步分为入球小动脉进入肾小球。进入肾小球的肾动脉比较特殊，包括入球动脉和出球动脉，分布在毛细血管网的两端，两者之间所形成的压力梯度是保障肾小球滤过功能正常的主要动力。出球小动脉再分支成球后毛细血管网，分布于相应的肾小管周围。上述毛细血管网汇成小叶间静脉和叶间静脉，而后通过肾静脉回流到腔静脉。这种血管分布的特点有利于肾小球和肾小管之间的相互联系。

二、肾脏的功能

肾脏是机体的主要代谢器官，但是肾脏的功能不仅仅是排泄代谢废物，还具有维持机体水、电解质和酸碱平衡的重要调节功能。此外，肾脏还是机体内多种激素（如促红细胞生成素和 1，25 - 二羟维生素 D_3 等）产生和发挥作用的核心"加工厂"。肾脏的这些功能与机体的正常生命活动密切相关。

1. 肾脏的代谢功能

肾脏通过排出体内多余的水分、电解质和代谢废物保证了机体内环境的稳定，这是肾脏的重要生理功能。肾脏的代谢主要是由肾小球滤过和肾小管重吸收之间相互配合完成的。成年人在肾脏功能正常的情况下肾小球的滤过率平均值约为 125 mL/min，按照体重 60 千克的成年人血浆约占机体体重的 5% 计算，每天全身的血浆在肾脏中会被清洗 50 次左右，从而保证了人体内环境的稳定。如此大的血浆清洗量需要依赖肾小球特殊的解剖结构和精密的调节机制来完成。肾小球滤过膜是肾小球血浆滤过的主要结构，它是由内皮细胞、基底膜及上皮细胞（足细胞）组成的。肾小球滤过率受年龄和性别等多种因素的影响。此外，肾小球的系膜细胞、出球小动脉、入球小动脉和致密斑形成的球旁器对肾小球滤过发挥调节作用。滤过分数是肾小球滤过率与肾血浆流量的比值，是指流经肾脏的血浆占肾小球滤过形成原尿的比值。

1.1 肾小球滤过的决定因素

肾小球毛细血管血流量、静水压、胶体渗透压、肾小球囊内静水压和超滤系数这些因素均可直接影响肾小球的滤过。一方面，肾小球毛细血管静水压及肾小囊内胶体渗透压加快了血浆滤过；另一方面，肾小球毛细血管胶体渗透压及肾小囊内静水压拮抗了血浆滤过。正常生理情况下，肾小囊内原尿基本上不含蛋白，所以肾小囊内胶体渗透压近似于零。

① 肾小球毛细血管静水压。肾小球毛细血管静水压推动了血浆成分滤过，从而成为影响肾小球滤过作用的主要因素之一。肾小球毛细血管静水压的大小主要由动脉血压和入、出球动脉血压共同调控。由于肾动脉粗而短，因而肾内动脉的压力高于其他部位小动脉的压力，造成肾小球毛细血管的血压较高。在生理条件下，其数值可以控制在较为稳定的范围，且受到肾小球自身的调节，从而保证了肾小球滤过功能的稳定。

② 肾小球毛细血管胶体渗透压。肾小球毛细血管胶体渗透压的大小与流经肾小球血液中的血浆蛋白浓度直接相关，它也是阻止血浆成分通过滤过屏障的主要力量。血液在流经肾小球滤过的过程中部分血浆被滤过，同时水分等也被滤过，血浆蛋白被浓缩，从而导致其在毛细血管内的浓度升高，毛细血管胶体渗透压升高。正常情况下，胶体渗透压的大小随着滤过过程而增加，从入球端最初的 2.66 kPa 到出球端的 4.66 kPa。

③ 肾小球囊内静水压。肾小球囊内静水压在生理条件下维持在比较稳定的数值，一般接近近曲小管内压力，约为 1.33 kPa。

④ 滤过系数。滤过系数是反映肾小球毛细血管内在特性的参数，由毛细血管通透性和滤过面积所决定。滤过系数和肾小球滤过率成平行关系。

肾小球毛细血管血流量与肾小球的滤过量呈正相关。保持肾小球滤过作用的主要机制是保证机体肾小球滤过率保持在一个比较稳定的水平，调节机体在不同条件下的重要机制主要包括两个方面的认识。其中一方面是肌源反应学说，认为肾动脉压增高时血管扩张，导致牵张血管壁平滑肌，引起平滑肌收缩，血管阻力增加，限制肾内血流量，保持肾小球毛细血管压的恒定；另一方面是管球反馈机制，肾小球滤液中某些无机盐（如 Na^+）刺激肾小球旁器致密斑细胞后，肾小球入球小动脉收缩或舒张，引起肾小球毛细血管静水压升高或者下降，从而导致肾小管管腔内滤液中无机盐增加或减少，进而影响尿液排出无机盐等物质的量，维持了机体内环境的稳定。

1.2 肾脏的尿液浓缩和水电解质调节作用的特殊机制——逆流倍增作用

逆流倍增作用是肾脏浓缩稀释功能的生理机制。逆流倍增形成的原因主要包括髓襻、肾小管各段和直小血管解剖上特殊的"U"型排列，小管各段对 H_2O、NaCl 及尿素等的通透情况不同以及髓襻升支粗段对 NaCl 的主动重吸收等因素，往往造成髓质间质从表浅到深部渗透梯度逐渐增加，逆流交换作用使该梯度得以建立和维持（图1-1-4）。经过近曲小管对 H_2O、NaCl 等溶质的等渗吸收，容量减少的等渗尿流入髓襻的降支，该段仅对水高度通透，导致水逐渐被回吸收，小管中的水进一步减少，管腔中 NaCl 的浓度进行性升高，尿的渗透压逐渐增高；尿液进入髓襻升支，该段对水的通透性很低，对 NaCl 的主动重吸收增加，尿量变化不大，但尿渗透压下降；尿液经过远曲小管后，低渗尿进入集合管，在抗利尿激素（antidiuretic hormone, ADH）的作用下水的重吸收增加，尿量进一步减少，尿渗透压升高。在这个过程中，髓襻升支重吸收 NaCl 构成了肾髓质外层的渗透浓度梯度，这种由皮质到髓质逐渐增高的溶质浓度梯度是水重吸收的动力。而尿液的浓缩过程实际上发生了两次，第一次发生在髓襻降支，第二次发生在集合管。

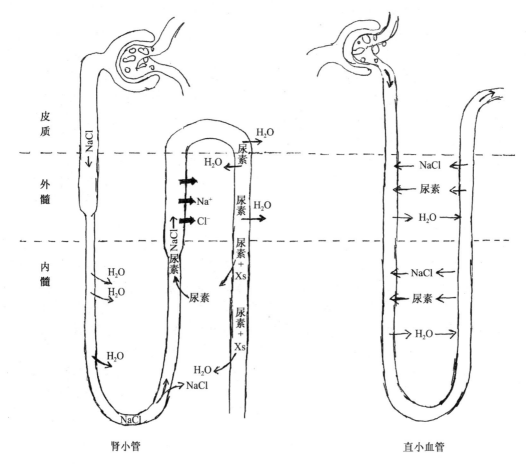

细箭头表示物质的运动方向；粗箭头表示髓襻升支粗段主动重吸收 Na^+ 和 Cl^-；Xs 表示未被重吸收的溶液。

图 1-1-4　肾脏浓缩稀释功能的逆流倍增作用示意图

目前大家比较认可肾髓质外带的渗透梯度存在依赖于逆流倍增机制，而这种逆流倍增机制的基础是髓襻升支粗段对 NaCl 的主动转运，但是位于肾髓质内带的髓襻升支细段没有对 NaCl 的主动转运功能，肾髓质内带形成渗透梯度的主要溶质是尿素。

1.3　正常肾脏滤过功能对水和电解质的调节作用

① 钠的调节作用。生理条件下，约 70% 的钠盐在近端小管伴随氨基酸、葡萄糖和碳酸氢盐等被重吸收。其中葡萄糖和氨基酸主要通过基底膜侧 Na^+-K^+-ATP 酶（又称钠泵）主动转运 Na^+ 的过程中继发性转运进行重吸收。碳酸氢盐（HCO_3^-）则通过反向转运。在肾小管上皮细胞内 H^+ 通过管腔膜侧 Na^+-H^+ 交换分泌至管腔后，H^+ 与肾小球滤过的 HCO_3^- 结合后形成碳酸，后者在碳酸酐酶催化作用下分解成 CO_2 和 H_2O。CO_2 可自由通过细胞膜向细胞内扩散。碳酸酐酶是决定 HCO_3^- 重吸收的关键。Cl^- 则通过细胞间隙顺化学梯度被动扩散。肾小球滤液中约 20% 的钠在髓襻被重吸收并构成外髓部的高渗状态，其余

的钠盐在远端小管和集合管内被重吸收。钠盐的平衡调节主要与肾脏交感神经对于钠盐重吸收有关，与血流量和肾素的内分泌调节密切相关。

② 钾的调节作用。K^+是细胞内最多的阳离子，是机体维持细胞功能正常的主要物质基础。体内的钾有99%存在于细胞内，肾内钾离子的排泄主要依赖肾小管分泌。血浆中K^+通过肾小球时完全自由滤过，其中66%~70%的K^+在近曲小管顺电化学梯度重吸收。髓襻主要参与钾的再循环。远曲小管同时具有泌钾和重吸收钾的功能。皮质集合管是肾脏泌钾的主要场所，主要由主细胞基侧膜上钠泵作用将3个Na^+泵出细胞外，2个K^+泵入细胞内，使细胞内K^+维持在较高水平，促使K^+经管腔侧的高传导性钾通道顺电化学梯度泌入管腔。体内K^+调节主要与醛固酮的分泌情况、血液酸碱度、血容量的改变和加压素的作用密切相关。

③ 钙的调节作用。钙是机体内多种生理过程所需要的重要阳离子，对神经肌肉传导和神经元的稳定性发挥重要作用。钙同时也是骨骼的主要组成成分，对于维持机体内钙的稳定和机体生理功能正常十分重要。机体内99%的钙存在于骨骼内，人体内血清钙离子的浓度与pH值密切相关。体内血清中60%的钙经过肾小球滤过，仅少量由尿中排泄，绝大部分在肾脏中被重吸收。其中60%在近端小管末端以被动转运的方式重吸收，20%~30%在髓襻升支粗段被重吸收，10%在远端小管被重吸收。钙的转运与机体内血清中钙和磷的浓度密切相关，受甲状旁腺激素和维生素D等内分泌激素的调节。

④ 镁的调节作用。镁离子是细胞内含量仅次于钾离子的阳离子，是激活体内代谢和磷酸化等重要生理过程中多个关键酶的重要物质，同时它在调节线粒体功能、蛋白质合成、DNA合成以及mRNA翻译方面发挥重要作用。血浆中70%~80%的镁离子可以滤过，其中大约30%的Mg^{2+}在近曲小管被重吸收。50%~60%在髓襻被重吸收。肾脏对Mg^{2+}的作用受到甲状旁腺素、加压素和降钙素等多种内分泌激素的调节，并与肾脏血流量和肾小球滤过作用密切相关。

2. 肾脏的其他功能

2.1 肾脏对多种机体内物质的滤过作用

研究表明，肾小球超滤液中除了不含大分子蛋白质之外，其他成分如葡萄糖、尿素、肌酐和氯化物等的浓度与血浆基本一致，其渗透压和酸碱度也和血浆十分相似，证明肾小球毛细血管的滤过屏障作用主要是作用于血细胞和大分子蛋白质等物质。肾小球毛细血管对不同分子量物质的滤过具有不同滤过率的特点，称为选择性滤过作用。肾小球滤过屏障对大分子溶质的滤过取决于分子大小及电荷性质。肾脏病变时，这种滤过作用减弱甚至消失，从而导致滤液中出现血细胞和蛋白成分，其临床表现为血尿和蛋白尿。肾小球毛细血管构成的滤过膜分为三部分，主要包括毛细血管内皮细胞、基底膜和上皮细胞（足细胞）。由于滤过膜各层具有大小不同的筛孔，因此在滤过中发挥不同的作用。内皮细胞和基底膜的孔径较大，仅能限制较大的蛋白质如球蛋白通过；足细胞之间的足突相互之间通过分子键构成拉链状的滤过结构，可限制白蛋白通过。另外，滤过膜特别是足细胞表面存在唾液蛋白等物质，带有负电荷，所形成的电荷屏障可以有效地阻止其他带负电荷大分子物质的通过。

2.2 肾脏在机体内分泌及代谢中的功能和作用

肾脏在机体的内分泌及代谢方面具有十分重要的作用，一方面是指机体内某些重要的激素在肾脏中合成或活化，如促红细胞生成素（erythropoietin，EPO）、胰岛素样生长因子-1（insulin-like growth factor-1，IGF-1）和表皮生长因子（epidermal growth factor，EGF）等；另一方面，人体内多种激素在经过肾脏的过程中被灭活或者清除，如生长激素、降钙素和胰岛素等。下面主要介绍肾脏分泌的生物活性物质的作用。

① 肾素的作用。肾素是由肾小球入球小动脉的球旁细胞和远端小管连接部的致密斑所合成的。肾素是一种蛋白酶，其作用底物是血管紧张素原，血管紧张素原通过肾素的作用及在机体内的进一步作用转化为血管紧张素Ⅱ，进而发挥对血管平滑肌细胞的收缩作用，兴奋交感神经并刺激肾上腺皮质球状带分泌醛固酮，通过一系列的作用导致机体内血流动力性改变。其中，最为直接的作用是对血压的调节作用。由此产生的作用系统被称为肾素-血管紧张素-醛固酮系统（renin-angiotensin aldosterone system，RAS）。

② 促红细胞生成素的作用。EPO 是肾脏产生的一种激素，它的主要作用是促进机体内红细胞的生长和成熟。目前认为，EPO 产生的主要部位是在肾间质靠近近端小管的部位。对于 EPO 的作用而言，结合临床对于肾衰竭患者的临床表现和应用 EPO 治疗后的效果而言，EPO 不仅可以改善患者的贫血症状，而且可以改善肾衰竭患者包括脂肪和蛋白质代谢、内分泌异常和心血管病变等多个临床问题。这些证据表明，EPO 在机体内的作用不仅仅限于对红细胞的作用，值得进一步研究。

③ 维生素 D 的作用。维生素 D 是机体内调节钙磷代谢和促进骨骼生长发育的重要激素。但是维生素 D 本身并没有生物学活性，它需要活化成 $1,25\text{-}(OH)_2\text{-}D_3$ 的活性产物才能在机体内发挥作用。而活化成 $1,25\text{-}(OH)_2\text{-}D_3$ 活性产物的最后一个步骤主要是在肾脏内完成的。就其作用而言，主要是维持体内骨骼相关的矿物质在体内的含量稳定并发挥调节作用，同时对于体内胰岛素的分泌、皮肤角细胞的诱导分化和红细胞的生成均具有一定的调节作用。如果体内缺乏活性维生素 D，则会发生佝偻病、软骨病和骨质疏松等多种临床问题。

第二节　肾脏病的病理特点

病理检查是明确肾脏病病变程度和判断预后的重要手段，作为一种有创性检查操作，其本身具有一定的临床风险，进行病检需要提前对患者的病情进行评估。病情评价包括以下几个方面的内容：患者是否必须进行病检才可以明确诊断、患者是否可以配合完成穿刺操作、穿刺部位是否有外伤、患者的凝血功能是否正常、患者是否有血液相关的传染病、患者肾脏的大小和位置是否达到穿刺的要求、肾脏的穿刺部位是否有其他病变影响穿刺结果的判断等。

肾脏疾病按照病变产生的原因分为原发性和继发性，然而对于病理表现而言，除了一些比较特殊的情况（如肾淀粉样变性和遗传性肾炎等）外，多数肾脏病理改变的形态与病变是原发性还是继发性没有直接关系。因此，本节着重介绍各型原发性肾小球肾炎的光学显微镜（光镜）、免疫病理（免疫组化）和电子显微镜（电镜）检查的病理形态特点及相应病理类型。

一、肾脏病理学检查的一般问题

肾脏病理学检查对于各种肾脏疾病的诊断、治疗和预后等方面的价值非常显著。其结果是各种原发性、继发性和遗传性肾脏病诊断最为直接的临床依据。但是如果存在检查的禁忌证，需要注意在检查前详细了解病史并避免风险。临床上肾脏病理检查的禁忌证主要是明确有出血倾向且不能纠正的出血。如果患者不能配合检查或者是孤立肾、肾脓肿、肾血管瘤、心功能衰竭患者以及妊娠妇女，均应慎重对待，操作者应严格判断是否需要进行此项检查。

1. 病理检查术前准备工作

指导患者憋气训练，检查凝血功能、肾功能、血型及常见的经血液传播的传染病，了解腹腔情况，特别是肾脏的大小和位置。

2. 病理检查术后监护

患者术后 6 小时内绝对卧床，术后 24 小时内卧床并监测生命体征，建议患者多饮水并注意观察尿液色泽。术后给予一定量的抗生素和止血药物，每日监测尿常规。

3. 肾脏病理检查常见的并发症

3.1 血尿

接受肾脏穿刺检查的患者镜下血尿发生率几乎为 100%，肉眼血尿发生率一般不超过 5%，但大多是一过性症状，经过对症补液及止血药物治疗后均可得到控制。如果患者出现血压长时间持续明显下降的情况，则需要尽快明确原因，必要时进行剖腹探查或外科止血治疗。

3.2 肾脏周围血肿

据报道，肾脏周围血肿的总发生率为 48%~85%，几乎见于绝大多数肾脏活检的患者。大多数患者为小血肿。较大血肿仅占 2%，肾周血肿在 1~2 周之内可自行吸收。如果血肿不能控制甚至进行性加重或伴有血压下降等表现，则需要进行外科手术处理并控制出血。

3.3 感染

在严格无菌操作的情况下，临床感染的发病率非常低。多数感染的发生是由于肾脏本身存在问题，例如患者免疫功能缺陷等自身原因易导致感染的发生。注意观察术后患者血常规、体温和尿液检查结果，必要时配合影像学检查并使用有针对性的抗生素，以便控制感染的发生和发展。

3.4 动静脉血管瘘

动静脉血管瘘的发生率占肾脏活检患者的五分之一左右，仅有少数患者有临床症状，如血尿或者不易控制的高血压。临床上如果对症治疗效果不佳，则须采用介入等方法进行血管栓塞治疗。

4. 肾活检的病变范围及描述

对于肾脏病理学变化的整体描述，一般根据病变累及的肾小球总数分为弥漫性和局灶性两大类。弥漫性病变是指标本中病变肾小球占全部肾小球的 50% 以上，局灶性病变是指病变肾小球占全部肾小球的 50% 以下的病变。根据病变肾小球累及的毛细血管襻范围分为球性和节段性两大类：病变肾小球 50% 以上的毛细血管襻受累者称球性病变，50% 以下的毛细血管襻受累者称节段性病变。

二、肾小球疾病的病理分型标准

目前国际上使用的肾小球疾病的病理分型标准是 1995 年世界卫生组织制定的分型标准。该标准将肾小球疾病分为以下四大类：第一类是轻微肾小球病变。第二类是局灶节段性病变，包括局灶性肾小球肾炎。第三类是弥漫性肾小球肾炎，包括膜性肾病和增生性肾炎。其中增生性肾炎包括系膜增生性肾小球肾炎、毛细血管内增生性肾小球肾炎、系膜毛细血管性肾小球肾炎（又称为膜增生性肾小球肾炎）和新月体性或坏死性肾小球肾炎。第四类是未分类的肾小球肾炎。

三、各种肾小球疾病病理类型的特点

1. 肾小球微小病变（glomerular minimal change disease，MCD）

1.1 临床特点

儿童患此类肾小球疾病的发病率远远高于成人。超过半数的儿童肾病综合征患者属于此种类型，成人微小病变患者仅占 15% 左右。男性的发病率高于女性。多数 MCD 患者对激素的治疗敏感，临床多不伴有高血压或肾功能损伤。成年患者激素治疗的缓解率比儿童患者低。

1.2 光镜特点

光镜下 MCD 患者的肾小球病变不明显，形态基本正常。

1.3 免疫组织化学

检测结果为阴性。

1.4 电镜特点

电镜下可以看到广泛的肾小球脏层上皮细胞（足细胞）的足突消失，一般无电子致密物的沉积。

2. 局灶节段性肾小球硬化（focal segmental glomerular sclerosis，FSGS）

2.1 临床特点

本病的临床表现没有太多的特异性。任何年龄均可发病，多数患者的年龄在 25～35 岁之间，男性患者所占的比例高于女性。患者有不同程度的蛋白尿和血尿，大约三分之一的患者有肾功能不全和高血压的临床表现。病变在肾小球发病部位的差异会影响临床表现和病情轻重。

2.2 光镜特点

肾小球的病变特点呈局灶性和节段性分布，各个肾小球的病变程度不一致，出现节段性硬化时其范围也不相同。按照 2004 年国际肾脏病理学会的分型标准，FSGS 可以分为以下五个类型：

① 门周型，即门部 FSGS（hilar FSGS）：硬化区位于血管极处。

② 顶端型，即尖端部 FSGS（tip lesion FSGS）：硬化区位于尿极部位。

③ 塌陷型，即塌陷性肾小球病型 FSGS（collapsing glomerulopathy FSGS）：部分毛细血管塌陷皱缩，脏层上皮细胞增生和严重空泡变性。

④ 细胞型，即细胞性 FSGS（cellular FSGS）：病变在局灶节段性病变的同时可见肾小球的部分毛细血管襻有内皮细胞和系膜细胞增生，导致部分毛细血管襻管腔闭塞，病变肾小球的上皮细胞增生和空泡变性。

⑤ 其他型，即非特异性 FSGS：除上述四种类型外的 FSGS。

2.3 免疫组织化学

非硬化型的肾小球节段一般无免疫荧光沉积或补体沉积，硬化型的毛细血管襻常有 C3、IgM 和 C1q 呈颗粒状或团块状沉积。

2.4 电镜特点

FSGS 在电镜下的超微结构并不具有特异性，因此需要结合光镜和免疫荧光进行诊断。电镜下主要表现为系膜基质增多、肾小球上皮细胞足突广泛融合、电子致密物沉积、内皮细胞和上皮细胞空泡变性等。

3. 膜性肾病（membranous nephropathy，MN）

3.1 临床特点

膜性肾病见于任何年龄的患者，成年患者多见该类型，儿童较少见，男性患者多于女性。近年来，我国膜性肾病的发病率呈现明显的上升趋势。膜性肾病临床上多有血尿和蛋白尿，病变进行性发展为肾功能不全的比例相对较高。部分患者病变过程中会出现合并抗肾小球基底膜型新月体肾炎而导致病情进展，肾功能进行性恶化。因此，该类患者需要监测病变过程中抗基底膜抗体和抗中性粒细胞抗体。近年来，原发性膜性肾病新出现的抗体，如抗 M 型磷脂酶 A2 受体（抗 PLA2R）等的检测对本病的诊断有较好的辅助作用。另外，患者易合并静脉血栓，导致少尿和急性肾损伤，临床治疗时需要注意使用抗凝药物和定期监测凝血功能。本病目前尚无疗效十分确切的治疗方法，多数患者对糖皮质激素治疗不敏感。目前的现代医学主要治疗方法是糖皮质激素联合免疫抑制剂治疗。但是由于其副作用较多，往往需要结合临床情况综合判断和确定治疗方案。在临床治疗过程中，如果配合使用中医中药，则可以在一定程度上减轻患者的症状和改善病情。

3.2 光镜特点

光镜下可见肾小球上皮下免疫复合物沉积和基底膜增厚变形。原发性膜性肾病的免疫复合物主要分布于毛细血管襻，继发性膜性肾病的免疫复合物则在毛细血管襻和系膜区均有沉积。肾间质表现为以淋巴细胞为主的细胞浸润，病变程度一般与肾功能的损害程度一致。

3.3 免疫病理特点

免疫荧光表现为免疫球蛋白 G（IgG）和 C3 呈细颗粒状弥漫性沉积在肾小球毛细血管襻，早期病变表现为基底膜外侧高浓度沉积，后期可见粗颗粒沉积于基底膜内。特发性膜性肾病往往表现为以 IgG4 沉积为主，继发性膜性肾病则表现为以 IgG 其他亚型沉积为主。

3.4 电镜特点

对于本病而言，往往需要光镜、免疫荧光和电镜相互结合才能明确诊断和分期。特别是光镜下"钉突"的形成具有重要的诊断价值。电镜下，膜性肾病的典型表现是单纯且不伴细胞增生的基底膜增厚。依病程的发展情况和电子致密物的沉积部位，膜性肾病可分为四期：

Ⅰ期：基底膜空泡变性，轻微增厚，与微小病变和轻度系膜增生性肾小球肾炎不易区分，电镜下可见上皮下有少量电子致密物沉积，上皮细胞足突广泛融合。靠近致密物的脏层上皮细胞足突增宽，内见较多聚集的微丝。

Ⅱ期：基底膜弥漫增厚，上皮侧电子致密物及钉突明显，形态规则且呈现均匀一致的分布。足突融合明显，系膜区尚正常。

Ⅲ期：基底膜明显增厚，增厚的基底膜呈中空的链环状或双轨状结构，电子致密物沉积见于致密层和上皮侧。足突融合且微绒毛化更加明显。

Ⅳ期：基底膜高度增厚，致密层明显增厚，毛细血管闭塞，肾小球硬化，基底膜内可见溶解和吸收后的电子致密物遗留的虫噬状空白区。

4. 系膜增生性肾小球肾炎（mesangial proliferative glomerulonephritis，MsPGN）

4.1 临床特点

过半数的本病患者有单纯的肉眼血尿或者镜下血尿，伴或不伴有蛋白尿，5%~10%的患者伴有肾病综合征或者急（慢）性肾炎综合征等。

4.2 光镜特点

光镜下，本病的表现多种多样，不具备特异性。病变的肾小球呈弥漫性分布。肾小球系膜细胞伴有或不伴有系膜基质弥漫性增生，增生的严重程度分为轻度、中度和重度三种类型。

4.3 免疫组织化学

IgG 和 C3 沿系膜区团块状沉积。注意进行鉴别诊断：若以 IgA 沉积为主，应考虑 IgA 肾病；若以 IgM 沉积为主，应考虑 IgM 肾病；若以 C1q 沉积为主，应考虑 C1q 肾病。上述三种情况均不属于系膜增生性肾小球肾炎。

4.4 电镜特点

电镜下系膜区可见电子致密物沉积。

5. IgA 肾病

5.1 临床特点

患者多有单纯的肉眼或者镜下血尿，伴或不伴有蛋白尿，大约5%的患者伴有肾病综合征或急（慢）性肾炎综合征等。本病属于系膜增生性肾炎的一种类型，但是由于其发病率高，患者数量较多而研究较为深入。IgA 肾病可发生于任何年龄，但80%的患者在16~35岁发病，男女比例为（2~6）:1。本病目前已成为公认的全球范围内最为常见的肾小球疾病之一。黄色人种和白色人种的发病率明显高于黑色人种。本病是最常见的原发性肾小球疾病，在亚太地区占肾活检患者的30%~40%，在欧洲占20%，而在北美只占10%。在我国，IgA 肾病约占原发性肾小球疾病的40%~50%。

5.2 光镜特点

在光镜下本病的表现多种多样，不具备特异性。病理类型为系膜增生，由轻度的弥漫性系膜细胞增生到中重度系膜细胞和系膜基质弥漫性增生均可出现。Masson 染色在系膜区出现大块状、凸向肾小囊腔的嗜复红蛋白沉积。

目前对于本病的病理学研究主要是 Lee 氏分级、Hass 分级和2009年世界卫生组织（WHO）的分级。2009年，国际 IgA 肾病协作组又发布了牛津分型，由于各种分型方法和侧重点各有不同，目前这些分级方法并存（见表1-1-1、表1-1-2）。

5.3 免疫组织化学

肾小球系膜区弥漫分布颗粒状或团块状的 IgA，荧光亮度一般为（+++）~（++++）。同时 IgM 和 IgG 的沉积率在60%以上，荧光亮度为（+），几乎所有患者均有 C3 沉积，很少见 C4 和 C1q 沉积。

5.4 电镜特点

电镜下多可见系膜细胞增生、系膜基质增多和系膜区电子致密物沉积，病情严重者可见系膜基质增厚、系膜插入和基底膜溶解断裂等情况。

表 1-1-1　IgA 肾病的病理分级

	WHO 分级	Lee 分级	Hass 分级
Ⅰ 级	光镜下正常	肾小球轻微病变，小管间质无明显病变	轻微病变
Ⅱ 级	轻度病变，少部分肾小球见系膜细胞增多，肾小球硬化、粘连等改变，罕见新月体	少于 50% 的肾小球局灶系膜增生，罕见肾小球硬化和小的新月体形成	局灶节段肾小球硬化，轻度系膜增生，无新月体和坏死病变
Ⅲ 级	局灶节段性肾小球肾炎：系膜细胞局灶节段性增生、系膜区增宽，偶见粘连和新月体，肾间质病变较轻	轻度弥漫肾小球系膜增生，偶见新月体形成和襻粘连；灶性间质水肿和炎细胞浸润，少见小管萎缩	局灶增生性肾小球肾炎：不超过 50% 的非硬化肾小球细胞增生，细胞增生可仅限于系膜区，也可包括毛细血管内增生、新月体形成或坏死，大多数肾小球为节段性增生
Ⅳ 级	肾小球弥漫性增生性改变，系膜区明显增宽，肾小球硬化；超过 50% 的肾小球见粘连和新月体；肾小管间质病变较重，肾小管萎缩明显，肾间质可见大量炎症细胞浸润	中度弥漫肾小球系膜增生伴硬化，可有少于 45% 的肾小球形成新月体；小管萎缩，间质炎症细胞浸润，偶见泡沫细胞形成	弥漫增生性肾小球肾炎：超过 50% 的非硬化肾小球细胞增生，可见毛细血管内增生、新月体形成或坏死
Ⅴ 级	病变与 Ⅳ 级相似但更重	肾小球重度弥漫系膜增生，或 45% 以上的肾小球新月体形成，小管间质病变较 Ⅳ 级更严重	超过 40% 的肾小球全球硬化和肾小管萎缩或消失

表 1-1-2　IgA 肾病牛津分型病理指标定义及评分

病理指标	定　义	评分
系膜细胞增生	0 分：每个系膜区 <4 个系膜细胞；1 分：每个系膜区系膜细胞 4~5 个；2 分：每个系膜区系膜细胞 6~7 个；3 分：每个系膜区系膜细胞 >8 个。系膜细胞增生积分是所有肾小球评分的平均值	M0：≤0.5 分 M1：>0.5 分
节段性肾小球硬化	球体的任一部分出现硬化，但非全球硬化	S0：无 S1：有
毛细血管内增生	毛细血管内细胞数增加致管腔狭窄	E0：无 E1：有
肾小管萎缩/间质纤维化	肾皮质小管萎缩或间质纤维化面积	T0：0~25% T1：26%~50% T2：>50%

6. 系膜毛细血管性肾小球肾炎或膜增生性肾小球肾炎（membranoproliferative glomerulonephritis，MPGN）

6.1 临床特点

这种类型的肾小球肾炎以青少年多见，患者血尿的发病率较高且多伴有蛋白尿或肾病综合征。病变早期出现肾功能损害的患者往往预后不佳。

6.2 光镜特点

光镜下可见肾小球基底膜增厚，内皮细胞、系膜细胞和系膜基质弥漫性增生，广泛地向内皮细胞和基底膜间隙插入，导致基底膜弥漫性增厚，在嗜银染色的情况下呈双轨或多轨状表现。毛细血管腔大部分闭塞，小叶结构呈分叶状。肾间质可见不同程度的肾小管萎缩和间质纤维化。

6.3 免疫病理特点

Ⅰ型 MPGN 和Ⅲ型 MPGN 相似，表现为 IgG 和（或）C3 沿系膜区和毛细血管壁呈现弥漫性粗颗粒沉着，在肾小球系膜区和基底膜内侧或内外侧的颗粒状沉积使之呈现出特殊的花瓣状图像。Ⅱ型 MPGN 表现为 C3 高密度呈团块状和线状沉积于系膜区和基底膜内，其他免疫球蛋白呈阴性或微弱阳性。

6.4 电镜特点

电镜下可见内皮下和致密区有致密物沉积。除系膜增生和插入使毛细血管管腔狭窄和闭塞外，系膜区和原基底膜内侧的电子致密物沉积是Ⅰ型 MPGN，该型较多见；若基底膜内侧和外侧均有电子致密物沉积，则是Ⅲ型 MPGN；Ⅱ型 MPGN 表现为毛细血管基质致密层被大量呈带状分布的电子致密物取代。

7. 急进性肾小球肾炎（rapidly progressive glomerulonephritis，RPGN）和新月体性肾小球肾炎（crescentic glomerulonephritis，CreGN）

7.1 临床特点

急进性肾小球肾炎和新月体性肾小球肾炎的主要临床特点是短期内肾功能进行性恶化并伴有血尿和蛋白尿。这种类型往往病情严重且预后较差。其病理表现主要是新月体肾炎的组织形态学特征。

7.2 光镜特点

新月体性肾小球肾炎分为 3 个类型。Ⅰ、Ⅱ、Ⅲ型在光镜下均可见肾小球毛细血管襻严重破坏，多数有大型新月体形成。肾小球毛细血管襻严重破坏，血液流入肾小囊内并凝固，刺激肾小囊上皮细胞增生，单核巨噬细胞浸润并形成充塞于肾小囊腔的新月体，毛细血管受严重挤压而失去功能。以细胞成分为主者，称为细胞性新月体；随着病情的进展，出现纤维成分长入者，称为细胞纤维性新月体；最终新月体被纤维组织所取代，称为纤维性新月体或硬化性新月体。其中Ⅰ型患者常见血清抗肾小球基底膜抗体（GBM）阳性，Ⅲ型常见血清抗中性粒细胞抗体（ANCA）阳性。近年来，新月体肾炎又被分为 5 型，即将Ⅰ型按照 ANCA 是否阳性分为Ⅳ型和Ⅴ型，符合Ⅰ型表现但是 ANCA 阳性的为Ⅳ型，符合Ⅲ型表现但是 ANCA 阴性的为Ⅴ型。

7.3 免疫病理特点

Ⅰ型（抗基底膜性新月体性肾小球肾炎）：IgG 和 C3 呈线状沿基底膜沉积，血清中抗 GBM 抗体阳性；Ⅱ型（免疫复合物介导的新月体性肾小球肾炎）：IgG 和 C3 呈颗粒状沿基底膜内外侧或系膜区沉积；Ⅲ型：血清中抗 GBM 抗体阴性并伴血中 ANCA 阳性；Ⅳ型：IgG 和 C3 呈线状沿基底膜沉积并伴血中 ANCA 和抗 GBM 抗体阳性；Ⅴ型：IgG 和 C3 呈线状沿基底膜沉积，伴血中 ANCA 和抗 GBM 抗体阴性。

7.4　电镜特点

在电镜下，Ⅰ型电子致密物呈线状沿基底膜沉积；Ⅱ型电子致密物在系膜区呈颗粒状沉积；Ⅲ型无电子致密物，可见广泛基底膜破坏；其他类型则主要表现为肾小球毛细血管襻破坏，新月体形成，可在肾小球不同部位出现电子致密物沉积。

8. 脂蛋白肾病（lipoprotein glomerulopathy，LPG）

8.1　临床特点

本病是近年来新认识到的肾脏疾病类型，病变主要累及肾脏且以肾小球损害为主。所有患者均有蛋白尿，有的患者初始病情轻，蛋白尿逐渐加重。少数患者有血尿，除肾脏病变外，肾外病变一般仅有脂代谢紊乱，主要是脂蛋白和血脂明显异常。

8.2　光镜特点

早期病变主要在肾小球内，以高度膨胀的肾小球毛细血管襻内充满脂蛋白"栓子"为其特征性组织学改变。由于脂蛋白逐渐堆积，襻腔内淡染的、无定形或网眼状"栓塞"物质常呈层状改变，周边襻可见节段双轨。其他病变包括系膜细胞增生、系膜区增宽、基质增多和系膜溶解等。罕见间质泡沫细胞。疾病晚期肾小球呈局灶节段或球性硬化，常伴有小管萎缩和间质纤维化。冰冻切片组织行油红染色时常呈阳性反应。

8.3　免疫病理特点

系膜区及毛细血管襻内 β-脂蛋白染色阳性，襻腔内脂蛋白"栓子"则呈 ApoE 和 ApoB 染色阳性反应。绝大多数患者肾组织免疫球蛋白、补体及纤维蛋白原染色为阴性，有的可见 IgM 沉积。

8.4　电镜特点

电镜下可见毛细血管襻高度膨胀，腔内充满层状、淡染和颗粒状的"栓塞"物质，颗粒状的物质大小及密度不同，可形成指纹状。高倍镜下观察"栓塞"物质时，可见其中较多含脂质的空泡和聚集的血小板，有的颗粒状物质聚集于内皮下，并向系膜区延伸。也有变形的红细胞可通过脂蛋白"栓子"挤到毛细血管襻周边部分。受累肾小球的基膜常疏松变性，呈分层样改变，其中可见插入的细胞器；未受累的毛细血管襻仅见上皮细胞足突融合，微绒毛化。

第二章
肾脏病的常见类型和流行病学特点

第一节 肾脏病的常见类型

肾脏病可分为原发性和继发性。原发性肾脏病是原发于肾脏的疾病，如急性肾小球肾炎、急进性肾小球肾炎、慢性肾小球肾炎、隐匿性肾小球肾炎、肾病综合征（原发性和继发性肾脏病均可见肾病综合征）等；而继发性肾脏病多是由全身系统疾病、环境、药物等因素诱发的肾脏损害，如狼疮性肾炎（lupus nephritis，LN）、糖尿病肾病（diabetic kidney disease，DKD）、过敏性紫癜性肾炎、高血压肾损害和药物性肾损害等疾病。要明确是原发还是继发性肾脏病，肾穿刺活检是鉴别诊断的"金标准"。

一、肾小球疾病

1. 原发性肾小球疾病

1.1 原发性肾小球疾病的临床分型

① 急性肾小球肾炎。

② 急进性肾小球肾炎。

③ 慢性肾小球肾炎。

④ 隐匿性肾小球肾炎。

⑤ 肾病综合征。

1.2 原发性肾小球肾炎的病理分型

① 轻微病变性肾小球肾炎（minor glomerular abnormalities）。

② 局灶节段性肾小球肾炎（focal segmental lesions）。

③ 弥漫性肾小球肾炎（diffuse glomerulonephritis）。

④ 膜性肾病（membranous nephropathy）。

⑤ 系膜增生性肾小球肾炎（mesangial proliferative glomerulonephritis）：包括IgA肾病及非IgA系膜增生性肾小球肾炎。

⑥ 毛细血管内增生性肾小球肾炎（endocapillary proliferative glomerulonephritis）。

⑦ 系膜毛细血管性肾小球肾炎（mesangiocapillary glomerulonephritis）。

⑧ 新月体和坏死性肾小球肾炎（crescentic and necrotizing glomerulonephritis）。

⑨ 硬化性肾小球肾炎（sclerosing glomerulonephritis）。

⑩ 未分类的肾小球肾炎（unclassified glomerulonephritis）。

2. 继发性肾小球疾病

① 狼疮性肾炎。

② 糖尿病肾病。

③ 过敏性紫癜性肾炎。
④ 高血压肾损害。
⑤ 肾淀粉样变性。
⑥ 肝肾综合征。
⑦ 原发性小血管炎性肾损害。
⑧ 肾病综合征。

多数肾小球疾病是免疫介导性疾病，其临床与病理类型之间有联系，但无明确的对应关系。一种病理类型可有多种临床表现，而一种临床表现可呈现多种不同的病理类型。如要得到明确诊断，应进行肾脏穿刺活检，同时结合临床证据来确定肾脏疾病的病理类型和病变程度。

二、肾小管及肾间质疾病

1. 间质性肾炎

① 急性间质性肾炎，又称急性肾小管-间质性肾炎。
② 慢性间质性肾炎，又称慢性肾小管-间质性肾炎。

2. 肾小管疾病

① 肾性糖尿。
② 肾性氨基酸尿。
③ 肾小管磷酸盐转运障碍。
④ 肾性尿崩症。
⑤ 肾小管钠钾转运障碍。
⑥ 肾小管钙转运障碍。
⑦ 肾小管性酸中毒。

三、环境和药物等相关因素的肾损伤

① 金属中毒性肾病。
② 药物性肾损害。

四、肾脏囊肿性疾病

① 常染色体显性多囊肾病。
② 常染色体隐性多囊肾病。
③ 其他囊肿性肾脏病：包括单纯性肾囊肿与肾髓质囊肿性疾病。

五、恶性肿瘤相关的肾损害

① 实体肿瘤肾损害。
② 白血病肾损害。

六、肾血管疾病

① 肾动脉狭窄。
② 肾动脉栓塞和血栓。
③ 肾静脉血栓。
④ 小动脉性肾硬化症。

七、遗传性与先天性肾脏病

① Alport 综合征。

② 薄基底膜肾病。
③ 先天性肾病综合征。

第二节 肾脏病的流行病学特点

一、慢性肾脏病（chronic kidney disease，CKD）的定义与分期

美国肾脏病基金会制定的 CKD 临床实践指南（K/DOQI）对 CKD 的定义为：① 肾脏损伤（肾脏结构或功能异常）不短于 3 个月，伴或不伴有肾小球滤过率（GFR）下降，肾脏病理学检查异常或肾脏损伤（血、尿成分或影像学检查异常）；② GFR < 60 mL/(1.73 m^2·min) 不短于 3 个月，有或无肾脏损伤证据。另外，K/DOQI 指南将 CKD 分为 5 期（表1-2-1）。

表1-2-1 慢性肾脏病（CKD）分期

肾功能分期	肾功能范围
1 期	GFR ≥90 mL/(1.73 m^2·min)
2 期	GFR 60～89 mL/(1.73 m^2·min)
3 期	GFR 30～59 mL/(1.73 m^2·min)
4 期	GFR 15～29 mL/(1.73 m^2·min)
5 期	GFR <15 mL/(1.73 m^2·min) 或透析患者

二、我国及世界其他国家 CKD 流行病学特点

北京大学第一医院肾内科王海燕教授主持的我国流行病学调查研究显示，成年人（18 岁以上）CKD 的总体患病率约为 10.8%。按照我国的人口基数进行推算，我国患有 CKD 的成年人约 1 亿人。其中，女性患病率为 12.9%，明显高于男性患病率（8.7%）。而患者对于 CKD 的知晓率仅为 12.5%。CKD 在我国西南地区的患病率最高，约为 18.3%；肾功能损害的检出率也居首位，为 3.8%；蛋白尿检出率同样较高，为 15.1%。其次是北方地区，CKD 患病率约为 16.9%；肾功能损害检出率排在第二位，为 2.5%；蛋白尿检出率是全国最高的，为 15.4%。CKD 在我国农村地区的患病率为 11.3%，明显高于城市地区（8.9%）；而我国人均收入较低的农村地区的患病率为 15.8%，明显高于我国 CKD 的平均患病率。

在全世界范围内，CKD 患者的数量正在显著增长。在美洲以美国为例，1988—1994 年期间美国国家健康和营养调查结果显示，美国人蛋白尿与血肌酐升高的检出率分别为 9.2% 与 6.9%，美国成年人 CKD 患病率约为 10.8%；而 1999—2004 年美国成年人 CKD 的患病率为 13.1%，较 1988—1994 年期间明显上升。在全世界范围内，CKD 患者的数量及死亡率正在显著增长，给世界经济带来了沉重的负担。美国肾脏数据系统（the United States renal data system，USRDS）年会报告中指出，2005 年美国 CKD 总患病人数为 48.5 万，到 2009 年增至 57.1 万，而截至 2017 年，总患病人数增长为 3 000 万。在大洋洲以澳大利亚为例，研究显示，澳洲至少 14% 的成年人可能患有早期 CKD，蛋白尿的检出率

为2.4%，血尿的检出率为4.6%，肾功能减退的发生率为11.2%。在欧洲，挪威成年人CKD的患病率为10.2%，而英国2004年的调查显示，英国终末期肾脏病的年发病率大约为万分之一。在亚洲，日本男性CKD的患病率在1974年为13.8%，而在2002年为22.1%，呈现一个明显的上升趋势。

国际肾脏病学会（ISN）全球推广计划资助项目的数据分析显示，2013年全球约有956 200人直接死于CKD，比1990年增长了134.6%。2010年，全球约有190万终末期肾脏病（ESRD）患者进行肾脏的替代治疗。以美国为例，2010年美国用于CKD的医疗和肾脏替代治疗的总支出约为410亿美元和329亿美元，占美国医疗保险预算的24%。CKD1～5期的全球流行病学发病率在20岁以上的成年人中男性为10.4%，女性为11.8%。其中高收入国家男性CKD的患病率为8.6%，女性为9.6%；而中等和低收入国家男性CKD的患病率为10.6%，女性为12.5%。调查结果表明，CKD在低收入和中等收入国家的患病率比高收入国家的患病率高，且女性的CKD患病率比男性的患病率高。

综上所述，我国CKD的成人患病率与世界其他国家相近，且全世界各国CKD的患病率普遍都较高，这个问题已成为一个重要的公共健康问题，尤其是在那些经济相对滞后的发展中国家。CKD患病率高且可逐渐进展为终末期肾脏疾病的患者多，CKD的知晓率低，容易延误最佳治疗时机，从而缩短预期寿命，并给患者家庭和社会带来巨大的经济负担。因此，CKD已经成为近年来受到广泛关注的慢性进展性疾病。

第三章
肾脏病的常见发病因素及治疗策略

第一节 肾脏病的常见发病因素

众所周知，大多数慢性肾脏病（包括肾小球疾病、肾小管间质和肾血管病变）的发生均与免疫学因素密切相关或者本身就存在免疫异常的问题。也就是说，免疫病理机制在肾脏疾病中占有主导地位，它是各种肾脏病变的首位致病因素。而且免疫异常的病理机制与机体的局部免疫和全身免疫异常存在密切的关系。近年来，越来越多的证据表明，肾脏不仅仅是一个排泄器官，同时也是具有免疫功能的器官。构成肾脏的某些细胞本身就具有免疫学作用。关于肾脏的排泄作用，肾脏本身是机体的重要过滤器，全身大约五分之一的血流通过肾脏。同时肾脏又是一个具有屏障作用的过滤器，血液在经过肾脏的过程中，经过肾单位时血液中的很多成分（包括有机物和无机物）都要经过肾脏基底膜的物理和化学屏障作用才能继续回流到机体的其他部位。在此流动过程中，正是由于肾脏的物理和化学屏障作用使得一些抗原或抗原抗体复合物容易停留在肾脏中，沉积在肾脏的滤过膜上，成为发病的重要原因之一。此外，肾脏组织本身的很多结构（如基底膜）的表面一旦出现损伤并被暴露在血液循环时，可以具有抗原性并进一步原位生成抗原抗体复合物，激发免疫机制。也正是由于这个原因，肾脏病的病理改变大多是弥漫性的。

肾脏是一个非常重要的代谢器官，在进行代谢时需要消耗大量氧气，因此肾脏内部的糖代谢过程非常旺盛。患糖尿病时，由于糖代谢不充分，机体会产生大量超氧化物，超氧化物很容易损伤肾脏，引发慢性肾脏病。

肾脏内血管密集，由于肾小球的特殊滤过作用，肾小球由丰富的毛细血管网组成且进出肾小球均为动脉血管，这是机体内独一无二的特殊解剖结构。而机体其他器官和系统的疾病在病变发展过程中均可造成肾脏损伤，如多发性骨髓瘤导致的肾脏淀粉样变和系统性红斑狼疮导致的狼疮性肾炎等。另外，一些血流动力学改变所造成的肾脏低灌注也可产生肾脏损害，如急性心功能衰竭和低血容量性休克等，大多为急性肾损伤（AKI）。近端肾小管是机体重金属如汞、镉等排泄的主要部位，因此也是重金属中毒最容易受影响的部位。近端小管损伤往往有尿频、夜尿多和糖尿等临床表现和相应的实验室检查异常。研究显示，部分含有马兜铃酸成分的药物制剂特别是中药制剂可能通过肾间质进行排泄并对肾间质产生损伤，如果长期不规范地大剂量使用这些含马兜铃酸成分的药物，可以造成肾小管间质病变，甚至可能导致部分患者肾衰竭。其他导致肾脏病变的因素包括先天或遗传性疾病（如多囊肾）、代谢异常（如尿酸性肾病）、肾血管病变（如肾动脉硬化病）等。此外，肾动脉栓塞、肾血管性高血压以及药物和毒物等都是导致肾脏损伤的重要原因。

一、感染性因素

感染是肾脏病发生的重要原因之一。感染分为细菌性感染、病毒性感染和寄生虫导致的感染等情况。其中细菌性感染最为常见，包括链球菌感染导致的急性肾小球肾炎和慢性肾盂肾炎，后者可以同时出现慢性间质性肾炎。此外，感染性心内膜炎和结核菌感染等均可波及肾脏导致肾脏病变。病毒性感染主要包括巨细胞病毒、乙型肝炎病毒和艾滋病病毒等引起的感染，均可导致机体肾脏病变。寄生虫感染同样可以导致肾脏病变，与细菌和病毒感染一样，寄生虫感染导致机体免疫功能的表达异常是引起肾脏病变的主要原因。可引起感染的寄生虫包括疟原虫、血吸虫和丝虫等多种人体寄生虫。

循环免疫复合物是导致肾脏病变的因素之一，免疫复合物的沉积引起的肾脏损伤在病变过程中发挥重要作用。细菌、病毒或者寄生虫作为外源性抗原一般会被机体的免疫系统有效地清除。如果免疫复合物的数量过多或者机体自身的免疫系统出现了异常，不能识别或者彻底清除这些免疫复合物，它们会随着血液循环进入肾脏并沉积在肾脏，从而导致肾脏病变的发生。这些免疫复合物沉积在肾脏也是导致肾脏本身出现异常免疫反应从而导致病情发生和发展的重要因素。

慢性肾脏病的肾脏组织损伤往往是由于一系列具有生物活性的分子和细胞触发或者介导所引起的。相关的炎症介质多数来源于肾组织浸润的白细胞、单核巨噬细胞或者血小板等，有时病变也可能来源于肾脏组织本身。研究发现，这些炎症介质具有引起和促进细胞增生、细胞外基质增多和肾脏组织结构改变以及免疫调节等多种作用。

二、过敏原和毒素

由于免疫反应可以直接或者间接导致肾脏病变的发生，因此机体直接或者间接导致自身免疫改变是引起病变发生和发展的重要原因。各种原因所导致的过敏反应均有导致肾脏病变的风险。此外，环境中的毒素进入人体也是导致肾脏病变的主要原因，如蛇毒、毒性植物和蜂毒等均有致病的可能性。

过敏原和毒素本身是造成肾脏病变的重要原因。但是过敏原和毒素也可以和感染因素一样作为外源性抗原直接导致机体产生过敏反应形成抗原抗体复合物从而影响肾脏。研究认为，机体的单核/巨噬细胞系统对于清除血液循环中的可溶性免疫复合物发挥重要作用。同时单核细胞、多形核白细胞和肾小球细胞等参与了沉积在肾脏的免疫复合物的提取和清除，其中单核/巨噬细胞在免疫应答早期发挥关键作用。单核/巨噬细胞在吞噬免疫复合物后可以释放细胞因子，并吸引和刺激淋巴细胞释放出溶蛋白酶，消化并吞噬免疫复合物，在这个过程中可能造成肾脏组织的损伤。同时，补体与免疫复合物的结合可能有助于单核/巨噬细胞系统对免疫复合物的摄取，并参与了细胞趋化因子的产生及激活补体的过程。

三、遗传因素

家族遗传性疾病是慢性肾脏病发生的直接原因之一。遗传因素可能直接导致肾脏损伤并发展为肾脏病变。也有些疾病显然本身并不直接影响肾脏，但是随着发病时间的延长或者病情的发展，最终会导致肾脏病变的发生。其中，直接导致肾脏病变的遗传性疾病包括范可尼综合征、家族性薄基底膜肾病等；继发肾脏病变的遗传性疾病有糖尿病、高血压、镰状细胞贫血和甲状腺功能亢进等。

由于多种肾脏疾病的发生都与遗传密切相关，因此遗传性疾病导致的肾脏损伤日益受到临床上的重视。研究发现，IgA肾病、特发性膜性肾病、抗肾小球基底膜肾病、微小病变性肾病综合征和系统性红斑狼疮等疾病直接与遗传因素密切相关。研究发现，部分IgA肾病具有家族聚集的倾向，而且世界上不同地区的IgA肾病发病的基因位点并不相同，但有一定的遗传规律可循。在对特发性膜性肾病、抗肾小球基底膜肾病和微小病变性肾病综合征的研究过程中，发现部分患者同样具有一定的遗传背景。系统性红斑狼疮病变的发生与人类淋巴细胞抗原（HLA）基因中部分易感基因连锁不平衡密切相关。对于这些具有一定规律和遗传背景的疾病，我们可以有针对性地在疾病的早期预防和治疗方面开展深入的研究，以降低疾病的发病率和患病率。

四、环境因素

环境因素有时也会成为肾脏病变发生的重要原因。有些与当地的土壤、气候有关，有些与某些地区人们的生活方式和生活习惯密切相关。目前我们认为的环境因素致病主要是指环境污染导致的病变，相关疾病的发病情况与环境直接相关且可控。对于一些可以改变的因素，我们要认真地对待并严格地控制。此外对于目前无法解释的环境因素，需要积极探索病变的产生原因。例如，巴尔干肾病发生在欧洲的巴尔干地区，目前其病变原因仍然不是十分明确。对于某些因素是可以控制的，例如重金属肾病多与环境中土壤的污染密切相关，注意土壤和饮水源的保护对于减少疾病的发生就十分重要。近些年，一些地区的膜性肾病发病率明显上升，不排除与这些地区的空气污染（如雾霾天较多和空气中粉尘明显超标）有关，需要深入研究并积极防控。

五、药物

药物因素也是导致肾脏病变的重要因素。由于肾脏是机体重要的代谢器官，很多药物需要通过肾脏来完成其代谢过程，这些药物在代谢过程中可能直接或者间接导致肾脏病变的发生。也可能这些药物本身会成为机体的异种抗原诱发体内免疫反应从而影响肾脏功能。容易导致肾脏病变的药物包括非甾体消炎药、干扰素、造影剂和利福平等。此外，某些含有马兜铃酸的中草药如果长期、大量、不规范地使用，同样会影响肾脏功能。

六、凝血功能障碍与血液病

凝血功能障碍可能与肾小球疾病直接相关。在肾小球疾病的发生和发展过程中，免疫反应往往是引发肾小球疾病的关键，而免疫学机制与凝血功能之间关系密切。肾脏是机体内重要的代谢器官，血液循环丰富，肾脏病病变过程中不论是血小板、血管内皮细胞、凝血系统、抗凝系统还是纤溶系统，任何环节的病理变化（如血栓形成）均会导致疾病的进展和肾功能的恶化。因此，凝血功能障碍可能是肾脏疾病发生发展的重要因素之一。

临床上，我们发现很多肾脏疾病本身与凝血功能存在密切的关系。在肾脏病变过程中发生的病变包括肾小球内纤维蛋白形成血管内血栓，多见于溶血尿毒症综合征和血栓性血小板减少性紫癜等疾病。纤维蛋白沉积在血管外导致毛细血管外新月体形成，从而易导致临床上各种急进性肾小球肾炎病变的发生。因此，凝血功能障碍及血栓形成问题与肾脏病之间的关系值得深入探讨。

第二节 肾脏病诊治的紧迫性

肾脏是重要的机体代谢器官，对于维持机体内环境稳定起重要作用，而且肾脏具有内分泌和分泌作用，对机体多种生命活动的正常运行起调节作用。肾脏的生理功能是否正常直接关系到机体所有脏器的功能是否正常。因此，我们必须重视肾脏疾病的影响。近年来，有关肾脏病知晓情况的调查研究表明，人们对肾脏病的认识严重不足，尤其是对慢性肾脏病的知晓率不足20%。这就要求从事肾脏病的医务工作者不仅要重视肾脏病相关的基础和临床研究工作，而且要通过多种渠道让普通人群了解肾脏病，特别是早期肾脏病可能出现的一些临床症状或者异常的实验室检查结果。慢性肾脏病（CKD）是一类严重威胁人类健康并危及生命的慢性疾病，具有患病率高、病死率高、医疗卫生投入大和患者知晓率低等特点。随着人们生活习惯的改变以及高危人群筛查、定期体检、诊断技术的提高，CKD发病率呈现逐年上升的趋势。CKD进展成为终末期肾脏病（ESRD）后，其预后差且治疗费用很高，这就要求从事肾脏病工作的相关学者将关注重点放在CKD早期，对CKD早期的知晓和诊治能够延缓病情的进展。

CKD作为一个全球的公共卫生问题严重地威胁着公众健康。CKD不仅与肾脏系统疾病相关，还与代谢综合征（metabolic syndrome，MS）和心脑血管疾病（cardiovascular disease，CVD）等危险因素有关。

MS诱导的CKD危险因素包括高血压、肥胖、血脂异常和高血糖等。其中糖尿病是世界上很多国家诱发CKD的最关键影响因素，糖尿病患者蛋白尿的检出率约为34.2%。美国和欧洲的调查结果均显示，10年来ESRD的最常见病因为糖尿病肾病，而高血压同样也是CKD的关键影响因素。研究显示，高血压患者蛋白尿的检出率约为14.5%，仅次于糖尿病患者。而且随着人们生活方式和饮食习惯等的改变，近年来高血压和糖尿病的发病率呈现明显上升的趋势，这将会促使CKD发生率明显增长。另外，肥胖所引发的CKD也逐渐被公认，K/DOQI已将超重或肥胖（BMI＞25 kg/m^2）人群的饮食和生活习惯等指导工作列入指南。

CVD诱导的CKD危险因素包括年龄、性别、高血压、吸烟、肥胖、糖尿病、血脂异常和CVD家族史等。CVD是引起ESRD患者死亡的主要原因之一，其病死率远远超过非CVD的ESRD患者。CKD也是发生CVD的重要影响因素。研究发现，CKD患者发生CVD的危险性增加。CVD和CKD的患病率在中老年人群中均有明显升高的现象。肾脏病并发高血压的可能性很大，而高血压是肾损害进程中的关键因素之一。高血压病如未得到及时有效的治疗，则会对肾脏造成直接损伤，进而可能发展为高血压肾病。糖尿病是世界上大多数国家ESRD发生的主要病因。2011年，美国肾脏病数据系统分析显示，进展为ESRD的新患者中有43.8%为糖尿病患者。相关研究也显示，患有CKD的人群中高血压、糖尿病及脂代谢紊乱等相关影响因素的患病率也较非CKD患者明显升高。CKD反过来也能促使高血压和糖尿病等相关疾病的发生发展。

终末期肾脏病的治疗费用巨大，已经给世界各国的医疗卫生事业带来了巨大的负担和挑战。在欧洲，需要肾脏替代治疗的患者不到总人口的0.1%，但却花费了大约2%的卫生财政预算。在美国，每年用于治疗终末期肾脏病的费用高达约 300 亿美元。美国、德国、意大利、日本和巴西 5 个国家的人口占世界总人口的 12%，目前却治疗了全世界半数以上的终末期肾脏病患者。在中国，终末期肾衰竭的发展趋势也与世界其他国家有共同特点。21 世纪以来，在中国终末期肾衰竭的肾脏替代治疗（包括血液透析、腹膜透析及肾移植）以每年 11% 以上的速率增长。如果以每百万人口肾脏替代治疗值计算，我国进行肾脏替代治疗的患者人数仅占国际平均肾脏替代治疗的三分之一左右。而且，我国的肾脏替代治疗 90% 以上集中在东部沿海地区和大、中城市。说明我国还有广大的慢性肾脏病和终末期肾衰竭患者（特别是农村、西部地区的患者）得不到透析和移植的相关治疗。患者即使得到了肾脏替代治疗，但多数患者还存在心脑血管疾病的高危因素等情况。研究发现，目前我国透析患者登记资料统计人数中半数以上死于心脑血管并发症。无论从国家层面还是从个人层面来讲，终末期肾脏病的危害和影响都极大，因此，加强肾脏病的诊治研究迫在眉睫。

第三节　肾脏病的治疗策略

临床上，原发性肾脏病分为急性、急进性和慢性病程，其中前两者发病迅速、病程相对较短。如果是由于病毒、细菌或者血容量过低引起的肾脏病变，主要治疗策略是积极地处置原发疾病，并注意严密监测患者的肾脏功能。必要时应该按照慢性肾脏病对于肾功能的保护策略进行治疗。慢性肾脏病患者由于病程相对较长，相应的检查和治疗需要的时间也会比较长，往往需要数月甚至数年的时间。部分患者需要使用免疫抑制剂和细胞毒性药物，由于药物本身有一定的毒副作用，因此用药应十分谨慎。治疗措施主要包括控制病情进展、保护肾脏功能、减少药物使用和控制病变过程中引起的副作用。

一、关于肾脏病的预防措施

1. 加强卫生宣传教育，定期进行健康体检

随着社会经济的发展和人民生活水平的提高，人们的生活方式和饮食结构等也在逐渐发生着改变，从而造成 CKD、糖尿病、高血压、代谢综合征等疾病的发病率变化明显。全球大多数国家 CKD 患者的人数都出现了明显上升的趋势，因此我们有必要通过多种手段积极宣传 CKD 的相关知识。例如，可以通过媒体的宣传、社区医院的知识讲座和微信公众号推送等多种途径提高民众对肾脏病的认识。宣传内容可涉及糖尿病、高血压和血脂异常等，所以需要对可能造成肾脏损害的因素引起重视。通过控制血压、控制血糖、降低血脂、改变生活方式和定期健康指导等方法进行预防，控制早期 CKD 的发生发展。定期进行健康检查（如尿常规、血常规和肾功能等），特别是针对高危人群，可初步筛查是否患有实质性肾脏疾病并及时开展治疗，从而减缓 CKD 的发病。

2. 养成健康的生活方式

健康的生活方式包括不吸烟、不酗酒、不熬夜、饮食清淡和控制体重，同时进行适当的运动，以锻炼心肺功能。主要目的是改善血液循环，提高免疫力，降低心血管疾病的发生风险，促进心理健康并提高生活质量。运动一般采用比较和缓的方式，如步行、慢跑、打太极拳等，运动量不宜过大，且应根据实际情况而定，在有严重水肿、难治性高血压及

心功能不全、严重贫血、急性感染等情况下不宜进行运动。

3. 合理的膳食

合理的膳食包括膳食中所含的营养素种类齐全、数量充足和比例适当。膳食要求达到氨基酸平衡、热量平衡、酸碱平衡，各种营养素摄入量之间也要平衡，只有这样才能保证人体的健康。为了指导人们合理膳食，中国营养学会提出了食物指南，并形象地称之为"4+1营养金字塔"（即"营养金字塔"）。"金字塔"的第一层为粮豆类食物，这是最重要的塔基，应占饮食中的最大比重。每日粮豆类食物摄取量为400～500 g，其中粮食与豆类之比为10∶1。"金字塔"的第二层是蔬菜和水果，也占十分重要的地位，每日蔬菜和水果的摄入量为300～400 g，蔬菜与水果之比为8∶1。"金字塔"的第三层是奶和奶制品，主要是补充优质蛋白和钙，每日摄取量为200～300 g。"金字塔"的第四层为动物性食品，主要提供蛋白质、脂肪、B族维生素和无机盐，禽、肉、鱼、蛋等动物性食品每日摄入量为100～200 g。"金字塔"塔尖为适量的油、盐和糖。以上四种基本成分加上塔尖的构成就像金字塔一般。

4. 注意环境对身体的影响

恶劣的外在环境因素（如风寒、潮湿等）会造成人体自身的免疫功能和抗病能力降低。严重的环境污染也可诱发人体多种疾病。近年来的研究发现，膜性肾病在我国的发病率呈增高趋势，特别是北方地区的发病率比其他地区高，尤以空气污染严重的地区升高的情况最为显著。

二、肾脏病的一般治疗

1. 调整生活方式及合理饮食

戒烟、戒酒、适量运动、控制体重等健康的生活方式对CKD患者均有一定的益处。一般认为，体重指数（body mass index，BMI）应小于24 kg/m²。主张CKD患者的膳食为低蛋白、低脂、高热量、高维生素和低盐的饮食构成原则。临床上提倡患者日常饮食"多精少粗，多奶少肉"。"多精少粗"是因为精米精面在体内的代谢废物较粗粮要少，可减轻肾脏负担。"多奶少肉"是指肾脏病患者应多喝牛奶、少吃肉，因为牛奶中除含有优质蛋白、脂肪、葡萄糖外，还有人体代谢所必需的钙、磷等矿物质与微量元素和多种维生素。多食肉可使尿酸增高。还应控制盐的摄入，一般为5～6 g/d，病情严重者盐的摄入量应少于3 g/d。

2. 原发性肾脏病的治疗

2.1 药物治疗

各种原发性肾脏疾病的发病机制主要是异常的免疫反应，所以常用治疗药物包括糖皮质激素及免疫抑制剂等，免疫抑制剂如环磷酰胺、硫唑嘌呤、来氟米特、甲氨蝶呤、吗替麦考酚酯和环孢素A等。

2.2 肾脏替代疗法

肾脏替代治疗是终末期肾衰竭患者唯一有效的治疗方法，包括透析疗法（血液透析、腹膜透析以及其他血液净化方式）和肾移植术。肾脏替代治疗的主要目的是提高终末期肾衰竭患者的存活率和生活质量。

①腹膜透析：包括连续性和间歇性腹膜透析两种。近年来由于腹膜透析连接系统的改进，包括自动腹膜透析机的应用，腹膜透析相关感染并发症减少。其操作简便、安全、

有效以及保护残存肾功能较好的特点使它在肾脏替代治疗中发挥了重要作用。

② 血液透析：指通过扩散、对流及吸附清除体内积聚的毒性代谢产物，清除体内潴留的水分和纠正酸中毒，以达到治疗的目的。随着透析设备的改进，透析治疗效果正不断地改进及完善。

③ 肾移植。肾移植成功可以使患者恢复正常的肾功能，包括内分泌和代谢功能。肾移植后需要长期使用免疫抑制剂，以防止排斥反应。但免疫抑制剂本身也有一定的副作用。近年来，随着新型免疫抑制剂的应用，肾移植患者的存活状况明显改善。

三、合并症及并发症的治疗

1. 控制高血压

CKD 可以和高血压产生相互作用。对于 CKD 合并高血压的患者，指导其合理饮食及使用有效的降压药物是关键。首先要调整水盐的摄入量，每日盐的摄入量相当于 5～6 g 氯化钠。高盐饮食是发生高血压和肾损伤的一个原因。药物的选择和治疗效果与原发性高血压有所不同。常规降压药根据对肾脏保护作用的不同分为具有肾保护作用的降压药物和非肾保护作用的降压药物。血管紧张素转化酶抑制剂（ACEI）和血管紧张素Ⅱ受体拮抗剂（ARB）由于具有肾保护作用而成为 CKD 患者的一线治疗药物。非肾保护作用的降压药物对 CKD 合并高血压患者的降压起到配伍用药作用。但是当肌酐升高，不能应用 ACEI 和 ARB 时，利尿剂、β受体阻滞剂和钙通道阻滞剂（CCB）则成为首选。

2. 控制高血糖

CKD 合并糖尿病的治疗措施包括生活方式干预和降低血糖等治疗，相关的治疗需要遵循安全、有效和个体化的原则。改善生活方式包括医学营养治疗、运动、戒酒、戒烟和控制体重等。降糖的同时须严格监测血糖，确保随机血糖 > 5.0 mmol/L，以避免低血糖的发生。降糖药物的选择应基于药物的药代动力学特征以及患者的肾功能水平进行综合判断。目前，常用的降糖药物包括胰岛素、双胍类、磺脲类、格列奈类和噻唑烷二酮类等。肾功能不全时，肾脏对胰岛素的降解能力明显下降，故应优先选择短效、速效型制剂。推荐 eGFR 在 10～50 mL/(1.73 m^2·min) 时减少 25% 的用量，eGFR < 10 mL/(1.73 m^2·min) 时减少 50% 的用量。口服降糖药是临床最常用的降糖手段，对伴有糖尿病的 CKD 患者而言血糖控制非常重要。CKD 患者经肾脏排泄的降糖药物及其活性代谢产物的清除减少，发生低血糖的风险明显增加。因此，必须充分了解药物的药代动力学特点，结合患者的肾功能情况进行个体化选择，随着 eGFR 的下降而酌情减量或停药，确保在有效降糖的同时不增加低血糖发生风险。目前推荐可以全程应用于 CKD 而无须调整剂量的降糖药物有 4 种：瑞格列奈、利格列汀、格列吡嗪、吡格列酮。

3. 纠正水、电解质和酸碱平衡紊乱

尽量避免和及时纠正血容量不足（低血压和脱水等），及时纠正肾脏局部血供急剧减少，以防止肾单位的灌注和低滤过状态。及时纠正代谢性酸中毒（包括肾小管酸中毒）等酸碱平衡紊乱，纠正钠、钾等电解质代谢紊乱，防治钙磷代谢紊乱以及继发性甲状旁腺功能亢进等情况。

4. 降脂治疗

CKD 患者常伴随血脂异常，因此降脂治疗也很重要。降脂治疗首选他汀类药物（简称他汀）。"中国他汀安全性评价专家共识"指出：现有的他汀类药物均无明显的肾毒性，且不同种类的他汀对CKD患者肾功能的影响无差异，他汀类药物在CKD人群中使用是相对安全的。临床上应用的他汀类药物主要包括洛伐他汀、辛伐他汀、普伐他汀、氟伐他汀、阿托伐他汀、瑞舒伐他汀和匹伐他汀等。

5. 防治感染

CKD患者在使用糖皮质激素、免疫抑制剂及肾脏替代治疗过程中易发生感染，往往需要加强感染性疾病的防治。CKD患者发生感染后，应及时寻找感染原因并进行咽拭子、痰、尿、便和胸腹水等的细菌与真菌培养及相应的药敏试验，及时合理地应用抗菌药物并密切观察病情变化，以减少治疗过程当中对肾脏原发疾病的影响。

6. 纠正肾性贫血

肾性贫血是指肾脏促红细胞生成素（EPO）生成不足或尿毒症患者血浆中的毒性物质干扰红细胞的生成和加速其凋亡而导致的贫血。贫血是CKD患者的主要并发症，也是CKD预后不良的因素之一。及时处理贫血能改善患者生活质量及疾病转归，延缓肾衰竭的进展。2012年，K/DOQI中提出肾性贫血治疗的目标为血红蛋白达到115 g/L。缺铁是肾性贫血的原因之一，也是EPO抵抗的主要原因。应用铁剂治疗时还应注意监测并定期评估体内铁水平，避免发生铁负荷过多的情况，以免造成铁在肝脏的沉积和氧化损伤等。人类基因重组促红细胞生成素（r-HuEPO）在临床也较为常用，内源性EPO不足是导致肾性贫血的另一主要原因。采用每周1次大剂量（1万单位）皮下给药的方法可以有效纠正血液透析患者的肾性贫血，其安全性与常规方法并无显著差异，此方法与分次给药相比可以明显减少注射次数，提高患者的依从性。

四、肾脏病的中医治疗

祖国医学理论认为，CKD患者多为本虚标实证，本虚多为肺、脾、肾三脏的虚损，标实则多为外邪、湿热和瘀血等情况。根据患者的体质和病情轻重缓急，采用"急则治其标，缓则治其本"的治疗原则，灵活地运用"化气利水""理气通阳""清热利湿""交通心肾"等治则，达到祛邪扶正、恢复机体的正常生理状态。CKD患者普遍地存在血瘀的病理状态，治疗中可加用活血化瘀药物，以祛瘀通络，流畅气血。中医药治疗慢性肾脏病具有因人而异、辨证分析等特点。近年来，临床应用黄芪、大黄和雷公藤等饮片和制剂治疗肾脏病取得了独特的疗效，中成药黄葵胶囊、人工冬虫夏草制剂等在临床都较为常用且具有循证医学的证据。根据疾病发展的不同阶段及症状表现进行辨证论治，标本兼治，可延缓肾脏病变的进展，减轻患者的痛苦，提高患者的存活率，为肾脏疾病增加了一种新的治疗手段。故中医药在肾脏病的治疗方面有着重要的作用。

慢性肾脏病是以脏腑亏损、气血阴阳不足为主要病机，其病性主要是气血阴阳的亏虚，病位在五脏，而其中脾肾两脏尤为关键。《景岳全书·论脾胃》云："脾为后天，肾为先天。脾非先天之气不能化，肾非后天之气不能生。"脾肾两脏在病理上往往相互影响，脾虚可致肾亏，肾亏亦可致脾虚，最终形成脾肾两虚的病理表现，故"其制在脾，其本在肾"是慢性肾脏病病变机制的重要经典理论之一。根据病因病机，健脾当益气为先，考虑脾喜燥恶湿，配以燥湿助运，可选用太子参、党参、黄芪、山药等益气，配以猪苓、薏苡仁、白术、苍术、陈皮、豆蔻、砂仁等燥湿助运。益肾之法可根据辨肾之阴阳而分为补肾阴、温肾阳抑或是阴阳双补。临床可用左归丸加减用于滋补肾阴，如生地、龟板、山萸肉、黄精等。如肾阳亏虚，当温阳化气行水，可选用肉苁蓉、巴戟天、杜仲、川续断、补骨脂、菟丝子、益智仁等药。如见阴阳两虚，则可阴阳双补。在健脾补肾的同时，临床常配合血肉有情之品，以补髓填精，意在阴中求阳，阳中求阴。临证时当辨证选药，常用的有滋阴补血之阿胶；偏肾阳虚者用鹿角胶益血助阳、生精补髓、壮筋健骨；偏肾阴虚者，选用龟板胶滋阴补血。但须注意滋阴不可过腻，以防碍脾恋湿，温阳不可过燥，以防伤阴助热。针对慢性肾脏病患者易挟湿热之症，也可兼顾并加用清利之品，如白花蛇舌草、六月雪和积雪草等。

慢性肾脏病患者常伴有不同程度的正气不足而致抗病能力减低，极易感受外邪，从而诱发或加重疾病。临床上常见有反复外感及发热等症状，故需要增强正气，及时防治时令之邪，减少外邪干扰，这样的治疗才是防治慢性肾脏疾病复发加重的关键所在，也就是"正气存内，邪不可干，邪之所凑，其气必虚"的观点。外邪侵袭只是发病条件，正气不足无力抗御外邪才是致病的关键因素。发病时，服用药物虽可发挥一时之效，但若不纠其本质，徒治标也。中药方剂以健脾益气、补肾填精为主，小剂量长期服用，针对正气亏虚的本质，缓缓调补，由量变到质变，终达"善藏精者，春不温病"之旨，使患者正气能够不同程度地提高。慢性肾脏病患者还容易伴发尿路感染等问题，慢性尿路感染在中医属于劳淋的范畴，多是以小便频数涩痛，遇劳即发，可伴有腰酸膝软、缠绵难愈等症状表现特点。《诸病源候论》曰："诸淋者，由肾虚而膀胱热故也。"劳淋的病机关键在于脾肾亏虚、湿热稽留、膀胱气化不利。而脾肾亏虚、正气损耗正是导致其反复发作、缠绵难愈的主要因素。西医治疗往往使用抗生素后病情多反复且耐药菌株不断出现，大大影响了疗效，难以控制且易复发。因此，对于劳淋患者，适当使用中药方剂进行调治，在健脾益肾的同时再酌加清热解毒之品，做到防治结合。

祖国医学自古以来就有药食同源的理论，许多食物本身亦具药物的功用。如《黄帝内经》中就谈到"常人食之为食物，病人食之为药物"的观点。对应 CKD 而言，其中对鲫鱼治疗肾病水肿的记载比较多。《本草纲目》云："赤小豆和鲤鱼、鲫鱼、黄雌鸡煮食，并能利水消肿。"又云："甘、温、无毒。主治突患水肿。用鲫鱼三尾，去肠留鳞。以商陆、赤黏豆等分，填满鱼腹，扎定，加水三升久煮，去鱼，吃豆饮汁。二日吃一次，不过三次，小便通畅，即愈。"《本草从新》记载："诸鱼属火，独鲫属土，土能制水，故有和胃、实肠行水之功。"鲫鱼具有健脾益气、利水除湿之功效，可治疗慢性肾脏病水肿患者的小便不利和气血虚弱等病症。现代研究表明，鲫鱼含有蛋白质、脂肪、维生素 A、维生素 B、烟酸、钙、磷、铁等成分。板栗始载于唐代《千金要方》："栗子，味咸温无毒，益气，厚肠胃，补肾气，治腰脚不遂。"板栗有补肾强筋、活血止血之功效，故脾肾气虚的患者可适量食用。芡实的功效载于《本草纲目》："甘平涩，无毒。腰脊膝痛，补中，益精气，强志，令耳目聪明，止渴益肾，治小便不禁、遗精白浊带下。"

对于中药治疗慢性肾脏病的相关内容，我们将在本书的第四部分第七、八章专门进行详细的论述。

第四章
肾脏病常用的实验室检查

尿液性状的改变以及水肿、腰痛等症状是肾脏病常见的临床表现。在患者出现上述症状时，医生需要围绕肾脏病病变本身有针对性地进行相关检查，这样对于及时诊治肾脏病具有较高的临床价值，需要引起重视。相关检查主要包括血液和尿液成分分析、影像学和免疫学相关检查等。

第一节 尿液检查

尿液是人体血液经过肾脏代谢后所产生的代谢产物。由于尿液的产生直接与肾脏相关，所以尿液检查结果可以直接反映肾脏病变的情况。在肾脏发生病变时，尿液一般会比较迅速地出现异常检验结果。另外，对于各种与水、电解质直接或者间接相关的疾病特别是免疫学相关疾病甚至恶性肿瘤的诊治，尿液的相关检查均有一定的诊断价值。因此，在临床上一方面可以通过尿液的性状、各种有形成分和生化检查来了解机体内环境和肾脏病变的情况；另一方面也可通过尿液检查来评价临床治疗效果和研究肾脏病病变发病机制。

一、尿液标本的采集和处理

正确的尿液标本采集和实验室处理方法非常重要，它直接关系到检查结果的准确性以及临床诊断和治疗价值。

1. 采集时间

清晨起床后，进早餐和运动之前的第一次尿液为晨尿，晨尿标本比较浓缩、偏酸性，尿液中有形成分不易被破坏，最适合用于尿常规检查。空腹尿标本适合于尿糖和尿胆原的检查。留尿前72小时内应避免剧烈运动。女性患者应避免在月经期留尿，至少要在月经结束3天以后留取。

2. 采集方法

尿常规检查应使用清洁容器，留取中段尿前需要先清洁外阴，细菌学检查的标本留取须使用灭菌容器，采集标本后立即送检，且不加防腐剂。必要时，可采用耻骨联合上膀胱穿刺留取无菌尿液标本。

3. 标本保存

尿液排出后需要立即送检，尽可能在2小时内完成检查，避免尿液中的尿素经过细菌分解后产生$(NH_4)_2CO_3$导致尿液pH值升高，从而使有形成分溶解和细菌污染引起检查结果假阳性。如果不能立即进行检测，则需要在4℃冰箱中保存，保存时间在8小时以内。由于尿液标本在低温下容易析出磷酸盐和尿酸盐，可能影响标本相关检查项目的结果。对需要使用防腐剂的尿液标本，应注意防腐剂的不同使用剂量，以免因防腐剂过量导致检查结果异常。

二、尿液的一般检查

1. 正常尿液的外观和尿量

正常尿液的外观呈透明的淡黄色。正常人尿量每日约 1 500 mL。多尿是指尿量 >2 500 mL/24 h 或 >2 mL/min；少尿是指尿量 <400 mL/24 h 或 <17 mL/h。

2. 尿比重

尿比重是指 4 ℃时尿液与同体积纯水的重量之比。尿比重数值的大小主要取决于尿中溶解物质的浓度。尿比重主要用来衡量肾脏的浓缩和稀释功能。正常人尿比重的参考值为 1.010～1.025。如果患者出现高热、脱水或大量蛋白尿等情况，则尿比重会明显升高。慢性肾功能不全和肾脏浓缩功能障碍患者则常出现尿比重偏低或明显下降，一般尿比重多低于 1.010。临床上尿比重常用于尿崩症的鉴别诊断，尿崩症患者往往尿量明显增多，超过 4 000 mL/d 且尿比重明显偏低（多低于 1.010）。

3. 尿电解质

尿电解质的主要成分是尿液中的钠（130～260 mmol/24 h）、钾（51～102 mmol/24 h）和钙（2.5～7.5 mmol/24 h）的含量。尿钠水平可以用于判断少尿产生的原因是肾性还是肾前性。尿钙水平降低主要见于甲状旁腺功能减退、慢性肾衰竭和慢性腹泻等疾病；尿钙水平升高则多见于甲状旁腺功能亢进和多发性骨髓瘤等疾病。尿钾水平下降多见于钾摄入减少和慢性腹泻等胃肠道疾病；尿钾水平升高多见于肾小管疾病、肾间质疾病和原发性醛固酮增多症等疾病。

4. 酸碱度（pH）

尿液 pH 正常参考值为 4.5～8.0。pH 增高见于膀胱炎、代谢性碱中毒、服用利尿剂和碱性药物之后。肾小管性酸中毒时，肾脏排酸能力下降，尿液 pH 可增高，且血钾水平下降，尿钾增多。pH 下降见于代谢性酸中毒、高热、痛风、糖尿病酮症酸中毒和服用酸性药物之后等情况。

三、常用的尿液生化检查

1. 尿蛋白质

正常情况下，血液经过肾脏时，正常肾小球毛细血管壁的电荷和孔径发挥屏障作用阻断大分子量的蛋白质和血细胞等有形成分通过，而且在流经近端肾小管过程中，少量蛋白片段几乎都被肾小管上皮细胞重吸收。肾小管和尿路也分泌少量蛋白，但健康成人尿蛋白总的排泄量仅为 30～150 mg/24 h。出现尿蛋白异常增加的原因主要包括以下几个方面：① 肾小球滤过屏障被破坏：常见于原发性和继发性肾小球肾炎患者。肾小球的滤过屏障破坏导致其通透性增加，血液中白蛋白等大分子量蛋白和红细胞等有形成分进入尿液。② 肾小管上皮细胞受损导致其蛋白重吸收功能障碍：由肾小球滤出的小分子量蛋白不能被受损的肾小管重吸收而进入尿液。

2. 尿蛋白的检测方法

2.1 尿蛋白定性检查

目前多采用试纸法，方法简单、快速。但是由于普通试纸只能测白蛋白而对球蛋白不敏感，碱性尿容易出现假阳性，所以该法在临床上的使用逐渐减少。试纸法的尿蛋白半定量检测方法在临床上逐渐趋于淘汰，仅适用于健康体检筛查和紧急状态下。

2.2 尿蛋白定量检查

目前临床上对肾脏病患者进行诊断和治疗过程中主要使用尿蛋白定量检查方法。需要注意的是，患者 24 小时尿蛋白定量检查结果受尿量收集的准确性及被检测对象活动状态等诸多因素的影响。因此，临床上往往使用随机尿液中蛋白与肌酐比值来替代 24 小时尿蛋白定量。尿蛋白与肌酐的比值 >3.0 相当于尿蛋白定量 >3.0 g/24 h 的情况。

2.3 微量白蛋白尿

白蛋白是一种中分子蛋白，分子量大约为 69 000 kD。正常情况下，白蛋白约占肾小球滤过蛋白总量的 40%，但是几乎 100% 被近端肾小管重吸收。尿液中一般仅出现微量白蛋白，正常小于 20 mg/L 或者尿白蛋白/肌酐比值范围为 0.0 ~ 0.2。生理条件下，尿液中仅出现上述正常值范围内的极少量白蛋白。微量白蛋白尿指标升高往往是肾脏受损的早期指征。

3. 尿液特殊蛋白的检测

尿液特殊蛋白检测的意义在于肾脏本身所具有的强大储备功能。肾脏病变早期不易被发现，患者往往存在一定程度的肾小球或者肾小管间质病变，但是却没有明显的临床症状和体征，容易被忽视。此时，尿液的一些特殊蛋白则能够较早地反映患者肾脏相关部位是否存在病变以及病变程度。这些特殊蛋白包括 β_2-微球蛋白、α_1-微球蛋白、Tamm-Horsfall 蛋白（THP）、免疫球蛋白、本-周蛋白、血红蛋白/肌红蛋白等。

3.1 β_2-微球蛋白（β_2-MG）

β_2-微球蛋白是一种小分子量（约 11.8 kD）的糖蛋白，是由一百多个氨基酸组成的单链多肽，容易通过肾小球滤过膜。正常情况下，超过 99% 的 β_2-MG 被近曲小管以胞饮形式摄取。正常尿液中含量极少，一般不超过 300 mg/24 h。如果患者肾小球滤过率下降，则会导致血液中的 β_2-MG 含量升高；而当近曲小管受损时，则尿液中的 β_2-MG 可明显增多。因此，结合血液和尿液 β_2-MG 的水平可以鉴别某些病变是肾性还是肾前性。同时也可以和肾小球性蛋白尿相鉴别，β_2-MG 水平升高是诊断近曲小管受损的较为灵敏的指标。临床上先天性肾小管酸中毒、范科尼综合征、急慢性肾盂肾炎、急性间质性肾炎、肾小管坏死和药物性肾损害患者尿液中多出现 β_2-MG 明显升高的现象。恶性肿瘤（如淋巴瘤、多发性骨髓瘤、慢性淋巴细胞性白血病等）患者的血和尿中 β_2-MG 都可升高。

3.2 α_1-微球蛋白（α_1-MG）

α_1-微球蛋白是一种小分子的糖蛋白，分子量约为 30 kD。它主要由肝脏和淋巴细胞合成，可以自由地通过肾小球滤过膜，正常情况下被近曲小管重吸收和分解。正常尿中 α_1-MG 含量极少，一般不超过 5 μg/mL。如果患者肾小球滤过率下降，会导致血液中 α_1-MG 含量升高；而当近曲小管受损时，则尿中 α_1-MG 可明显增多。因此，结合血液和尿液中 α_1-MG 水平可以用于鉴别某些病变是肾性还是肾前性。同时它也是诊断近曲小管受损的灵敏性指标之一。临床上先天性肾小管酸中毒、范科尼综合征、急慢性肾盂肾炎、急性间质性肾炎、肾小管坏死和药物性肾损害患者尿液中多出现 α_1-MG 明显升高。恶性肿瘤（如淋巴瘤、多发性骨髓瘤、慢性淋巴细胞性白血病等）患者的血液和尿液中 α_1-MG 都可升高。

3.3 尿 Tamm-Horsfall 蛋白（THP）

尿 THP 是肾小管髓襻升支粗段和远曲小管上皮细胞分泌的一种糖蛋白，是各种管型的基质成分。THP 主要存在于尿液中，血清中亦有微量。如果发生尿路梗阻或反流时，它可渗入肾间质引起免疫反应，产生抗 THP 抗体，引起肾小管间质的炎症反应。THP 受尿液多种因素的影响，如电解质浓度、渗透压和 pH 等可影响尿液中管型的形成和蛋白的沉淀。长期尿路梗阻和间质性肾炎等情况也可以导致尿 THP 增加。应用免疫荧光技术标记 THP 包裹的细胞和抗 THP 抗体有助于上下尿路感染的鉴别。在梗阻性肾病、反流性肾病患者的血清中，抗 THP 抗体常呈阳性。

3.4 尿免疫球蛋白及补体 C3

尿免疫球蛋白及补体 C3 的检测对于不同的慢性肾脏病病变具有一定的诊断和鉴别诊断价值。临床上泌尿系感染性疾病（如膀胱炎与肾盂肾炎）患者尿液中 IgA 增加，尿液中出现 IgM 则提示肾小球病变严重和预后差。尿 C3 阳性往往见于免疫复合物肾炎相关的疾病（如膜性肾炎和急进性肾炎等）以及肾移植术后。

3.5 尿本-周蛋白

本-周蛋白又称凝溶蛋白，是免疫球蛋白的轻链单体或二聚体。本-周蛋白在 40℃~60℃时出现凝固沉淀，如果继续加热至 90℃~100℃，则沉淀消失，恢复至 40℃~60℃时，再次出现沉淀。临床上，尿本-周蛋白阳性多见于血液系统疾病，如多发性骨髓瘤及巨球蛋白血症患者。因此，对于中老年患者，特别是老年男性患者尿液中检测出蛋白阳性时，均应加测此项检查进行鉴别诊断。如果出现阳性结果，则应及时进行骨髓活检及免疫学相关指标的检测。

3.6 血红蛋白/肌红蛋白

尿液中血红蛋白含量取决于血液中游离血红蛋白的浓度。当红细胞在血管内被破坏增多时，血浆中游离血红蛋白大量出现，若超过肾阈值，便可通过肾小球滤过形成血红蛋白尿，尿液呈浓茶色或酱油色。血红蛋白尿常见于血型不合之输血、严重烧伤、遗传性或继发性溶血性贫血（如蚕豆病、阵发性睡眠性血红蛋白尿症等）患者，尿隐血试验阳性。由于肌红蛋白大量存在于心肌和骨骼肌等处，因此，如果机体相关部位有炎症、坏死和严重的挤压伤时，可大量释放入血中，引起肌红蛋白尿。

3.7 尿视黄醇结合蛋白（RBP）

RBP 是一种小分子糖蛋白，分子量约为 21 kD。RBP 主要是由肝脏合成的，可以自由地通过肾小球滤过膜，正常情况下被近曲小管重吸收和分解。正常尿液中 RBP 含量极少。RBP 是反映肾小管功能的重要指标。临床上如果患者肾小球滤过率下降，则会导致血液中 RBP 含量升高；而当近曲小管受损时，尿中 RBP 可明显增多。因此，结合患者的血液和尿液 RBP 水平可以用于鉴别某些病变是肾性还是肾前性。同时它也是诊断近曲小管受损的敏感性指标之一。肾小管酸中毒、范科尼综合征、急性间质性肾炎、肾小管坏死和药物性肾损害患者尿液中多出现 RBP 明显升高。恶性肿瘤（如淋巴瘤、多发性骨髓瘤、慢性淋巴细胞性白血病等）患者的血液和尿液中 RBP 都可升高。此外，如果患者尿液中出现本-周蛋白或者 β_2-微球蛋白明显升高时，尿液中的上述蛋白会与 RBP 在肾小管中产生竞争性的重吸收现象，导致 RBP 在尿液中排出增加。

3.8 转化生长因子-β（TGF-β）

TGF-β 对肾脏组织纤维化及炎症具有较高的诊断价值。肾脏组织局部产生的过量 TGF-β 可以通过增加细胞外基质蛋白的集聚参与肾小球、肾小管间质的纤维化等作用。尿液中 TGF-β 水平可以间接反映病变的严重程度和类型。一般而言，系膜增生性肾小球肾炎、局灶节段性肾小球肾炎和狼疮性肾炎患者尿液中多见 TGF-β 水平升高。

3.9 纤维蛋白（原）降解产物（FDP）

FDP 与机体的凝血功能密切相关。正常情况下，尿液 FDP 检测结果多为阴性。尿液 FDP 阳性多见于肾小球内存在凝血或者继发性纤溶。尿液 FDP 阳性也提示肾脏组织存在炎症活跃的情况。一般而言，尿液 FDP 阳性的慢性肾脏病患者相对于 FDP 阴性的患者对激素的治疗反应较好，治疗后 FDP 数值下降往往是病情缓解的参考指标。临床上，尿液 FDP 阳性多见于系膜毛细血管性肾炎和新月体肾炎等情况。

4. 尿酮体

酮体是 β-羟丁酸、乙酰乙酸和丙酮的总称，为脂肪代谢的中间产物。当各种原因导致体内脂肪代谢加速时，肝脏对脂肪酸氧化不全，酮体生成增加，可引起血液中酮体过多而出现酮血症。尿液中酮体增多常见于糖尿病酮症酸中毒、严重妊娠反应和长期禁食等情况。

5. 亚硝酸盐

大肠杆菌多能将尿液中的蛋白质代谢产物硝酸盐还原为亚硝酸盐。一般细菌数超过 10^5/mL 时，尿液中的亚硝酸盐多为阳性。但是某些细菌不具备还原硝酸盐的能力，如革兰阳性菌等。因此，阴性结果不能完全排除泌尿系感染。

6. 尿胆红素及尿胆原

胆红素主要来源于血红蛋白，血红蛋白主要来源于体内的红细胞。游离胆红素不溶于水，与血清蛋白结合而转运。尿中胆红素不包括游离胆红素（非结合胆红素）。非结合胆红素在肝脏内代谢后转化为结合性胆红素，结合性胆红素是水溶性，可以从肾脏滤过出现在尿液当中。由于肝胆等疾病引起胆红素代谢障碍时，患者尿胆红素及尿胆原阳性，出现黄疸等表现。

四、尿沉渣有形成分的分析

尿沉渣检查主要是对尿液离心沉淀物中的有形成分进行检查。传统的试纸法和干化学法在检测尿液细胞成分方面的特异性不足，因此有必要进行尿液标本的尿沉渣定量分析检测，以便确认其细胞成分和含量。

1. 红细胞

对正常人尿液离心后进行尿沉渣分析，红细胞计数每个高倍镜视野下少于 3 个，外形皱缩且体积偏小。若每个高倍镜视野下多于 3 个且尿液外观无血液颜色，则称为镜下血尿。尿液中红细胞增加是一个危险的信号，可能是泌尿系统恶性肿瘤的唯一临床表现。血尿的诊断首先需要鉴别是肾小球性血尿还是非肾小球性血尿。一般通过相差显微镜观察尿红细胞形态来鉴别血尿是否来源于肾小球。如果尿液中存在多种形态的畸形红细胞且比例超过尿液中红细胞总数的 80%，就可以诊断为肾小球性血尿；如果尿液中红细胞的形态为表面光滑、形态均一，而且畸形红细胞占红细胞总数的 20% 以下，则往往提示为非肾小球性血尿；若尿中畸形红细胞占红细胞总数的 20% 以上，但低于 80%，则为混合性血尿。肾小球性血尿常见于各种原发性或继发性肾小球肾炎，非肾小球性血尿则常见于肾结石和肾肿瘤等疾病。

2. 白细胞

正常人尿液中有极少量的白细胞，主要以中性粒细胞为主，成年男性白细胞较女性少。女性一般为每高倍视野中 1～2 个。这是由于女性尿液中容易混合尿液以外来源的白细胞，如来源于阴道等。尿中白细胞包括中性粒细胞、嗜酸粒细胞、单核/巨噬细胞和淋巴细胞等。

2.1 中性粒细胞

中性粒细胞比例较高且每高倍视野多于 5 个，多见于泌尿系感染，也见于急性间质性肾炎、急性肾小球肾炎和急进性肾小球肾炎等疾病的早期等情况。

2.2 嗜酸粒细胞

尿液中嗜酸粒细胞计数 >0.05 有临床意义，多见于过敏性间质性肾炎等。

3. 上皮细胞

肾小球脏层上皮细胞（足细胞）和肾小管上皮细胞光镜下不易被辨认，需要通过免疫化学等方法进行鉴别。足细胞常用于评估肾小球病变活动的情况。肾小管上皮细胞较难检测，肾小管损伤多见于急性肾小管坏死和急性间质性肾炎等情况。

4. 管型

管型在尿液检查中有十分重要的意义，尿液中管型的出现往往提示有肾脏实质性损害。管型主要是由 Tamm-Horsfall 糖蛋白所构成的，由于其形成过程位于肾小管管腔内且随着管腔的大小和形状最终形成圆柱状结构而得名。不同的管型形成的病因不同，因此临床意义也完全不同。

4.1 透明管型

一般而言，透明管型在正常健康人和患病的情况下均可以出现。例如，在剧烈运动、发热和心功能不全时，尿液中可以出现透明管型。尿液中出现大量透明管型多见于急慢性肾小球肾炎、肾病综合征和慢性间质性肾炎等。

4.2 细胞管型

细胞管型主要是指含有各种不同细胞成分的管型，按细胞类别可分为红细胞管型、白细胞管型和上皮细胞管型。红细胞管型多见于肾出血、急性肾小球肾炎和慢性肾炎急性发作等情况；白细胞管型则多见于急性肾盂肾炎和间质性肾炎等；上皮细胞管型多见于肾小管病变，如急性肾小管坏死、重金属中毒或药物中毒等情况。

4.3 颗粒管型

尿液出现颗粒管型多提示肾实质性病变，主要见于急慢性肾小球肾炎，也可见于药物中毒损伤肾小管等情况。

4.4 蜡样管型

尿液出现蜡样管型多见于慢性肾脏病长期病变，是由于肾脏慢性进行性损害，特别是肾小管阻塞、少尿或无尿等情况下，尿液长时间滞留于肾小管所产生的。蜡样管型的出现提示肾小管的严重病变，预后差。蜡样管型也可见于慢性肾小球肾炎晚期、肾功能不全或肾移植慢性排异反应等情况。

4.5 脂肪管型

脂肪管型多由于肾小管受损后上皮细胞脂肪变性所导致。尿液中出现脂肪管型也可见于慢性肾炎及类脂性肾病，尤其是肾病综合征患者出现的概率较大。

5. 尿液细菌学检查

尿液的细菌学检查结果主要是作为泌尿系统感染的诊断和治疗依据。此项检查需要严格按照尿液标本无菌采集的方法。正常情况下,健康成年人中段尿液无细菌,而外尿道可能会有少量细菌。如果未按照要求采集尿液,标本可能被细菌污染而出现假阳性结果。如果尿标本中革兰阴性菌菌落计数 $>10^5$ CFU/mL,革兰阳性菌菌落计数 $>10^4$ CFU/mL,就具有诊断意义。

第二节 肾功能及免疫学检查

一、肾脏功能相关检查

机体内的非蛋白氮类化合物是指血浆中除了蛋白质以外所有含氮类化合物的总称,包括尿素氮、肌酐和氨基酸等多种。其中尿素氮、肌酐和尿酸分别是尿素、肌酸和嘌呤的终末代谢产物,这些物质均是通过肾脏的排泄作用而排出体外。由于每个医疗单位所使用的检测方法和检测设备存在一定的差异,因此其正常值的设定也存在一定差异。

1. 尿素氮

临床上影响血清尿素氮水平的因素较多,可能会由于性别、年龄、每日不同时间和季节气候等因素而产生差异。运动、高蛋白饮食和妊娠等特殊生理情况同样会产生较大的差异。引起血清尿素氮水平升高的病理因素主要包括以下四个方面:第一,糖尿病酸中毒、高热、饥饿和脓毒血症等肾前性因素导致机体蛋白分解加快,引起血清尿素氮水平升高。第二,急性肠炎、烧伤、休克和脱水等因素导致肾脏供血不足可以间接影响肾小球滤过功能,从而导致血清尿素氮水平升高。第三,急慢性肾炎、间质性肾炎和肾盂肾炎等可以导致肾病性尿素氮水平升高。第四,泌尿道结石、前列腺增生和泌尿道恶性肿瘤等情况可以导致肾后性尿素氮水平升高。引起血清尿素氮水平下降的病理因素比较常见的是严重的肝病等肝纤维化,可以导致机体内蛋白质代谢下降。

2. 肌酐

肌酐来源于机体内的肌酸和磷酸肌酸的非酶性转化。由于机体内 98% 的肌酸和磷酸肌酸都是由肌肉所产生的,因此机体内肌酐的生成与机体的肌肉总量直接相关。肌酸的转化速度是相对恒定的,正常人每日的转换率占机体总肌酸的 1.6% 左右。肌酐几乎完全由肾脏通过尿液排出体外,所以每日尿肌酐的排出量实际上就等于其产生量。机体总肌酸主要与肌肉总量有关,同时也与食物中肌酸的摄入量相关。其中,肉类食物所含的肌酸较多。此外,临床上某些药物的使用也会影响肾小管对肌酐的排泄,从而影响肌酐在机体的排泄。肌酐的水平与肌肉总量直接相关,所以女性和男性的肌酐水平由于其肌肉的含量不同而有一定的差异,一般认为男性比女性高出 10% 左右。老年人与年轻人相比较而言高出一定水平,这是由于随着年龄的增长肾功能逐渐下降所致。

3. 尿酸

尿酸主要是体内嘌呤代谢的产物,由于其 pH 偏酸性,因此检测时需要注意饮食及药物使用改变机体 pH 所产生的影响。尿酸主要经过肾脏代谢,血清尿酸水平升高时,需要警惕是否存在肾功能损害。尿酸升高的原因通常包括以下五个方面:第一,肾小球滤过功能下降,肾脏病导致的尿酸升高比肌酐和尿素氮更加敏感;第二,由于机体缺乏嘌呤代谢的相关酶所引起的原发性高尿酸血症;第三,应用噻嗪类利尿剂等药物可以导致肾小管排泌尿酸的功能下降,导致尿酸水平继发性升高;第四,长期禁食和糖尿病患者由于血液酮体水平升高,酮体可以竞争性地抑制肾小管对尿酸的排泄作用,从而使血尿酸水平升高;第五,妊娠和重金属中毒导致的肾小管病变均会影响尿酸的排泄,导致血尿酸水平升高。引起血尿酸水平下降的因素主要包括肾小管重吸收功能下降(如范可尼综合征)、急性重型肝炎和大剂量使用糖皮质激素等情况。

二、免疫学相关检查

1. 一般生化检查

1.1 血清蛋白

血清蛋白是血清固体成分中含量最全的一类化合物。血清蛋白由肝脏合成,因此它在一定程度上可以反映肝脏的合成功能。血清蛋白由多种成分组成,具有维持血液正常胶体渗透压、运输代谢物以及营养作用等多种功能。血清蛋白不仅存在于血清内,也分布于各种细胞外液,并不断进行互相交换。血清蛋白水平增高多见于脱水和多发性骨髓瘤等情况;血清蛋白水平降低多见于严重的水肿、营养不良、慢性消耗性疾病、肝功能异常和慢性肾脏病变等情况,急性大出血和严重烧伤的患者也会出现血清蛋白水平下降。

1.2 血清白蛋白

白蛋白是由肝脏合成的人体正常血清中的主要蛋白质成分之一。白蛋白在维持血液胶体渗透压、体内代谢物运输以及营养等方面均起着重要作用。白蛋白水平升高较为少见,多是脱水等情况引起的血液浓缩所致。白蛋白水平降低主要见于营养不良、慢性消耗性疾病、肝功能合成功能障碍、慢性肾脏病、烧伤,妊娠晚期也会出现生理性白蛋白水平下降。

1.3 球蛋白

球蛋白同样是由肝脏合成的人体正常血清中的主要蛋白质成分之一。人体内总蛋白减去白蛋白含量就是球蛋白的含量。球蛋白是多种蛋白质的混合物,其中包含较多的免疫球蛋白和补体、多种糖蛋白、金属结构蛋白、脂蛋白和酶类。球蛋白与机体免疫功能及血浆黏度密切相关。球蛋白水平增高多见于恶性疾病和自身免疫性疾病。球蛋白水平下降则多见于免疫功能抑制剂的使用和低球蛋白血症。

2. 免疫球蛋白

血清中球蛋白的抗体部分被称为免疫球蛋白。它是在抗原的刺激下由机体 B 淋巴细胞所产生的,主要分为 IgG、IgA、IgM、IgD 和 IgE 五种。目前认为,IgG、IgA 和 IgM 与肾脏病的关系最为密切。

2.1 IgG

IgG 是人类免疫球蛋白中最主要的成分之一,在血液中占免疫球蛋白的大部分,在血清中 IgG 含量比其他球蛋白的含量高,占免疫球蛋白的 70%~80%。进行蛋白电泳时,IgG 主要分布在 $\alpha_2 \sim \gamma_2$ 区域。IgG 广泛地分布于人体内,它具有补体结合性。因此,它在机体的防御方面发挥重要作用,能够促进调理素的活性并对淋巴细胞发挥异种抗体依赖性细胞损伤。其生物学作用主要为抗菌、抗毒素、抗病毒和固定补体等作用。由于 IgG 是唯一能够通过胎盘的免疫球蛋白,故在新生儿抗感染中起重要作用。

IgG 水平的多克隆性增高主要见于慢性感染、肝脏疾病，以及自身免疫性疾病（如系统性红斑狼疮、类风湿性关节炎和干燥综合征）等。IgG 水平的单克隆性增高见于多发性骨髓瘤、重链病、轻链病和原发性巨球蛋白血症等。IgG 水平降低见于先天性 IgG 缺少，如无丙种球蛋白血症以及蛋白质损失性胃肠病、肾病综合征、营养不良、使用免疫抑制剂、轻链病和恶性肿瘤晚期等。

2.2　IgM

IgM 的分子量相对比较大，它的基本结构是由五个分子组成的一个五聚体，故又被称为巨球蛋白。巨球蛋白大多分布在血液里，由于其结合力较大，且具有较高的凝集活性，因此具有很强的补体活化力。IgM 抗感染作用较强。IgM 往往先于 IgG 出现在抗原刺激作用的早期，其杀菌、溶菌、溶血、促吞噬及凝集等作用是 IgG 的 500～1 000 倍。IgM 可中和毒素，亦可激活补体（经典途径）。

IgM 水平增高常见于巨球蛋白血症、慢性肝脏疾病（如原发性胆汁性肝硬化、酒精性肝炎和小结节性肝硬化等）、系统性疾病（如干燥综合征、硬皮病等）、感染性疾病（如寄生虫病、疟疾、风湿热、支原体感染、斑疹伤寒和传染性单核细胞增多）等。IgM 水平降低多见于低丙球血症、慢性肾脏病和骨髓增生低下等。

2.3　IgA

免疫球蛋白 IgA 分为血清型和分泌型两种。血清型 IgA 主要由肠系膜淋巴组织中的浆细胞产生；分泌型 IgA 由呼吸道、消化道和泌尿生殖道等处的黏膜固有层浆细胞产生。IgA 具有抗菌、抗病毒和抗毒素的作用。血液中的 IgA 大多是以原型单体的形式存在，但是容易聚合，因而多以两个或者三个分子体的形式存在。IgA 主要以分泌型出现，血清型只占 10% 左右。分泌型 IgA 主要存在于唾液、泪液和消化液等分泌型体液之中。IgA 水平增高多见于感染、慢性活动性肝炎、风湿免疫病、急性肾炎、肾盂肾炎、结核病和支气管扩张等。

2.4　IgD

血清中的 IgD 是 B 细胞识别的重要标志。它被认为是分化的早期阶段，具有一定调节抗体产生的作用。IgD 水平升高主要见于 IgD 型骨髓瘤、皮肤感染、流行性出血热患者和长期吸烟者。IgD 水平降低见于原发性无丙球蛋白血症、硅肺患者和接受免疫抑制剂治疗后。膜结合型 IgD 是 B 细胞分化发育成熟的标志。

2.5　IgE

免疫球蛋白 IgE 被认为是导致皮肤致敏反应的重要抗体。血清中的 IgE 又被称为反应素或亲细胞抗体，IgE 在血清中的含量极低，约占血清免疫球蛋白的 0.002%。在速发型致敏反应中，IgE 和组织胺起重要作用。正常情况下血清中 IgE 由呼吸道和消化道黏膜固有层中的浆细胞产生。IgE 是一类亲细胞抗体，可与肥大细胞、嗜碱粒细胞和血管内皮细胞结合，它是导致 I 型超敏反应的主要抗体，且具有抗体依赖性的细胞介导的细胞毒作用（antibody dependent cell-mediated cytotoxicity，ADCC）。IgE 免疫球蛋白本身不耐热，它是血清中免疫球蛋白含量最少的一个类型，其寿命也短于其他免疫球蛋白。

血清中 IgE 水平增高多见于特发性哮喘和过敏性皮炎等疾病，也可见于风湿免疫性疾病、寄生虫病、嗜酸粒细胞增多症和真菌感染等；血清中 IgE 水平降低多见于原发性无丙球蛋白血症、肿瘤及使用化疗药物之后。

3. 补体

补体是存在于人类和脊椎动物血清和组织液中具有酶样活性的蛋白质。由调节因子和相关膜蛋白共同组成补体系统。补体系统参与机体的抗感染和免疫调节作用，是机体内重要的免疫效应系统和免疫放大系统。补体与肾脏疾病关系密切，多数肾脏病发病过程中都会对血清补体水平产生一定的影响。一般而言，慢性肾脏病患者往往血清补体水平下降，所以我们认为补体可能参与了免疫性肾脏病病变过程。

3.1 总补体 CH50

总补体 CH50 是检测机体内补体经典途径综合水平的指标之一。补体最为重要的活性作用是溶细胞作用，其作用大小与体内的总补体量呈正相关。

① 总补体 CH50 值偏高常见于急性炎症、感染、组织损伤，如风湿热急性期、结节性动脉周围炎、肺炎、阻塞性黄疸和肿瘤等。

② 总补体 CH50 值降低常见于急性肾小球肾炎早期、膜增殖性肾小球肾炎、系统性红斑狼疮活动期、冷球蛋白血症和大面积烧伤等情况。

3.2 补体 C3

补体 C3 是一种由肝脏合成的 β2 球蛋白，主要由两条多肽链组成，分别是 α 链和 β 链。补体 C3 是补体系统含量最多的成分，同时补体 C3 也是经典途径和旁路途径的关键物质。

① 补体 C3 水平增高与降低的意义基本与总补体 CH50 相同，但敏感性更高。C3 水平增高常见于各种急性炎症和某些恶性肿瘤。

② 补体 C3 水平降低常见于由链球菌感染引起的急性肾小球肾炎早期，C3 水平的动态观察有助于本病的诊断。病毒相关性急性肾炎患者血清 C3 水平正常，有助于和感染性急性肾炎相鉴别。此外，狼疮性肾炎患者血清 C3 含量低下表明系统性红斑狼疮病情活跃，经及时治疗且狼疮活动控制后其水平会上升。膜增殖性肾炎患者也常伴有补体 C3 水平下降。因此，检测 C3 水平的变化有助于膜增殖性肾炎和狼疮性肾炎的诊断和疗效的判断（患者病情活跃或者病情未得到控制时补体 C3 水平下降，病变控制后 C3 含量会逐渐上升甚至恢复正常）。

3.3 补体 C4

补体 C4 是一种多功能的 β1 球蛋白，在经典的活化途径中补体 C4 可以被水解成两个部分，水解后的成分包括 C4a 和 C4b，两者在补体活化和防止免疫复合物沉着等方面均发挥重要作用。

① 补体 C4 增高常见于急性风湿热、结节性动脉周围炎、皮肤炎、心肌梗死和多种关节炎等。

② 补体 C4 降低常见于自身免疫性慢性活动性肝炎、系统性红斑狼疮活动期、类风湿性关节炎和 IgA 肾病等。系统性红斑狼疮患者如果处于活动期，血清补体 C4 水平下降明显且早于其他补体成分，但病情缓解后可缓慢恢复。因此，血清补体 C4 水平可以作为狼疮病情活跃与否以及疗效判断的主要指标。

3.4 补体 C1q

补体 C1q 是构成补体 C1 的重要组成部分，C1q 系补体 C1 的 3 个亚单位之一（另两个为 C1r 和 C1s），C1q 主要是由肠上皮细胞合成的，其主要作用是参与补体的经典激活途径。

C1q升高见于类风湿性关节炎、痛风和过敏性紫癜等。C1q水平降低多见于混合性结缔组织病活动期。

4. 免疫复合物

免疫复合物（immune complex，IC）又被称为抗原-抗体复合物。在正常生理条件下，血液中游离的抗原与相应的抗体结合所形成的复合物会被网状内皮系统清除。只有在机体免疫系统出现异常或者免疫复合物的量超过了机体的清除能力时，才会由免疫复合物直接导致疾病。如果免疫复合物经过肾小球时黏附在肾小球毛细血管壁的内皮细胞表面或者基底膜上，可能导致非感染性炎症反应，从而导致肾小球病变。IC水平可作为免疫复合物导致的原发性和继发性慢性肾小球肾炎的活动性检测指标。

免疫复合物可以出现在自身免疫相关性疾病的活动期，如系统性红斑狼疮、狼疮性肾炎，亦可见于急性感染后肾炎、急进性肾炎、局灶性肾小球肾炎、急性心内膜炎后肾损害及分流性肾炎等，以及血清病、细菌感染和恶性肿瘤等。动态检测循环IC的变化有助于判断免疫复合物相关疾病的发展、疗效和预后。

5. C反应蛋白（C-reactive protein，CRP）

C反应蛋白是一种由肝脏合成并能与肺炎双球菌细胞壁C多糖起反应的急性时相反应蛋白。它可以结合卵磷脂和核酸等，具有激活补体、促进吞噬和调节免疫等作用。血清CRP升高可见于各种急慢性炎症反应、组织损伤、恶性肿瘤、心肌梗死、手术创伤和放射线损伤等，但不受放射、化疗和激素等治疗的影响。原发性和继发性肾小球疾病如狼疮性肾炎活动期、系统性血管炎、急进性肾小球肾炎、过敏性紫癜性肾小球肾炎和急慢性肾衰竭等情况下，血清CRP水平均可增高。

6. 自身抗体

自身抗体检测是诊断自身免疫性疾病的重要依据。由于慢性肾脏病特别是继发性肾脏病患者中有很大一部分患者是由于自身免疫性疾病所引起的，因此自身抗体的检测对疾病的诊断和鉴别诊断意义重大。一般而言，机体由于某种原因导致自身免疫耐受下降会造成机体的免疫系统对自身组织或者成分产生免疫应答，进而导致自身免疫相关性疾病的发生。

6.1 抗核抗体（antinuclear antibodies，ANA）

ANA是以细胞的核成分为靶抗原的自身抗体的总称，广义上的ANA可以扩展到整个细胞成分，包括细胞核和细胞质。ANA阳性的疾病很多，最多见于自身免疫性疾病如系统性红斑狼疮（SLE）和自身免疫性肝炎，也可见于药物（普鲁卡因胺、肼苯达嗪、硫脲嘧啶等）所引起的狼疮以及重叠综合征、混合性结缔组织病（MCTD）、全身性硬皮病、皮肌炎、干燥综合征、类风湿性关节炎、自身免疫性肝炎（狼疮样肝炎）、桥本甲状腺炎、重症肌无力等。用荧光抗体法检查ANA时，有数种荧光图谱，不同的荧光图谱代表的含义有所不同。

① 核均质型。此型与抗dsDNA、抗组蛋白和核小体抗体有关。几乎所有活动期系统性红斑狼疮患者均可检测出此种ANA，但患多种自身免疫病时，此抗体检出率也达20%～30%，因此ANA往往作为自身免疫性疾病的筛查指标。

② 核膜型。该型主要有抗核孔复合物和抗板层素两种抗体。

③ 颗粒型。此型与抗 U1-RNP、抗 Sm、抗 SSA、抗 SSB 等抗体有关，多见于混合结缔组织病，也可见于系统性红斑狼疮和 60% 以上的进行性全身性硬化（PSS）患者。

④ 核点型。该型有少核点型（即 p80 盘曲蛋白抗体）和多核点型（即 Sp100 抗体）两种抗体。

⑤ 着丝点型。此型与抗着丝点抗体有关。

⑥ 核仁型。此型与针对核糖体、U3-RNP、RNA 聚合酶的抗体，以及抗 Scl-70 抗体、PM-Scl 抗体、抗原纤维蛋白抗体有关，可见于多发性肌炎、硬皮病和重叠综合征等疾病患者。

6.2 可提取的核抗原抗体测定

可提取的核抗原（extractable nuclear antigens，ENA）是由多种相对分子量不同的多肽构成的，通常是指对核内可提取性核抗原的自身抗体。至今已发现 20 余种 ENA，主要为抗 dsDNA、抗 Sm、抗 RNP、抗 Ro、抗 La、抗 Jo-1、抗 Scl-70、抗 PM-1 抗体和抗着丝点抗体等。抗 dsDNA 的靶抗原存在于细胞核的 DNA 双螺旋结构当中，它对抗 dsDNA 的检测具有非常重要的临床意义。这是由于临床最为常见的多种自身免疫性疾病对于抗 dsDNA 抗体均有较高的敏感性和特异性，特别是系统性红斑狼疮。抗 Sm 抗体主要见于系统性红斑狼疮及重叠综合征，可作为系统性红斑狼疮的标志性抗体，但其阳性率不高，仅为 30%。SLE 活动期伴有肾脏病变者抗 Sm 抗体常为阳性。抗 Sm 阳性的系统性红斑狼疮患者雷诺现象发生频率较高，初诊时蛋白尿可阴性，但病程中若发生肾脏病变，则常伴有低补体血症，预后不良。抗 RNP 抗体在混合性结缔组织病（MCTD）患者中的阳性率通常可达 95%～100%，且效价高，已成为 MCTD 的标志性抗体。此外，MCTD 阳性也见于多种风湿病患者，如系统性红斑狼疮患者、类风湿性关节炎、进行性全身性硬化症和皮肌炎患者。抗 RNP 阳性的系统性红斑狼疮患者出现雷诺现象的较多，RF 阳性的也多，但肾脏发生病变的相对较少，预后较好。SSA 抗体多见于干燥综合征、类风湿性关节炎和系统性红斑狼疮患者，而在以下数种疾病患者中抗体阳性率也很高，如亚急性皮肤性狼疮、新生儿狼疮、补体缺乏症和原发性干燥综合征（SS）。仅有 SSA 抗体阳性者更容易出现血管炎、淋巴结病、贫血及冷球蛋白血症和类风湿因子阳性。SSB 抗体与 SSA 抗体为 SS 的特异性抗体，在多数情况下 SSB 抗体与 SSA 抗体同时出现。干燥综合征、新生儿狼疮综合征伴先天性心脏传导阻滞患者该抗体的阳性率较高；SLE 和单克隆丙种球蛋白病患者阳性率较低。抗 Scl-70 为全身性硬皮病（PSS）的标志性抗体，总阳性率达 20%～50%，其中弥散型硬皮病为 70%～76%。抗 Jo-1 抗体阳性多见于多发性肌炎和肺间质纤维化。

① dsDNA 抗体。该抗体对系统性红斑狼疮有较高的特异性，但出现频率极低。临床上检出的一般是指与 dsDNA 和 ssDNA 都反应的抗 dsDNA 抗体。系统性红斑狼疮一旦出现活动，抗 DNA 抗体即先于临床表现而出现于循环血中，抗 dsDNA 滴度与疾病的活动性密切相关。其他结缔组织病患者抗 dsDNA 亦可阳性，但此类患者一般认为是系统性红斑狼疮重叠综合征。在诊断系统性红斑狼疮（特别是狼疮性肾炎）时需要结合抗 Sm 抗体水平来提高诊断率。此外，同时检测其他抗体（如 ENA 抗体和类风湿因子等）有助于进一步诊断和鉴别诊断。

② 抗磷脂抗体。该抗体见于 50% 的系统性红斑狼疮患者，其他自身免疫性疾病如风湿性关节炎、硬皮病和干燥综合征等也有一定的阳性率。临床上抗磷脂抗体检测具有预测动静脉血栓形成的价值，抗磷脂抗体滴度越高，预测价值越高。自发性流产、死胎和早产

妇女血中可检出抗磷脂抗体。心肌梗死或脑梗死患者出现高滴度的抗磷脂抗体预示发生其他血管并发症的危险性增加。高滴度 IgG 抗磷脂抗体与血小板的减少密切相关，而高滴度 IgM 抗磷脂抗体与溶血性贫血密切相关。

③ 抗组蛋白抗体。该抗体主要见于系统性红斑狼疮和药物性狼疮患者。

④ 抗 Sm 抗体。该抗体对于系统性红斑狼疮的特异性较高且与病变活动情况直接相关。抗 Sm 抗体阳性可见于中枢神经系统疾病、肾脏病、肺纤维化和心内膜炎等。

⑤ 抗 RNP 抗体。该抗体多见于重叠综合征和系统性红斑狼疮患者。

7. 抗组织细胞抗体

7.1 抗肾小球基底膜抗体

肾小球的基底膜（glomerular basement membrane，GBM）包括由中间的致密层和内外的疏松层所组成的网状结构，这些网状结构由细胞外基质组成，包括纤维连接蛋白、层粘连蛋白和胶原等。这些成分与肺泡基底膜的成分相似且具有交叉抗原性。检测抗 GBM 抗体是诊断原发性和继发性抗 GBM 肾炎的重要手段，而且还有助于指导治疗时机的选择，但抗 GBM 抗体血清滴度与肾炎严重程度无明显相关关系。肾洗脱液中抗 GBM 抗体对这类患者具有诊断价值，但在其他一些肾小球疾病如糖尿病肾病、狼疮性肾炎、坏死性血管炎和局灶节段性肾小球硬化的肾活检标本可见 GBM 上 IgG 呈线状沉积，但并非抗 GBM 肾炎。

7.2 抗肾小管基底膜抗体

肾小管基底膜（tubule basement membrane，TBM）是肾小管分泌和重吸收的重要结构和功能组成部分，抗 TBM 的阳性反应往往与抗 GBM 抗体同时出现，主要反映了肾小管间质等病变的情况。

8. 抗中性粒细胞胞质抗体

抗中性粒细胞胞质抗体（ANCA）是血管炎病变的一个特异性指标，具有较高的特异性。ANCA 本身主要分为两个类型，应用免疫荧光法鉴别分为胞质型 ANCA（C-ANCA）和核周型 ANCA（P-ANCA）。

8.1 胞质型 ANCA（C-ANCA）

C-ANCA 主要见于韦格纳肉芽肿，其敏感度和特异度均大于 90%。未经治疗的韦格纳肉芽肿活动期患者 C-ANCA 通常为阳性，非活动期患者中有大约 50% 的患者 C-ANCA 为阳性。当患者病情完全缓解后，抗体可转为阴性。因此，临床上往往通过检测 C-ANCA 滴度的变化来判断临床疗效和评估病情是否复发。

8.2 核周型 ANCA（P-ANCA）

P-ANCA 主要见于伴血管炎的急进性肾小球肾炎和多发性结节性动脉炎等。慢性自身免疫性肝炎患者 P-ANCA 阳性率达 80%。韦格纳肉芽肿患者中 P-ANCA 阳性少见。P-ANCA 的效价与疾病的活动性有关。多发性动脉炎患者的 C-ANCA 和 P-ANCA 抗体均可检测出阳性结果。

8.3 其他

ANCA 阳性还可见于免疫性中性粒细胞减少症、Felty 综合征和炎症性肠病等自身免疫性疾病。

第三节　组织病理学检查

进入 21 世纪以后，随着分子生物学技术和免疫学技术的进步，肾脏病理学技术也有大幅度的进展。一方面，肾活检技术作为人体肾脏活体组织检查的唯一方式日益普及；另一方面，肾脏病理学检查结果能够为临床和实验室研究提供直接的诊断、治疗和研究的依据。肾脏病理学检查技术使得我们对一些过去无法认识的疾病有了新的认识和定义，也为一些临床疑难问题提供了最为可靠的实验室证据。肾脏病理学检查结果为患者的临床诊断、疾病分型、治疗方案选择、预后判断以及探索疾病发展规律和验证治疗方案的正确性均提供了客观的依据。

一、一般组织病理学检查

一般组织病理学检查主要是指肾脏组织切片的光镜检查。光镜检查主要包括肾脏组织标本的固定、脱水、包埋和切片。每个实验室所使用的方法大体相同，具体方式有一些细微的区别。

1. 标本收集

一般在 B 超引导下进行肾脏组织穿刺活检术。患者俯卧于诊察床，腹部垫高，取 B 超定位点的右肾下极作为穿刺点，常规消毒，利多卡因局部浸润麻醉至肾包膜（约 4 cm），换组织活检专用穿刺针在 B 超引导下直达肾包膜后令患者屏气，快速开启穿刺针后立即退出体内，取到肾组织后重复上述操作后共获取约 1.0 cm 长的肾脏组织标本两条，局部按压 10 分钟，术毕复查 B 超无出血后敷上消毒纱布，腹带包扎，让患者平卧于平车上送入病房，进行预防感染、止血、小苏打碱化尿液、多功能监护、卧床和留尿检查等处理。取到肾组织后迅速进行分割并在新鲜配制的 10% 甲醛溶液中进行固定处理。

2. 组织处理

对取出的肾脏组织用 4% 的多聚甲醛溶液室温下固定 8~24 小时，清水浸泡洗涤 4 小时（浸泡用水每隔 30 分钟更换一次）。梯度乙醇脱水：75% 的乙醇脱水 15 分钟，85% 的乙醇脱水 15 分钟，95% 的乙醇脱水 15 分钟，无水乙醇脱水 15 分钟。

二甲苯透明：二甲苯 I 15 分钟，二甲苯 II 15 分钟。浸蜡：液体石蜡 I 浸渍 15 分钟，液体石蜡 II 浸渍 15 分钟，液体石蜡 III 浸渍 15 分钟。58 ℃ 石蜡包埋，冷冻凝固、修整，切去多余石蜡。切片机切片，厚度 3 μm。装片、晾干，58 ℃ 烤片 30 分钟。将烘干的切片浸入二甲苯脱蜡 5~10 分钟。将脱蜡的切片依次移入无水乙醇、95% 的乙醇和 80% 的乙醇中各 3 分钟，自来水清洗 2 分钟。苏木精-伊红染色。脱水、透明、封片。

3. 免疫组织化学检查

标本收集和组织处理方法如前所述。

3.1　组织切片

① 玻片处理：冰冻切片，在冷丙酮中固定 10 分钟。

② 组织固定切片。

3.2　免疫组织化学染色

① 水洗：磷酸盐缓冲（PBS）液洗 2~3 次，每次 5 分钟。3% 的 H_2O_2 溶液 4℃ 下孵

育 5～10 分钟，以消除内源性过氧化物酶的活性。蒸馏水冲洗，PBS 液浸泡 5 分钟（PBS 液洗 2～3 次，每次 5 分钟）。

②抗原热修复：将切片放入盛有抗原修复液（工作液）的容器中，并将此容器置于盛有一定量自来水的大器皿中，电炉上加热煮沸开始计时 15～20 分钟，然后端离电炉，室温下冷却 20～30 分钟，蒸馏水冲洗，PBS 液洗 5 分钟。

③5%～10% 的正常山羊血清（PBS 液稀释）封闭非特异性抗原，要完全覆盖组织表面，室温下孵育 10 分钟。倾去血清，勿洗，滴加经适当比例稀释的一抗或一抗工作液，37℃下孵育 1～2 小时或 4℃下过夜。（4℃下过夜后在 37℃下复温 45 分钟。）

④PBS 液冲洗 3 次，每次 5 分钟。

⑤滴加经适当比例稀释的生物素标记二抗（1% 的 BSA-PBS 液稀释），室温下孵育 20～40 分钟。

⑥PBS 液冲洗 3 次，每次 5 分钟。

⑦滴加经适当比例稀释的辣根酶标记链霉卵白素（PBS 液稀释），室温下孵育 20～40 分钟。

⑧PBS 液冲洗 3 次，每次 5 分钟。

⑨显色剂显色：DAB 染色，避光，显微镜下观察。

⑩倾去，自来水冲洗，蒸馏水冲一次。

⑪复染：在苏木素中 45 秒至 1 分钟。根据苏木素的浓度，镜下观察，如果复染颜色太深，则可在盐酸乙醇中脱色。

⑫脱水透明：50% 的乙醇→70% 的乙醇→95% 的乙醇→无水乙醇 Ⅰ→无水乙醇 Ⅱ→二甲苯透明。

⑬用中性树胶封片后置光镜下观察。

4. 免疫荧光检查

标本收集和组织处理方法如前所述。

4.1 组织切片

①玻片处理：冰冻切片，室温下放置 30 分钟，在冷丙酮中固定 10 分钟。

②组织固定切片。

4.2 免疫荧光染色

①水洗：PBS 液洗 2～3 次，每次 5 分钟。3% 的 H_2O_2 溶液室温下孵育 5～10 分钟，以消除内源性过氧化物酶的活性。蒸馏水冲洗，PBS 液浸泡 5 分钟（PBS 液洗 2～3 次，每次 5 分钟）。

②抗原热修复：将切片放入盛有抗原修复液的（工作液）容器中，并将此容器置于盛有一定量自来水的大器皿中，电炉上加热煮沸开始计时 15～20 分钟，然后端离电炉，室温下冷却 20～30 分钟，蒸馏水冲洗，PBS 液洗 5 分钟。

③5%～10% 的正常山羊血清（PBS 液稀释）封闭非特异性抗原，要完全覆盖组织表面，室温下孵育 10 分钟。倾去血清，勿洗，滴加经适当比例稀释的一抗或一抗工作液，37℃下孵育 1～2 小时或 4℃下过夜。（4℃下过夜后在 37℃下复温 45 分钟。）

④PBS 液冲洗 3 次，每次 5 分钟。

⑤滴加经适当比例稀释的免疫荧光标记二抗（1% 的 BSA-PBS 液稀释），37℃下孵育

30 分钟。

⑥ PBS 液冲洗 3 次，每次 5 分钟。

⑦ 滴加经适当比例稀释的辣根酶标记链霉卵白素（PBS 液稀释），37 ℃下孵育 10 ~ 30 分钟；或辣根酶标记链霉卵白素工作液，37 ℃下或室温下孵育 10 ~ 30 分钟。

⑧ PBS 液冲洗 3 次，每次 5 分钟。

⑨ 将切片置免疫荧光镜下观察。

二、超微组织病理学检查

取肾脏皮质部位肾组织约 1 mm^3 大小，放入 3.75% 的戊二醛中固定，4 ℃冰箱中保存 4 小时以上。用 PBS 液漂洗 4 ~ 5 次以去除戊二醛，然后放入 2% 的锇酸中固定 2 小时，蒸馏水漂洗 3 ~ 4 次，丙酮脱水、浸透。然后用环氧树脂包埋，超薄切片（厚度 60 ~ 80 nm），用醋酸铀室温下染色 20 ~ 30 分钟，双蒸水清洗后，用滤纸吸干。再置入柠檬酸铅染液中，室温下染色 10 ~ 30 分钟。用双蒸水洗净并用滤纸吸干后置透射电镜下观察。

第五章
常用的肾脏病影像学检查技术及其临床应用

对于肾脏病而言，影像学检查的结果虽然没有尿液、血液检查和肾脏组织病理学检查的结果直观且明显，但是它对于某些特定的疾病却具有重要的诊断价值。影像学检查主要包括超声影像学检查、静脉肾盂造影、放射性核素检查、计算机断层扫描（CT）技术和磁共振成像（MRI）技术等相关辅助检查。其中，静脉肾盂造影在某些疾病（如肾结石，特别是痛风性结石）的诊断方面具有较高的应用价值，CT 和 MRI 技术特别是对于某些软组织病变、肾上腺占位性病变以及血管病变的诊断价值较高，这些检查能在一定程度上提高对某些肾脏病的诊断和鉴别诊断价值。但是这些检查（如放射性核素检查）由于需要使用造影剂或者显影剂，而造影剂和显影剂的使用对肾脏功能有一定的要求，特别是对肌酐清除率在 30 mL/min 以下患者的肾脏有较高的风险，明显地限制了相关检查在临床上的使用。相对而言，超声诊断技术无创，低费用，操作灵活、简便，是肾脏病领域应用频率最高、价值最为明显的影像学检查手段。

第一节　计算机断层扫描（CT）技术

1969 年，英国电子工程师 Hounsfield 成功地设计了头部 X 线 CT，并于 1971 年开始在临床上使用 X 线 CT 开展头部检查。CT 发展至今已被逐步改进并广泛应用于临床工作。

一、CT 成像的基本原理

CT 成像的基本原理是：通过 X 线束从多个方向对人体进行扫描，由相应的探测器接受通过该层面的 X 线。由于人体各部位的厚度不同，因而相应的 X 线穿透过程中所造成的衰减程度有所不同，且 X 线穿透过程中所造成的衰减程度与人体在此部位的厚度和密度成正比。探测器将收集的不同衰减程度的 X 线转化为可见光之后由光电转化器转化为电信号，通过数字转化器转为数字并通过计算机进行处理。其中，扫描过程中获得的不同机体部位的 X 线衰减情况经过计算机处理后形成数字矩阵，数字矩阵通过数字转化器转化为从黑到白不同深浅程度的小方块，这些小方块被称为像素。像素汇集在一起形成灰阶图像，这是一种数字图像，主要表现为机体某个特定部位的断层图像。在临床上，我们可以充分利用这些 CT 图像进行分析，例如结合解剖学和生理学相关信息进行某个部位 CT 值的测定，从而分析该部位病变的性质。

二、CT 在肾脏疾病中的临床应用

1. 肾脏病相关问题

CT 检查对肾脏及肾旁区域的组织器官是否存在肿块并进行相关的定位诊断具有较高的诊断价值。特别是各种肾脏原发肿瘤及转移性肿瘤、肾脏及肾脏周围的炎性包块等均为 CT 检查的适应证。

2. 肾脏肿瘤

CT 检查对肾血管平滑肌脂肪瘤、肾素瘤、肾腺瘤等良性肿瘤以及肾脏的各种恶性肿瘤均有较高的诊断价值，还有助于明确各种肿瘤的部位分布、确定手术方式、进行术前分期，从而制订治疗方案和判断预后。

对于通过 X 线摄片、静脉造影和超声检查不能明确肾脏病变性质者，则可以通过 CT 检查来判断病变的性质。

3. 肾脏的创伤性病变

对钝伤、穿刺伤、肾周围血肿和肾实质挫伤等病变，如果 X 线摄片或者超声检查不能明确诊断，可做 CT 检查。CT 检查有助于明确创伤的分类和分级，同时发现肾脏周围组织器官是否存在创伤以及创伤是否影响肾脏。

第二节 磁共振成像（MRI）技术

核磁共振现象于 1946 年被美国科学家发现，该项技术真正应用于临床工作则始于 1973 年。Lauterbur 等发表的 MRI 成像技术促使它开始应用于临床医学领域。

一、MRI 技术的基本原理

所有含奇数质子的原子核在其自旋过程中均可产生自旋磁动量，后者又被称为核磁矩，它具有方向性和力的效应，故以矢量来描述。核磁矩的大小是原子核的固有特性，它决定了 MRI 信号的敏感性。氢的原子核最简单，只有单一的质子，故具有最强的磁矩，最易受外来磁场的影响，并且氢质子在人体内分布最广，医用 MRI 均选用 ^1H 为靶原子核。人体内的每一个氢质子可被视为一个小磁体，正常情况下这些小磁体自旋轴的分布和排列是杂乱无章的。若将人体置于一个强大磁场中，这些小磁体的自旋轴将按磁场磁力线的方向重新排列。此时的磁矩有两种取向：大部分顺磁力线排列，它们的位能低、状态稳；小部分逆磁力线排列，其位能高。人体在置于 MR 机器后，人体本身就是一个磁棒，人体内按照高低能级排列的各个 ^1H 质子在外磁场的影响下反向或者顺向平行于外磁场方向，其中部分相互抵消，剩余不能相互抵消的质子矢量相互叠加而形成磁场。人体的这种磁化是沿着外磁场纵方向的，故称为纵向磁化。将人体放入强外磁场中诱发出一个新的磁矢量，从而使人体本身成为一个磁体，这个磁矢量与外磁场平行。遗憾的是，这种平行于外磁场的磁矢量作为信号不能直接测得，因此需要一个横向于外磁场的磁化才能达到目的。通常，采用给人体发射一个短促的具有一定频率的电磁波（RF 脉冲）的方法，这样，人体内的质子可从无线电磁波中吸收一些能量，这种现象被称为共振。吸收能量后的质子从低能级跃迁至高能级，而且由于 RF 脉冲，质子不再指向任意方向，而是做同步、同速运动，即处于同相。因此，质子在同一时间指向同一方向，其矢量亦在该方向上叠加起来，导致磁矢量指向运动质子的那一边，而且是横向的，故称为横向磁化。因此，RF 脉冲引起纵向磁化减少，产生一个新的横向磁化。当 RF 脉冲停止后，由脉冲引起的各种变化将迅速恢复原状。在此期间，纵向磁化恢复到原来的大小，这一过程被称为纵向弛豫。纵向弛豫过程中原子核系统把共振吸收的能量重新交给周围组织（亦称为晶格），故又常称作自旋-晶格弛豫时间，即 T_1。根据 T_1 时间变化可以绘制纵向磁化曲线，称为 T_1 曲线。同时，当

RF 脉冲终止后，质子失去相位一致性，新建起来的横向磁化开始消失，此过程被称为横向弛豫，又称自旋-自旋弛豫。用来描述横向磁化消失速度的时间常数，称为横向弛豫时间，即 T_2。同样，我们可以绘制出 T_2 曲线。总之，纵向弛豫和横向弛豫是两个同时进行的独立过程。在进行成像的过程中，如果采集的部分饱和的纵向磁化产生的 MR 信号具有 T_1 依赖性，那么其重建的图像被称为 T_1 加权图像；如果 MR 信号主要是依赖 T_2 而重建的图像，则称为 T_2 加权图像。

二、MRI 技术在肾脏疾病中的临床应用

MRI 技术相对于 CT 技术而言尽管成像方式有明显的差异，但是二者在诊断的特点方面比较近似。MRI 在对肾脏及肾旁区域的组织器官是否存在肿块方面具有定位诊断价值，对肾脏及其周围组织创伤性病变的诊断价值也较大。相比较而言，MRI 不使用射线，因而对人体的影响较小，可以在短期内重复进行检查，特别是在严重病变和病情反复波动的情况下相对于 CT 检查而言具有一定的优势。

第三节　同位素技术

放射性核素在肾脏疾病诊断上的应用是核医学在临床上较早的应用之一。肾脏放射性核素动态显像为肾脏形态与功能的诊断提供了无创伤的、分侧的、定量的和灵敏的检测手段。

一、同位素技术的基本原理

放射性肾图的主要原理是：放射性示踪剂经静脉被注入后，约有 80% 会被近端肾小管上皮细胞摄取，并分泌入肾小管腔，随尿流进入肾盏和肾盂，经输尿管流入膀胱。利用放射性核素发射的 γ 射线，通过肾图仪可分别描记左、右肾脏的放射性变化。这种放射性变化曲线被称为放射性肾图，它可分别反映左、右两侧肾功能及上尿路通畅情况。正常肾图曲线分为三段：第一段为血管段，经静脉注入示踪剂后，曲线迅速上升，此段主要包括肾实质的血供、肾内血管床和肾周围组织血管床的放射性；第二段为分泌段，曲线上升在 2～4 分钟内达到高峰，此段主要反映肾小管的分泌功能；第三段为排泄段，主要反映尿液从肾脏排出的速度及尿路通畅情况。

二、同位素技术在肾脏疾病中的临床应用

肾图检查对于了解两侧肾功能是一种灵敏的方法；对筛选肾血管性高血压，鉴别血尿、尿路感染与左右肾的关系均有较好的价值；对诊断上尿路梗阻也是一种安全、可靠和简便的方法，其灵敏度比静脉肾盂造影高。临床上怀疑有尿路结石、畸形、狭窄、肿瘤压迫尿路等情况时均可做肾图检查。另外，也可通过利尿肾图鉴别肾盂扩张和尿路梗阻：静脉注射利尿剂后，尿流速度明显加快，使功能性梗阻改善而出现排泄段下降；而机械性梗阻患者的尿流速度虽然加快，但不能改变梗阻状态。根据肾图检查结果可了解肾脏疾病经手术或药物治疗后肾功能的恢复状况、部分肾切除或肾血管搭桥术后的肾功能状况，观察尿路结石取石后或尿路改道术后的尿路通畅情况，鉴别引起急性尿闭的原因：由尿路梗阻引起的急性尿闭患者的肾图呈持续上升型；而由肾衰竭引起的急性尿闭患者的肾图呈现严重损害或无功能的曲线。总之，肾图检查是一种简便、无创伤、安全、无碘过敏反应的肾

功能测定方法，它对需要分别了解左、右肾功能和尿路梗阻情况具有独特的意义。其缺点是不能做病因诊断，不易检出较小的局灶性病变。此外，利用放射免疫方法可以测定尿液清蛋白、免疫球蛋白、α_1-微球蛋白和β_2-微球蛋白。但对于有明显肾功能损害的患者，要慎重做肾图检查。

第四节 超声检查技术

临床上有各种影像学检查手段可供医务人员进行肾脏疾病的诊断，诸如X线、CT、核素、磁共振等，它们对肾脏的显示和诊断通常有异曲同工之效，且可相互取长补短，而非完全取而代之。超声技术自从被用于临床诊断以来，由于具有图像直观性好、立体真实感强且显像切面灵活多样，又无放射损伤之虑，可近期做多次跟踪复查，便于了解病情的动态变化等，兼具安全、经济、定性（液体或实质）和定位可靠、报告迅速等优点（而这些都是其他影像学检查很难做到的）而成为肾脏病相关检查的首选方法。不过，超声诊断仪的质量和操作医生的技术水平也是决定其诊断价值大小的关键因素。

一、超声的成像原理

超声是指每秒振动频率在20 000次（Hz，赫兹）以上，超过人耳听觉阈值上限的声波。超声检查是指利用超声波的物理特性和人体器官组织声学特性相互作用后产生的信息，将其接收、放大和信息处理后形成图形、曲线或其他数据，借此进行疾病诊断的检查方法。随着声学理论的深入和计算机技术的发展，超声诊断取得了前所未有的进步。从早期的A型与M型一维超声成像、B超二维成像演进到动态实时三维成像，由黑白灰阶超声成像发展到彩色血流显像。

用于超声成像的反射波频率与发射的超声频率相同，反射波的强度也随发射超声波的强度呈正比例地加大或减小，即两者间呈线性关系。实际上，超声波在组织中传播时呈非线性传播。超声波在组织中传播时形成压缩区和稀疏区，前者压力高，后者压力低，两者间的压力差引起声波传播速度的改变。这种声波传播过程中各点的传播速度不同导致波形逐渐畸变并产生谐波。因此，在介质中传播的超声波除了与发射频率一样的超声波（称为基波）以外，还含有整倍于基波频率的波，后者被称为谐波。谐波的次数越多，频率越高，组织中衰减越大，振幅也越小，故目前可用于超声成像的多为二次谐波。这种接收和利用由超声波非线性传播所产生的一次谐波信号进行超声成像的技术叫作二次谐波成像。利用人体组织来源的二次谐波进行成像的技术，叫作自然组织谐波成像。利用声学对比剂来源的二次谐波进行成像的技术，则称为对比剂谐波成像，或简称为二次谐波成像。

二、肾脏的超声表现

正常人的两个肾脏在腹膜后分别位于脊柱的两侧，左肾略高于右肾，两肾之间上极较近，下极较远。肾脏的长度一般与身长呈正相关，成人肾脏长8～12 cm，厚3～5 cm，宽4～6 cm，重120～150 g，形如蚕豆。进行肾脏的常规超声检查时，需要对于肾脏及其附属组织器官进行描述，主要包括以下内容：

1. 肾脏的长度

肾脏的长度是指在肾脏的冠状断面从上极的上缘至下极的下缘的距离。

2. 肾脏的厚度

肾脏的厚度是指肾门部横断面从前缘到后缘的距离。

3. 肾脏的宽度

肾脏的宽度是指肾门部横断面从肾门内上缘至外侧缘的距离。

4. 肾实质厚度

肾实质厚度是指肾脏冠状面中部从肾窦外缘到肾皮质外缘的距离。

5. 肾皮质厚度

肾皮质厚度是指肾脏冠状面中部从肾髓质外缘到肾皮质外缘的距离。

目前，临床上使用的超声仪均具有肾血管超声多普勒检查功能，因此肾脏超声检查主要用于明确肾脏血管情况，对涉及肾脏血管病变及凝血和血栓相关问题均具有较好的辅助诊断作用。

肾脏超声检查的内容主要包括肾脏的位置、形态和大小是否正常。如果一侧找不到肾脏，则应了解有无手术史，注意有无异位肾（盆腔、胸腔）、萎缩肾或先天性肾脏发育不全和肾缺如等问题，并仔细检查和鉴别。注意测量肾皮质、髓质（锥体）的厚度和回声强度以及肾窦区结构及其所占比例有无异常，观察肾窦区有无积水。观察肾内有无异常回声及其部位、大小、形态和回声特征，肾周有无积液或其他异常征象。怀疑肾脏恶性肿瘤时，应常规检查肾门部及主动脉，观察下腔静脉周围有无肿大淋巴结和有无瘤栓。注意观察肾脏及肾脏病变与毗邻器官、血管的关系以及肾脏随呼吸的活动情况。

肾脏疾病超声检查的适应证包括肾脏先天性异常、肾脏囊性病变、肾脏实质肿瘤、肾脏感染性疾病、肾脏创伤、肾结石和肾血管病变等任何与肾脏相关的病变。

三、超声技术在肾脏疾病中的临床应用

1. 正常肾脏（见附录Ⅱ图1）

冠状切面显示双肾均呈蚕豆形，上极位置较后，下极较前。此种声像图与X线正位片相似。肾实质呈现向内凹的带状低回声，肾窦呈密集强回声。矢状切面往往由背部沿肾区纵行探测，图像表现为肾实质呈椭圆形、低回声，位于周边的肾窦强回声也呈椭圆形位于中央。正常双肾上极可见随呼吸而上下移动。腹侧右肾外侧可见肝脏、胆囊和下腔静脉等组织结构。肾脏的集合系统在生理情况下由于肾脏不停地将体内废物及多余的水分形成尿液泄入肾窦，通过肾盏、肾盂及输尿管的正常蠕动使尿液顺利地通过并进入膀胱，肾窦内无尿液滞留，故肾窦呈强回声反射。当尿液停留于肾盂内达到一定量时，肾窦的强回声区会出现液性暗区，这种现象通常被称为肾盂分离。由于超声对液体的显示特别敏感，所以只要尿量能将肾盂前后壁展开5 mm以上，即可清晰显示声像图。随着积液量的多少和超声扫描切面的变化，可显示出各种形态的声像图。

2. 肾囊肿（单发、多发）和多囊肾（见附录Ⅱ图2至图4）

肾囊肿多呈圆形或者类圆形，是肾脏最常见的含液病灶，可多可少，可发生于单侧肾脏，也可出现于双侧肾脏。单发的孤立性肾囊肿可大可小，囊壁薄而光整，内含液体。体积较小的肾囊肿往往位于肾实质内，大者可向表面突出压迫肾脏。临床上体积较大的囊肿多发生在肾脏的上极或下极。如果囊肿压迫肾脏影响肾脏功能，则往往需要在超声引导下进行穿刺抽液处理；如果囊肿位置较深，则需要手术切除。多发性肾囊肿是指在单侧或双侧肾脏内出现多个囊肿，数目不一，大小不同。一般情况下，多发性囊肿不需要特殊处

理,如果体积过大影响肾脏功能或者反复感染,则需要对症处理。部分肾脏恶性肿瘤也可以表现为肾囊肿的超声图像,但是往往囊壁不规则且囊壁周围有异常血流表现。

多囊肾为常染色体遗传性疾病,其超声表现多为肾脏内充满大小悬殊的囊状无回声区,难以计数的囊肿互相挤压、重叠,以至于失去囊肿光整的轮廓而仅表现为不规则的无回声区。囊肿有出血或感染时,往往显示一个或数个囊肿内有密集的细点状回声或囊腔内出现可移动的实性回声。部分囊肿薄壁钙化甚至形成结石。

3. 肾脏恶性肿瘤(见附录Ⅱ图5、图6)

肾脏恶性肿瘤的超声图像并没有特殊表现,需要结合临床症状(如无痛性血尿、腰部酸痛不适)和相关的实验室检查指标综合判断。必要时,手术病理学检查才是确诊肾脏恶性肿瘤的金标准。肾细胞癌的主要超声表现是单侧或者双侧占位性病变,表现为肾内实质性回声团块,呈类圆形,边界较清晰;可见低回声边缘或因压迫肾实质而形成的厚的假包膜回声,内部回声较复杂;回声类型与肿块大小和肿块的内部结构有关。

4. 肾结石(见附录Ⅱ图7至图9)

肾结石往往出现在双侧肾脏的肾盏或者肾盂部位,结石的形态不一,多为单个或者多个含钙的固体物质。肾结石是临床上的常见病,也是通过超声检查可以快速明确诊断的病变之一。但是肾结石的形成原因各不相同,因而形成结石的组成成分差异很大。但是多数结石并非单一成分,往往是多种成分的混合物。肾结石的超声表现往往是斑点状或者团块状的强回声,回声强度与结石的构成成分密切相关。

5. 急性肾损伤(见附录Ⅱ图10)

急性肾损伤往往表现为多种原因导致的急性少尿或者无尿,根据病变原因可分为肾前性、肾性和肾后性,可以通过超声检查对这三种类型的急性肾损伤进行鉴别诊断。肾前性急性肾损伤多见于血容量下降和肾脏血流灌注不足,超声多普勒显示肾血管床彩色信号明显减少和肾血流量下降;肾性急性肾损伤的超声表现往往是双肾明显增大,肾实质增厚和皮质回声增强,肾实质与肾窦的分界线模糊或者消失;肾后性急性肾损伤主要表现为双侧尿路梗阻引起的继发性肾脏病变,超声显示双侧肾窦扩张和肾盂积水。

6. 慢性肾脏病(见附录Ⅱ图11、图12)

慢性肾脏病特别是终末期肾脏病,由于肾脏病变长期未能好转,肾实质持续受损,病变时间较长,多为数月甚至数年,所以超声表现主要是肾实质回声增多、肾实质与肾窦分界不清晰;随着病情的发展,可出现肾脏缩小甚至萎缩的表现;血管超声也可出现肾脏血流灌注不良和血管阻力增高等表现。

7. 尿路梗阻(见附录Ⅱ图13)

尿路梗阻的典型超声表现是肾窦扩张分离和出现无回声区域。病变较轻时,这些表现仅仅出现在肾盂和肾盏部位;如果病变较重,可以累及肾小盏;病变较重且时间长时,可以出现肾脏皮质变薄和肾实质萎缩等表现。

8. 肾血管病变

8.1 肾动脉狭窄(见附录Ⅱ图14、图15)

肾动脉狭窄既可以由于先天性原因,也可以由于血管炎和血管粥样硬化等原因所导致。其超声表现主要是血管内径较正常血管明显狭窄和血流稀疏,病变严重时可以出现肾脏萎缩等表现。

8.2 肾静脉血栓

肾静脉血栓的超声图像多显示患侧肾体积均匀性增大、回声明显降低以及肾脏皮质和髓质分界不清；近端肾静脉扩张且其内隐约可见低回声团，甚至充满静脉腔；肾静脉完全阻塞后，肾静脉无血流信号。肾静脉血栓并不少见，但是常被临床忽视，因而获得及时诊断者较少。通过超声检查可以很敏感地发现肾静脉血栓，以便及时进行溶栓治疗，从而减轻肾脏损害。

9. 肾创伤或周围血肿（见附录Ⅱ图16）

肾脏创伤由于损伤程度和类型不同，所以其声像图有较大差异。肾实质挫伤的声像图改变轻微，肾轮廓正常或轻度增大；肾实质内可见局限性异常回声区，多数为强回声，也可呈低回声或无回声，边界不清、不规则且有时呈条带状。肾实质裂伤的声像图改变为肾实质内出现异常回声区，肾周也常出现与实质异常回声相连续的无回声区；少数为均匀低回声或强回声区，包绕肾实质，局限于肾包膜下和肾脂肪囊内。肾脏创伤性病变多可见肾周血肿，血肿的超声表现主要是肾脏周围的异常回声或者液性暗区。在肾脏创伤病变过程中，患者往往伴有血尿、腰酸和腰痛等症状。

第二部分

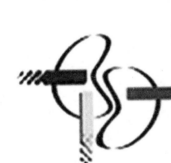

肾脏病的基础研究

第一章
动物实验的基础知识和常见问题

第一节 基础研究常用的方法和实验动物

基础研究的对象主要是实验动物以及取材于实验动物的细胞株。当然，在符合伦理学要求的条件下，也可以选取人类的组织、器官和细胞开展研究工作。如何在开展基础研究过程中正确地选择实验动物以及什么样的实验动物适合相应的研究工作是医学科学研究工作的一个重要环节。这个环节不仅决定了研究的工作方式、人员配备和经济支出，更重要的是直接关系到所进行的科学研究的质量和成败。下面主要谈谈选择实验动物的基本原则和要求。

一、选择与所研究的人类疾病特点最为合适的实验动物

基础研究的根本目的是分析人类疾病的发生和发展过程的相关特点及其机制，特别是在病变不同阶段机体的生理和病理生理学特点，寻找针对人类疾病最为有效的预防和治疗方法。因此，在选择实验动物时，原则上应选择与人类结构和功能相似的实验动物。实验动物的进化程度越高，则其功能、代谢、结构和生理特点就越接近于人类。猴、猩猩和猿等灵长类动物与人类的结构和功能特点最为接近，因而是最为理想的实验动物。但是由于其价格昂贵并需要特殊饲养，因此实际使用上采用这些动物进行基础研究的可能性相对较小。研究发现，许多哺乳类动物在某些生理功能、机体代谢和疾病表现特点等方面都与人类十分相近，如猪、狗和鼠类等往往被作为实验动物在基础研究中广泛使用。

二、选择遗传背景明确、模型性状显著且稳定的实验动物

所选择的实验动物符合研究的目的且需要保证实验数据的精确可靠、具有较好的重复性从而能得出正确的实验结论是基础研究的关键问题。尽量选用通过遗传学、微生物学和环境卫生学严格控制而培育的标准化实验动物开展基础研究工作，以减少由于不同遗传背景的实验动物杂交以及细菌、病毒和寄生虫等因素对实验结果的影响，从而获得真实、可靠的实验数据。根据实验目的的不同，目前通过遗传学方法培育出来的实验动物包括近交系动物、转基因动物、封闭群动物、杂交群动物和无菌动物等。

1. 近交系动物

近交系动物是指至少连续 20 代同胞兄妹交配培育而成的动物。近交系动物存在遗传的同源性、均质性和反应的一致性，具有实验结果的精确性以及可重复性等优点。

2. 转基因动物

通过实验的手段将新的遗传物质导入动物的胚胎细胞中并能够进行稳定遗传，由此过程所获得的实验动物被称为转基因动物。

3. 封闭群动物

封闭群动物是指以非近亲交配方式进行繁殖产生的一个实验动物种群，该种群在不从

外界引入新个体的条件下，至少连续繁育四代。封闭群动物具有较强的繁殖能力和生命活力，容易生产且成本低，广泛应用于医学实验相关的教学、预实验和一般性医学基础实验研究。

4. 杂交群动物

杂交群动物是指由不同品系或种群的动物之间杂交所产生的后代。杂交群动物的特点是生命力强，主要表现为适应性、抗病性和繁殖能力强；具有与近交系动物基本相似的遗传均质性。

5. 无菌动物

无菌动物来源于无菌屏障系统中经剖腹式取出的胎儿或者是由无菌卵孵化而来的，饲养繁殖在无菌隔离器中，实验动物使用的饲料和饮水经过消毒及定期检验，证明动物体内外均无微生物和寄生虫（包括绝大多数病毒）。相对于其他动物而言，无菌动物生长较慢，性成熟晚，但是其抗辐射能力较强。

第二节　肾脏病研究常用的实验技术方法、模型及造模方法

动物实验是基础医学研究不可缺少的内容。研究人员结合研究的目的选择实验动物并进行科学规范的实验工作，通过对实验动物的行为特点、机能表现、脏器功能以及组织器官的数据进行动态的记录和分析，希望能够获得新的知识，发现新的规律，从而寻找解决临床医学问题的手段和方法。动物实验的技术方法包括实验动物的选择、分组、标记、抓取、固定、麻醉、脱毛、给药、采血、采尿、急救和处死等多个方面，而实验动物模型的选择和造模方法则须与实验的目的相一致。动物实验方法按照其工作性质分为生理学方法、生物学方法、免疫学方法和药理学方法等多个内容；按照形态学特点分为整体水平、器官水平和细胞水平等多个层次。

一、实验动物的抓取与固定方法

抓取与固定是动物实验操作的一项基本技术。正确地抓取和固定动物可以不损害动物健康且不影响需要观察的实验数据，同时可以保护实验者的健康与安全，防止被动物咬伤或抓伤。抓取和固定动物过程中，应慢慢接近动物，既要小心、仔细，又要动作敏捷、准确。

1. 小鼠的抓取与固定方法

多数小鼠温顺，容易抓取。抓取时，用右手将小鼠尾部抓住并置于鼠笼或实验台上，在让其正常向前爬行的过程中，快速用左手拇指和食指抓住小鼠的两耳和颈部皮肤，左手无名指、小指和手掌心夹住背部皮肤和尾部，将鼠体置于左手手心。这种在手中固定的方式方便进行实验动物的灌胃以及皮下、肌肉和腹腔注射等操作。固定小鼠时，多采用固定架固定，或者制作简易的固定板进行解剖、手术、心脏采血和外科手术等操作。固定时，要注意避免出现小鼠组织挤压伤等问题。

2. 大鼠的抓取与固定方法

抓取大鼠的方法与小鼠相似。但大鼠的牙齿较为尖锐，操作不当容易使实验者受伤害，因此实验者须佩戴帆布手套进行抓取，以避免被咬伤。抓取大鼠的具体方法是：右手

轻轻抓住大鼠尾巴根部并提起将大鼠放在鼠笼或者平台上，左手顺势按住其躯干部并向头部滑行，用左手拇指和食指抓住两耳后头颈部的皮肤，其余手指抓住大鼠背部皮肤。这种在手中固定的方式便于进行实验动物的灌胃等操作。抓取大鼠时，应特别注意不能抓其尾尖（易滑脱），不能将它长时间悬于空中（易激怒大鼠，使它翻转咬人）。用于尾部采血和注射时，多采用专门的固定架或固定盒；进行解剖、心脏采血和外科手术时，多使用固定板固定。

3. 豚鼠的抓取与固定方法

豚鼠较为胆小易惊，不宜强烈刺激使其受惊伤人。抓取时，先用手掌迅速扣住鼠背，顺势抓住其肩胛上方皮肤，以拇指和食指环握其颈部，另一只手托住其臀部。抓取豚鼠时，必须稳、准和迅速。不要用力抓捏豚鼠的腰腹部，以免造成不必要的伤害。固定的方式有徒手固定和固定板固定。徒手固定方法：将左手食指和拇指放在豚鼠颈背部两侧，中指、无名指和小指放在肋部，分别用手指夹住左右前肢；用右手的拇指和食指夹住其右后肢，中指和无名指夹住其左后肢，使鼠体成一直线，以便于实验操作。固定板固定方法基本和大、小鼠相同。

4. 兔的抓取与固定方法

抓取时，用左手从兔的头部把两耳轻轻压于手掌内，然后将兔颈部的皮毛抓住提起，用右手托住其臀部或腹部，让其体重的大部分集中在右手上。这样就可以避免在抓取过程中使动物受伤或者兔子挣扎导致抓伤操作人员。家兔的固定方法：多用台式或者盒式固定器直接进行固定。

二、常用的动物模型制备方法

制备动物模型主要是指通过人工的方法复制与人类疾病相似的动物疾病模型，并通过研究动物疾病模型来探讨人类各种疾病的发生、发展规律和防治方法。

1. 化学原理方法

化学原理方法是指通过化学的原理制备实验模型的方式和方法。按照模型的特点不同，选择的方法不同。例如，通过高脂高糖食物饲养的方式可以构建肥胖大鼠或者糖尿病大鼠模型。又如，通常通过所需获得的动物模型特点来选择适合实验的抗原注射动物，使其产生过敏反应，然后制备相应的抗血清，研究其治疗效果。基于某些药物或者化学物质的特性，应用多种方式如吸入或者静脉注射等方式造成实验动物模型损伤，损伤情况符合所需要研究的疾病病理模型。

2. 物理原理方法

物理原理方法是指通过声、光、电和机械方式造成实验动物产生病变，这些病变的特点与人类疾病特点一致。例如，应用热水造成实验动物皮肤烧伤或者应用重物造成实验动物肢体损伤的实验方法。

3. 生物学方法

生物学方法主要是指利用生物学原理制备动物模型的方法。例如，用某种特定细菌或病毒感染动物造成某些特定疾病模型；应用化合物（如特定抗体）反复注射造成慢性肾小球肾炎的病理模型。

4. 外科手术方法

外科手术方法是指采取某种特定的手术获取实验动物模型的方法。

4.1 离体组织器官法

离体组织器官法是指将麻醉后的活体动物的组织器官取出并置于一定条件下进行离体组织器官观察的一种实验方法。例如,可以利用离体肠管观察药物对肠管蠕动、吸收、通透性和血流情况等的影响及其作用机制。动物组织和细胞的培养也常采用这种方法。离体实验的优点是:方法简单,实验条件易控制,适于分析性研究;缺点是:模拟的存活条件与体内脏器的功能活动有一定区别,研究数据只能作为整体研究的参考。

4.2 切除分离法

切除分离法是指在麻醉实验动物的情况下切除或者分离动物特定组织或器官后开展研究工作,研究对象是活体动物。例如,切除某一内分泌腺体后观察实验动物的症状和表现,从而推断该腺体的功能特点等。切除分离法的优点是:实验方法简便、快捷,实验条件容易控制,可以直接对研究的器官进行观察。缺点是:麻醉和手术创伤等可能会影响实验数据,在研究过程中和实验数据的分析时要注意排除这些可能的因素;另外,实验者的操作也会对实验数据产生影响。

4.3 瘘管法

瘘管法是指在麻醉情况下用无菌手术方法制备人造瘘管(如胃肠道瘘管和膀胱瘘管等)开展相应疾病功能特点研究的方法。此类研究方法的优点在于,被研究对象体内外环境已处于相对平衡的状态,条件比较稳定,所获得的实验数据接近于生理状况下。但这种研究往往需要在实验开始前进行制备,实验手术后需要进行术后护理,等动物恢复健康后才能进行实验,因此,开展此类研究需要花费较长的时间,工作量较大,因而受到一定程度的限制。

4.4 移植法

移植法是指在一定的条件下将实验动物的器官、组织或细胞进行相互移植的一种方法。例如,进行肾脏移植时将小鼠 A(供体)的肾脏通过手术的方式移植到小鼠 B(受体)体内,观察小鼠 B 的尿量、血液和免疫学指标的变化,从而了解移植的效果及移植对供体和受体的影响。

三、常用的动物模型监测方法

1. 生物电生理法

生物电生理法是指通过生物电生理记录仪观察实验动物在不同生理和病理条件下的变化的一种监测方法,如心脏电生理监测和脑电图监测等。

2. 生物化学法

生物化学法是指在生理条件下和特定动物模型(如肾脏移植后的实验动物)条件下进行组织器官和血清中各种相关项目(包括电解质、肾功能、激素和细胞因子等)的生物化学测定,从而动态地了解实验相关指标情况的一种监测方法。

3. 组织学观察法

组织学观察法是指借助光学显微镜、倒置显微镜、荧光显微镜或电子显微镜等仪器设备,采用肉眼观察和图文数据分析的方式了解各种疾病条件下实验动物的病理组织学改变,从组织学的角度探讨疾病的发生和发展机制的一种监测方法。

4. 免疫学方法

采用免疫荧光技术、酶标免疫技术、放射免疫测定技术和免疫电镜技术对实验动物的各种免疫变化及组织学变化进行研究的一种方法。

四、实验动物的标记方法

实验动物特别是大鼠和小鼠等常用的动物，需要进行标记，以避免实验过程中不同个体混淆引起实验数据的记录错误。实验动物的标记方法比较多，标记应遵循简便、清晰、耐久和适用的原则。

1. 涂染法

涂染法是实验室最常使用的动物标记方法之一，主要是指在实验动物的体表明显部位（如被毛、四肢等处）进行标记，可以同时用不同颜色的染料进行组间的区分。临床上常用的两种涂染液是3%～5%的苦味酸溶液（黄色）和2%的硝酸银溶液（棕黄色）。

标记时一般用毛笔或棉签蘸取涂染液，涂在动物体表不同部位进行区别。编号的原则是：先左后右，从头到尾。

2. 标签标记法

标签标记法是指使用特制的标签或者特殊方式在不损伤动物的前提下进行标记的方法。该法比涂染法复杂，但是使用时间长，标记不易脱落，不影响数据的采集和混淆实验动物。

2.1 耳标法

耳标法是指将耳标签固定于实验动物的耳朵上进行标记的方法。耳标签通常为塑料制品。根据实验动物选择大小合适的耳标签进行标记。

2.2 项圈法

项圈法是指将标有号码的金属薄片固定于实验动物项圈上的标记方法。金属牌通常是用铝合金制成的，长期使用不会生锈。

3. 烙印法

烙印法是指在动物无体毛部位或明显部位（耳、面鼻部和四肢）烙上号码，然后用棉签蘸取溶于乙醇的黑墨在号码上涂抹的方法。采用该法时，应注意烙号部位的清洁消毒和预防感染。

4. 打耳孔法

打耳孔法是指用动物编号的耳孔机直接在动物耳上打孔或打成缺口进行标记的方法。根据打孔的位置和打孔的数量进行标记。

5. 剪趾法

剪趾法是指根据剪断啮齿动物前后脚趾的部位和数量进行标记的方法。该法多用于出生两周以内的仔鼠的标记。

6. 剪尾法

剪尾法主要用于大鼠和小鼠的分组。此方法简单易行，无须特殊工具。但此法多用于两组实验动物之间的区分，无法给每只动物进行编号标记，且在需要尾尖部采血的实验中不能使用这种方法，限制了其使用范围。

7. 挂牌法

挂牌法是指将编号的金属牌或者塑料牌固定于动物耳部进行标记的方法。该法多用于大型动物的分组和编号。

8. 电子芯片法

电子芯片法是比较先进的标记方法，通常是指将电子芯片的编号直接植入动物皮下的一种标记方法。通过电子芯片还可以观察动物活动的轨迹、体温和生活习性等。

第三节　实验动物的选择和实验设计方法

一、实验动物的选择原则

正确选择实验动物是顺利开展实验研究工作的基础。一般而言，选择实验动物需要遵循以下几个原则：

1. 选择生理功能、代谢特点、解剖结构和疾病性质与人类相似的动物

一般而言，实验动物的进化程度越高，其功能和结构等特点越接近于人类。在实际的实验工作中，主要将实验目的与实际应用相符合作为选择实验动物的指导思想。

2. 选用生理、解剖和病变特点符合实验目的的实验动物

选择解剖结构和生理特点与实验目的相一致的实验动物是保证实验成功的重要因素。有些动物的某些生理特点和解剖结构可以给实验带来一定的便利条件。

3. 根据不同实验动物之间不同品种和品系特点选择实验动物

不同种系的实验动物对同一外界因素的刺激反应具有一定的相似性，部分种系也可能出现特殊反应。因此，我们要选择对实验因素较为敏感的实验动物进行检测，以提高研究的可比性。

4. 结合研究的要求选择结构和功能相对简单的实验动物，以保障实验数据的可靠性和稳定性

进行动物实验时，并非进化程度越高的动物越好，某些疾病或者病变模型会在人类和其他灵长类动物之间存在明显差异。我们应该选择在同样干预条件下结构简单且与人类疾病表现最相似的动物模型。

5. 实验动物选择的标准化和规范化

在选择实验动物时，要选择遗传背景清晰的标准化实验动物，这样才能保证实验结果可靠、有规律和可重复。

此外，标准化的实验动物个体之间差异小，可以明显提高实验的可靠性并减少样本自身的差异。

总之，通过严格遵循上述原则来选择实验动物是提高实验数据可靠性的重要环节。

二、动物实验的设计

进行动物实验设计前，首先要对相关问题，如实验研究人员的配备、实验设施的配置、实验流程的论证，以及实验药物、手术器械、实验标本、实验结果的检测与数据分析等做充分的设计。

一般而言，研究人员在进行相关研究步骤前，要充分考虑每个步骤可能出现的问题和需要解决的问题，以保证研究工作的顺利开展。

1. 第一阶段

基于临床和查阅文献并结合临床工作需求提出科学问题，了解国内外相关研究的动态

并确定研究的方向和目标。依据提出的研究方向和目标制订初步的科学假设和研究设计，邀请相关领域的专家学者进行研究方向和研究内容的科学论证，从而确定最终研究方案。

2. 第二阶段

根据制订的研究方案，选择最适合的实验动物模型。实验动物模型的确立需要充分考虑动物的种属、类型、来源以及经费等因素。

3. 第三阶段

根据所确立的实验动物模型制订实验计划书。一般先进行少量动物的预实验研究，根据预实验过程中所遇到的问题和预实验结果进一步完善和调整实验流程，准备就绪后开展最终的实验研究。研究中的主要环节包括对照组的确立和实验分组，以及实验数据的记录、保存、整理和统计工作，最终完成实验并经过科学的统计分析得出可靠的实验结果。

4. 第四阶段

实验设计方法的选用对实验结论起核心作用。最为常用的实验设计方法包括以下几种：

4.1 单组比较设计

单组比较设计是指在同一个体上观察实验处理前后某观测指标的变化。此法的优点是能消除个体间的生物差异，但不宜用在同一个体上多次进行实验。

4.2 完全随机设计

完全随机设计是指将每个实验对象随机分配在各个实验组，并从各组实验结果的比较中得出结论。通常用随机数字表法进行完全随机化分组。此法的优点是设计和统计的处理都较简单，但在例数较少时往往不能保证组间的一致性。

4.3 正交设计

正交设计是研究多因素实验的一种设计方法。其特点是利用一套规范化的表格（正交表）来安排实验，适用于多因素、多水平、实验误差大、周期长的一类实验。在实验设计过程中，只要根据实验条件直接套用正交表即可。

第四节　实验动物的给药途径和方法

动物实验研究过程中需要根据研究目的的不同而使用不同制剂的药物、血清和生物制剂等对实验动物进行干预。根据药物或者生物制剂形式的不同，实验研究的给药途径多种多样，包括注射给药、消化道给药和其他途径给药。其中注射给药又分为静脉注射、腹腔注射、肌肉注射和皮下注射等方式；消化道给药分为灌胃给药和拌入饮料或饮水给药等方式；其他途径给药包括经呼吸道、关节腔内给药等方式。

一、注射给药

1. 皮下注射

皮下注射的部位根据实验动物的不同而不同。一般大鼠和小鼠多选择背部，豚鼠多选择背部和肩部，兔子多选择背部和耳部，猫和狗多选择大腿外侧。操作时，一般先用乙醇棉球消毒注射部位的皮肤，再将皮肤提起，使针头与皮肤成一定角度刺入皮下。注射完毕，缓慢拔出注射针，指压针刺部位，以防止药液外漏。

2. 皮内注射

进行皮内注射前需要将注射部位的毛发除去，以便观察皮肤血管的通透性和皮内反应。先消毒注射部位的皮肤，然后按住皮肤使其绷紧，用细针头紧贴皮肤刺入皮内，轻轻挑起后再稍稍刺入并注射。大鼠、小鼠及兔子皮内注射时通常选择背部脊柱两侧的皮肤。

3. 肌肉注射

肌肉注射时一般应选肌肉发达、无大血管通过的部位。注射器的针尖在垂直方向迅速刺入肌肉，回抽针栓如无回血，即可进行注射。大、小白鼠由于肌肉较少，一般不做肌肉注射。如果实验中必须做肌肉注射，则抓住鼠的两耳和头部皮肤并提起，操作者用手抓住鼠的一侧后肢，选择大腿内侧或外侧进行肌肉注射。给家兔做肌肉注射时，一般选用臀部肌肉。给犬做肌肉注射时，一般选用臀部或大腿部的肌肉。注射时，先剪去注射部位的被覆毛，注射完毕用手轻轻按摩注射部位，以促进药物的吸收。

4. 腹腔注射

腹腔注射时要注意避免损伤腹腔的脏器和血管等。给小鼠做腹腔注射时，多以左手拇指和食指紧紧抓住实验小鼠颈部背侧松弛的皮肤，手掌紧握背部，使腹部皮肤伸展并用小指压住尾根做好固定。一般选择距离下腹部腹中线稍左（或右）1 mm 的位置进行注射。为了避免伤及实验动物内脏，可使动物处于头低位，尾部抬高，使内脏移向上腹。给家兔做腹腔注射时，由助手固定好家兔并使其腹部朝上，取头低腹高位。注射前最好回抽针头，确定未刺到脏器或血管后再注射药液。

5. 静脉注射

选择好注射部位后先用乙醇擦拭注射部位，使血管扩张，不同动物静脉注射的选择差异较大。对大鼠和小鼠一般采用尾静脉注射法，对家兔一般采用耳缘静脉注射法，对犬常选择前肢内侧头静脉或后肢外侧小隐静脉进行注射。

二、消化道给药

消化道给药多用灌胃法。此法剂量准确，适用于小鼠、大鼠和家兔等多种动物。

1. 灌胃给药

1.1 小鼠、大鼠和豚鼠灌胃

左手徒手固定实验动物，使其处于垂直体位，右手持灌胃器，从动物口角插入口腔内，然后用灌胃针压其舌部，使灌胃针沿上腭壁轻轻进入食管。灌胃时应抓牢动物，使其头部和颈部成一直线，一定要沿着口角进针，再顺着食管方向插入胃内。针插入时应无阻力，若感到阻力或动物挣扎，应立即停止进针或将针拔出，决不可在进针不顺时强行向里插，以免损伤或穿破食管，或者误入气管等造成动物死亡。注意灌胃量要低于其最大灌胃量，以免造成动物损伤。通常小鼠的最大灌胃量为 1 mL，大鼠和豚鼠的最大灌胃量为 5 mL。

1.2 家兔灌胃

给家兔灌胃一般需要两人一起合作。助手取坐位，将家兔的躯体夹于两腿之间，左手紧抓住双耳固定其头部，右手抓住两前肢固定。操作者将开口器横放在家兔上、下颌之间并固定于舌上方，然后将灌胃管经开口器中央孔沿上腭壁慢慢插入食管。家兔一次最大灌胃量约为 150 mL。

2. 拌入饲料或饮水给药

将药物拌入动物的日常饮水或者饲料中让实验动物自由摄取，这种给药方式的优点是可以减少灌胃对实验动物的干扰或伤害，缺点是不能准确计算每只动物的服用剂量。用高脂高糖饮食制备高脂血症动物模型时常采用这种方法。

三、其他途径给药

1. 呼吸道给药

可以将呈粉尘、气体、蒸气或雾状的药物通过动物呼吸道给药。

2. 关节腔内给药

关节腔内给药常用于关节炎动物模型的制备。给药时，用手从下方和两旁将动物关节固定，使皮肤稍移向一侧，在髌韧带附着点处的上方进针。针头从前上方向下后方倾斜刺进，直至针头阻力变小，然后让针头稍后退，以垂直方向推入关节腔中。针头进入关节腔时如果有突破感，就表示针头已进入膝关节腔，回抽确定未刺入血管即可将药液注入关节腔。

第五节 实验动物的麻醉

动物实验（特别是涉及手术操作或者局部创伤性的动物实验）中，为了减轻动物的痛苦和保持实验动物安静以便于操作，常对动物实施必要的麻醉，使动物全身或局部暂时痛觉消失或痛觉迟钝，以利于实验的进行。

一、常用的麻醉剂

动物实验中常用的全身麻醉剂分为挥发性麻醉剂和非挥发性麻醉剂两类。

1. 挥发性麻醉剂

常用的挥发性麻醉剂有乙醚、异氟烷和氯仿等。吸入麻醉的优点是易于控制麻醉深度。它也存在明显的缺点，例如：乙醚无色、透明，是挥发性很强的液体，且容易爆炸；异氟烷麻醉需要专门的麻醉设备。

2. 非挥发性麻醉剂

非挥发性麻醉剂包括苯巴比妥钠、戊巴比妥钠和硫喷妥钠等巴比妥类衍生物，以及氯胺酮和水合氯醛。这类麻醉剂的优点是使用方便，一次给药可维持较长的麻醉时间，麻醉过程平稳，动物无明显挣扎现象；缺点是动物苏醒较慢。

巴比妥类药物是由巴比妥酸衍生物的钠盐组成的，是有效的镇静及催眠药，根据其作用时限可分为长、中、短、超短四大类。应用催眠剂量对呼吸的抑制影响小，但应用过量可导致呼吸肌麻痹甚至死亡，同时也抑制末梢循环和降低血压，并影响基础代谢导致体温下降。

① 巴比妥钠：为最常用的一种动物麻醉剂，呈粉状，安全范围大，毒性小，麻醉潜伏期短，维持时间长。既可腹腔注射，又可静脉注射，一般用生理盐水配制。麻醉中型动物时，多选择静脉给药途径，也可腹腔给药；对小型动物多选择腹腔给药。动物的健康状况、体质、年龄和性别也会影响给药剂量和麻醉效果，应视具体情况对麻醉剂量进行调整。一般给药应先给予总量的 2/3，然后仔细观察动物的行为，若已达到所需的麻醉深度，则不一定全部给完所有药量。

② 氯胺酮：为白色结晶粉末，溶于水，主要通过阻断大脑联络路径和丘脑反射到大

脑皮质各部分的路径而起麻醉作用。被注射该麻醉剂后，动物很快进入浅睡眠状态，但一般不会引起中枢神经系统深度抑制，麻醉的安全性相对高，属于一种镇痛麻醉剂。

③ 水合氯醛：是一种安全、有效的镇静催眠药，其作用特点与巴比妥类药物相似，能起全身麻醉的作用。但其麻醉量与中毒量很接近，所以安全范围小，使用时要注意。其副作用是对皮肤和黏膜有较强的刺激作用。

3. 局部麻醉剂

3.1 普鲁卡因

普鲁卡因是无刺激性的局部麻醉剂，毒性小，麻醉速度快，注射后 1~3 分钟即产生作用。用药剂量应根据手术范围和麻醉深度而定。常用 1%~2% 的盐酸普鲁卡因溶液阻断神经纤维传导。麻醉作用一般可以维持 45 分钟左右。

3.2 利多卡因

利多卡因常用于表面、浸润和传导麻醉等。利多卡因的效力和穿透力比普鲁卡因的强 2 倍，作用时间也较长。使用浓度一般为 1%~2%。

3.3 丁卡因

丁卡因的化学结构与普鲁卡因的相似，它能穿透黏膜，局部麻醉作用迅速，1~3 分钟内发生作用，作用持续 60~90 分钟。其局部麻醉作用比普鲁卡因的局部麻醉作用强 10 倍，吸收后的毒性作用也相应增强。

二、常用的麻醉类型和方法

1. 吸入麻醉

吸入麻醉是指使用挥发性麻醉剂或气体麻醉剂，由动物吸入机体后产生麻醉效果。常用的吸入麻醉药物有乙醚、安氟醚和氟烷等。乙醚麻醉的优点多，例如麻醉深度易于掌握，比较安全，而且麻醉后恢复比较快，所以在实验研究过程中常被选用。乙醚燃点很低，遇火极易燃烧，所以在使用时一定要远离火源，以避免发生意外，引起火灾。同时实验者要注意防护，避免实验操作时误吸而导致损伤。用乙醚麻醉后较短时间内可恢复，如果要维持长时间的麻醉，可准备一个装有乙醚脱脂棉球的麻醉瓶，在动物麻醉变浅时将辅助麻醉瓶套在动物口鼻上，以便补吸。麻醉瓶可选用密封、透明的玻璃容器。在麻醉前放入的乙醚棉球辅助麻醉瓶可以自制，多用离心管、试管和小烧杯等器皿；放入乙醚棉球的辅助麻醉瓶的大小需要根据动物的大小而定。用犬和猪等大动物做长时间实验时，可用麻醉机在气管插管下吸入安氟醚或乙醚进行麻醉。

2. 注射麻醉

注射麻醉既简单方便，又能很快使动物进入麻醉期，且无明显兴奋期，是实验室最常采用的麻醉方法之一。非吸入麻醉常采用注射方法，如静脉注射、肌肉注射和腹腔注射等。较大的动物多采用静脉注射或肌肉注射的方法进行麻醉，较小的动物多采用腹腔注射的方法进行麻醉。

3. 局部麻醉

局部麻醉是指将麻醉剂注射于皮肤、肌肉或手术区深部（一般根据实验要求按皮下、筋膜、肌肉、腹膜或骨膜的顺序逐层注入），通过麻醉神经末梢、阻断局部神经的传导来镇痛。

三、麻醉注意事项

1. 麻醉前

动物宜禁食 10~12 小时。勿使用导泻药物。大型动物实验前应灌肠。麻醉剂的质量和剂量要满足实验要求，麻醉固定器具完好并备齐急救器材和药品。准确计算麻醉剂用量。配制的麻醉剂浓度要适中，不可过高或者过低。

2. 麻醉时

要注意同时观察实验动物的肌肉紧张性、角膜反射和对皮肤疼痛刺激的反应。当活动明显减弱或消失时，应立即停止注射。

3. 麻醉后

注意动物保温，保持动物气道的通畅。

第六节　实验动物血液和尿液的采集

实验研究中，经常需要采集实验动物的血液和尿液等标本进行常规检查或某些生物化学分析，故必须掌握血液和尿液等相关标本的正确采集、分离和保存操作技术。

一、常用实验动物的采血方法

按采血部位不同分为尾部采血、耳部采血、眼部采血、心脏采血和大血管采血等。采血方法的选择主要取决于实验所需血量以及动物种类。凡用血量较少的检验，如红细胞、白细胞和血红蛋白测定，血液涂片以及酶活性微量分析等均可通过刺破组织取毛细血管的血。当需要的血量较多时，则可采用静脉采血的方法。反复多次静脉采血时，应从远离心脏端开始，以免发生栓塞而影响整条静脉血管。根据采血的用途和检测的内容选择不同的采血管，一般分为非抗凝管、肝素抗凝管和乙二胺四乙酸（EDTA）抗凝管。

1. 小鼠和大鼠

1.1　尾部采血法

当所需血量很少时，多采用本法。固定动物后露出鼠尾，将尾部毛发剪去后消毒，浸在 45 ℃~50 ℃ 的温水中数分钟，也可用乙醇或二甲苯反复擦拭，使尾部血管充盈。再将鼠尾擦干，用锐器（刀或剪刀）割去尾尖，让血液自尾尖滴入试管或用血红蛋白吸管吸取，采血结束后将伤口消毒并压迫止血。也可在尾部用刀尖划一个横切口，割破尾部血管采血。

1.2　鼠尾刺血法

用血量不多时，可采用本法。先将动物固定，鼠尾用温水擦拭后再用乙醇消毒，使鼠尾充血。将注射针刺入鼠尾静脉，拔出针头时即有血液滴出。如果长期反复取血，应先从鼠尾末端开始，再逐渐向近心端穿刺。采血完成后用局部压迫、烧烙等方法进行止血。

1.3　眼眶静脉丛采血

多次反复采血时，多用此法。先将动物浅麻醉，置于取血侧眼睛向上的侧卧位。采血者左手拇指、食指从背部较紧地握住小鼠或大鼠的颈部（大鼠采血时须戴上手套），防止动物窒息。取血时用左手拇指及食指轻轻压迫动物的颈部两侧，使眼眶后静脉丛充血；右手持硬质玻璃滴管，在泪腺区域内由眼内角在眼眶和眼球之间向喉部方向刺入。若穿刺适当，血液由于血压的关系会自然流入毛细管中。

1.4 眶动脉和眶静脉采血

常用摘除眼球法取血，多用于小鼠。所采血液为眶动脉和眶静脉的混合血。本法一般采血量较大，是一种较好的取血方法。但该方法易导致动物死亡，只能一次采血。

1.5 颈静脉采血

麻醉动物后取仰卧位固定动物，切开动物颈部皮肤，分离皮下结缔组织，使颈静脉充分暴露，将注射器针头沿血管平行方向刺入颈静脉，抽取血液。

1.6 腹主动脉采血

将动物深麻醉后取仰卧位固定在手术架上，沿腹正中线皮肤打开腹腔。开腹时要尽可能减少出血。打开腹腔后，将肠管向左或向右推向一侧，然后用手指轻轻分开脊柱前的脂肪，清楚暴露腹主动脉。先结扎腹主动脉的远心端，再用止血钳阻断腹主动脉近心端，然后在其间平行刺入，立即用注射器吸出血液。

2. 豚鼠

2.1 耳缘剪口采血

将耳部消毒后，用锐器割破耳缘并涂抹柠檬酸钠溶液，使血液可以自动流出。

2.2 心脏采血

取血前应探明心脏搏动最强的部位，通常在胸骨左缘的正中。左侧胸部心脏部位去毛消毒。在心跳最明显处穿刺进针，一般选择从第4～6肋间胸骨左缘3mm处将注射针垂直刺入心脏。当针头正确刺入心脏时，血液随即进入针管。采血时应注意动作迅速，缩短注射针在心脏内的时间和防止血液凝固。

2.3 股动脉采血

将动物麻醉后取仰卧位固定在手术台上，剪去腹股沟区的被毛并在局部用碘酒消毒。做2～3cm长的皮肤切口，暴露并分离股动脉，用镊子提起股动脉后远端结扎，然后用注射器刺入，抽取血液。

3. 家兔

3.1 耳静脉采血

耳静脉采血是家兔最常用的取血法，可多次反复取血，采血方式与耳缘静脉注射给药相同。操作时应注意保护耳缘静脉，防止发生栓塞。

3.2 耳中央动脉采血

兔耳中央有一条较粗且颜色较鲜红的中央动脉。将兔置于固定盒内并用左手固定兔耳，在中央动脉的末端沿动脉平行向心脏方向刺入动脉。

3.3 心脏取血

家兔心脏取血较常用，方法易掌握。具体方法是：将家兔仰卧固定，左侧胸部心脏部位去毛，消毒。在心跳最明显处穿刺进针，一般选择从第3～4肋间胸骨左缘3mm处将注射针垂直刺入心脏。当针头刺入心脏时，血液随即进入针管。

3.4 股静脉取血

将兔麻醉后取仰卧位固定，剪去腹股沟区的被毛并用碘酒局部消毒。然后切开皮肤，暴露并分离股静脉，将注射器平行于血管从静脉下端向心脏方向刺入，缓缓抽动针栓即可取血。

3.5 颈动（静）脉取血

当需要大量采血时，可使用颈动（静）脉采血。以颈正中线为中心，去毛，消毒。从距头颈交界处 5～6 cm 的部位用剪刀剪开皮肤，将颈部肌肉用镊子推向两侧并暴露气管，平行于气管的白色迷走神经和其外侧的红色颈动脉、深褐色颈静脉，分离一段颈动脉或颈静脉，结扎远心端，注射器近心端向头侧端顺血管平行方向刺入取血。

二、血液标本的保存及血清与血浆的制备

1. 血液标本的保存

血液标本应避光保存，容器以玻璃、聚氯乙烯和聚四氟乙烯制品为宜。血液标本必须避免重复冻结、溶解，否则会使血液成分改变。血清一般可以在 4 ℃～6 ℃冰箱内保存数天，多数成分相对比较稳定。全血切勿冰冻，否则会发生溶血而影响测定结果。

2. 血清和血浆的制备

2.1 血清的分离与制备

实验动物取血后要尽快分离血清，以预防发生溶血。将装有血液的瓶子放在室温条件下使其充分凝固，然后置 4 ℃冰箱内过夜。根据检测内容的不同选择不同的离心机，特殊生物标志物需要使用低温离心机离心，以免温度变化而影响检测结果。常规以 1 500 r/min 离心 30 分钟后吸取上清液，将血清贮存于 -20 ℃或 -70 ℃冰箱中备用。

2.2 血浆的制备

采血时使用肝素或枸橼酸钠抗凝，充分混合后以 3 500 r/min 离心 10 分钟，其上层液即为血浆。

3. 采血时间及注意事项

如果需要检测血糖、血脂、游离脂肪酸、肝功能及肾功能等生化指标，应在禁食（不禁水）8～12 小时后采血。对某些与实验动物生理性波动直接相关的检测指标，如肾上腺素和血清胆红素等，如果需要重复检测，应在同一时间采血。

三、常用实验动物的尿液采集方法

1. 代谢笼法

采集尿液前，将动物放在特制的笼内饲养，动物排便可通过笼子底部的大小便分离漏斗将尿液与粪便分开，达到采集尿液的目的。

2. 输尿管法

输尿管法是指通过在动物输尿管内插一根塑料套管来收集尿液的方法。该法适用于兔、猫和犬等大型动物的尿液采集。

第七节　实验动物用药量的确定及计算方法

实验研究开始之前就要确定给药量。给药量的计算涉及实验设计过程中药物的准备，尽量准备同一生产厂商同一批次的药物，以保证药品的质量对实验没有影响。因此，首先要确定实验中需要使用的动物数量、实验时间以及实验动物每日给药量。一般而言，由于实验过程中药品有一些损耗以及动物体重的变化（特别是一个月以上的实验）导致每只动物的药品用量会随着时间的改变而增减，因此药品准备的总量应该是初步计算剂量的 1.2～

1.5倍比较合适。其中，动物的数量和实验时间在实验设计时已经确定。本节主要探讨动物的每日给药剂量。动物的数量、实验给药时间和实验动物每日给药量三者的乘积就是需要准备的药品剂量（药品的需要量＝实验动物数量×实验时间×实验动物体重×实验动物每千克体重用药量）。当然，在实际使用时还要根据实验分组情况、动物体重、动物每日最大给药剂量和药品的溶解度来确定给药方法。

一、实验药物剂量的计算

对于有一定毒性的药物剂量的计算需要注意：如果药品的使用剂量太小，其作用可能不明显；剂量太大则有可能导致动物中毒甚至死亡。常规情况多按下述方法确定。

1. 化学药物的剂量计算

一般参考化学结构相似（特别是化学结构和作用相似）的已知药物的药物剂量。先用小鼠粗略地摸索中毒剂量或致死剂量，然后用小于中毒量的剂量或取致死量的1/10开始做预实验。

2. 植物药粗制剂的剂量计算

一般按照生药的剂量折算。

3. 不同给药途径的剂量计算

一般而言，口服量为1时，灌肠量应为1～2，皮下注射量为0.2～0.5，肌肉注射量为0.2～0.3，静脉注射量为0.25。

二、人与各类动物间药物剂量的换算方法

人与动物对同一药物的耐受性相差很大。一般说来，动物的耐受性要比人类的大，也就是单位体重动物的用药量比人类的要大。人的各种药物用量在相应的药品使用说明或者国家药典中均可以查到。但是动物用药量相关的使用依据较少，一般按照人与动物的体表面积计算法来换算（表2-1-1）。

表2-1-1 不同种属动物和人类有效剂量的变异

动物	体重（kg）	体表面积（m^2）	日剂量	
			mg/kg	mg/m^2
小鼠	0.018	0.007 5	40	85
大鼠	0.25	0.045	20	111
狗	10	0.48	6	125
婴儿	8	0.4	3	63
儿童	20	0.8	3	63
成人	70	1.85	3	108

动物体表面积的计算方法是根据体重推算体表面积，一般认为Meeh-Rubner公式较为合适：$A = k \times W^{2/3}/10\,000$。上式中，$A$为体表面积（m^2）；$W$为体重（g）；$k$为常数，$k$值大小随动物种类而不同：小鼠和大鼠9.1，豚鼠9.8，兔10.1，猫9.9，狗11.2，猴11.8，人10.6。

第八节　实验动物的急救措施和处死方法

实验过程中因麻醉过量、大失血、过强的创伤和窒息等各种原因而出现动物血压急剧下降甚至测不到、呼吸极慢而不规则甚至呼吸停止、角膜反射消失等临床死亡症状时，应立即进行急救。急救方法可根据动物情况而定，常用的实验动物急救措施及处死方法如下。

一、常用的急救措施

1. 注射强心剂

直接静脉注射0.1%的肾上腺素1 mL，必要时直接进行心脏内注射。肾上腺素具有增强心肌收缩力、使心肌收缩幅度增大、加速房室传导速度、扩张冠状动脉、增强心肌供血和供氧、改善心肌代谢、刺激高位及低位心脏起搏点等作用。当给动物注射肾上腺素后，如心脏已开始搏动但极为无力时，可从静脉或心腔内注射1%的氯化钙。因为钙离子可兴奋心肌，使心肌收缩加强和血压上升。

2. 注射呼吸中枢兴奋药

直接静脉注射山梗菜碱或尼可刹米。尼可刹米可直接兴奋延髓呼吸中枢，使呼吸加快、加深，并对血管运动中枢的兴奋作用较弱，在动物呼吸抑制情况下作用更明显。山梗菜碱可刺激颈动脉体的化学感受器，反射性地兴奋呼吸中枢，同时对呼吸中枢还有轻微的直接兴奋作用，且比其他药物的作用迅速而显著。直接注射呼吸中枢兴奋药后，呼吸可迅速加深、加快，血压亦同时升高。

3. 快速输液

在失血性休克等实验中可采用该急救方法。可在动物股动脉插入一个软塑料套管，连接加压输液装置，加压快速从动脉输注葡萄糖和低分子右旋糖酐等。

二、常用的处死方法

1. 大鼠和小鼠

1.1　脱颈椎处死法

将实验动物的颈椎脱臼，断离脊髓，可处死实验动物。具体方法是：用左手拇指与食指用力向下按住鼠头并固定，右手抓住鼠尾根部用力向后拉，脊髓断离后，鼠立即死亡。

1.2　急性大失血法

采用眼眶或股动、静脉急性大量失血方法可使实验动物立即死亡。最好先麻醉动物，然后采用此方法，以减轻动物的痛苦。

2. 犬、猫、兔和豚鼠

2.1　急性大失血法

可采用股动、静脉急性大量失血方法促使其立即死亡。最好在麻醉动物后进行，以减轻动物的痛苦。

2.2　二氧化碳吸入处死法

吸入高浓度的二氧化碳可以很快导致实验动物麻醉，长时间吸入可以导致动物因中毒而死亡。

第九节　影响动物实验结果的因素

动物实验过程中要想获得准确、可靠的实验数据，就需要了解可能影响动物实验结果的各种因素，在制订实验计划和实际操作过程中尽量排除影响因素。实验过程包括实验流程、人员配备、仪器设备配置、药品来源、数据记录与统计分析等均会影响实验结果的可靠性。本节主要讨论与实验动物相关的因素。

一、动物来源

动物实验中，不同种属的动物在解剖、生理等方面均会有一定的差异。不同种属动物对同一致病因素的反应不同，对一种动物是致命的病原体可能对另一种动物是完全无害的。不同种属动物对药物的反应性也不同。此外，不同种属动物的基础代谢差异明显，对于药物等的反应也存在明显差异。因此，必须掌握不同动物对各种因素的种属差异。

二、品系

由于基因编码和人工改造等原因，即使是同一种属的动物，也会有多个品系，动物的基因表型不同会导致不同品系间对相同的病原体或者药物的反应不同。有些品系的动物存在对某种疾病的易感性。因此，必须熟悉和了解不同品系动物的特点，结合实验要求选择最为合适的实验动物，以便顺利开展研究工作。

三、性别、年龄和体重

性别、年龄和体重会影响动物本身的解剖生理特征和反应性。幼年动物更加敏感，老年动物代谢功能低下，反应不灵敏。同种类的动物不同性别对同一药物的敏感性差异较大，对各种刺激的反应也不一致。特别是雌性动物，在性周期不同阶段以及怀孕、授乳时期，机体反应性有较大的改变。一般而言，实验动物的年龄与体重成正比，正常饲养条件下可以根据体重来推算大鼠和小鼠的年龄。结合实验需要，选择适合实验的不同年龄阶段的动物是顺利完成实验工作的重要因素。

四、动物饲养环境和营养因素

需要将实验动物的饲养环境温度和湿度控制在适合动物生活的可控条件之下。饲养环境的空气流速及清洁度符合要求，要有专门的空气消毒和通风设施保证空气新鲜，注意通风换气。动物饲料必须是符合国家标准的全价营养颗粒饲料，可满足动物的正常生理需要。饲料的选择、加工方式、灭菌方法等都与动物质量有关。

五、音响与光照

噪声会刺激动物引起动物紧张，造成应激反应。光照与动物的性周期有密切关系。因此，在动物饲养过程中要注意控制音量和光照。

六、饲料和饲养密度

动物饲料要符合实验动物的特点和营养要求，动物饲养密度应符合卫生标准，动物有一定的活动空间，不能过分拥挤，否则会影响动物健康，从而影响实验结果。

第二章
肾脏病研究常用的实验方法

研究发现，全球范围内出现急慢性肾脏病和终末期肾病的发病率和患病率均日益增加。开展动物实验研究是发现科学问题、解决肾脏病领域疑难问题从而更好地为肾脏病临床服务的必由之路。相关的实验技术和方法是深入开展研究工作的基本手段。本章主要介绍肾脏病研究中常用的相关实验技术和方法。

第一节 肾脏病研究基本实验技术

一、实验室检查

1. 尿液检查

1.1 一般性状检查

正常实验动物的尿液呈淡黄色，不同实验动物尿液的一般性状指标正常值不同。尿液相对密度一般在 1.05～1.08 之间波动，正常生理情况下多与饮水量相关。尿液的 pH 一般可用试纸比色的方法进行确定，目前多使用自动化检测设备一次性检测多个尿液相关指标。尿液 pH 与饮食结构有关，一般波动在 5.5～9.0 之间。正常尿液具有氨味，通常是细菌将尿素分解后产生的氨散发出来的气味。

1.2 尿蛋白

正常动物的尿液中含有少量蛋白，如果实验动物尿液中的蛋白质含量超过正常值，则称为蛋白尿。尿蛋白既可以使用试纸进行定性检测，也可以使用专用实验试剂盒进行定量检测。各种实验动物尿蛋白的正常值不同，例如小鼠的尿蛋白正常值一般为 1.1～3.0 mg/(d·kg)。

1.3 特种蛋白

在进行肾脏病相关动物实验时，依据不同的目的可进行相应的特种蛋白定量检测。目前比较常用的是 N-乙酰-B-D-氨基葡萄糖甘酶（NAG）、TH 蛋白（THP）、β_2-微球蛋白（β_2-MG）和视黄醇结合蛋白（RBP）等蛋白的检测，根据检测结果可以了解肾小球和肾小管的功能和损伤程度。常用的检测方法是酶联免疫法和放射免疫法等。近年来，随着对急性肾损伤（AKI）认识的逐渐深入，早期诊断和治疗 AKI 往往需要对尿液中某些特殊的细胞因子和蛋白的表达进行分析，如中性粒细胞明胶酶相关脂质运载蛋白（NGAL）、肾损伤分子-1（KIM-1）、血胱抑素 C（CysC）和白细胞介素-18（IL-18）等。

2. 血液检查

血常规检查包括白细胞、红细胞和血小板计数等。在做肾脏病研究时，血常规检查常常作为观察药物毒副作用的辅助检查手段。由于肾脏本身的代偿能力较强，除非伴有感染等较明显的因素，血液学指标短期内变动较小，一般均在正常值范围内。

血液生化检查主要包括血糖、尿素氮、肌酐、血浆总蛋白、钾、钠、钙、血清胆固醇和谷丙转氨酶等指标。这些指标在肾脏病病变过程中特别是慢性肾脏病病变过程中均有一定程度的改变。

3. 血清免疫球蛋白测定

血液中具有抗体特异性的免疫球蛋白有五种，即IgA、IgG、IgM、IgE和IgD，其中IgA、IgG、IgM与肾脏病变的关系较为密切。

二、组织病理学检查

实验室的组织病理学检查是对实验动物的特定器官和组织进行研究的重要方法。组织取材时，要求所取部位的材料新鲜、清洁；取材大小适中，符合研究要求；取材过程中动作熟练、轻柔，不要挤压或者损伤取材部位；熟悉取材器官的组织结构，按照取材组织的结构特点取材；细胞取材要注意无菌操作及取材过程中尽量保持细胞的活性并清除血液、脂肪或坏死组织等。下面以肾脏组织为例介绍组织病理学检查的主要步骤。

组织病理学检查是诊断肾脏疾病的重要方法。肾脏的组织病理学检查主要包括光学显微镜检查、免疫荧光、免疫组织化学和透射电子显微镜检查，有以下几个步骤：肾脏组织的取材和标本的固定、肾脏组织标本切片的制备、肾脏组织标本的染色和观察、肾脏组织标本的数据收集和结果分析。

1. 肾脏组织标本的取材

应根据实验要求和动物本身的情况进行肾脏组织的取材。对于大型实验动物或者取材后需要继续进行实验工作的研究而言，可以将实验动物麻醉后开腹并在肾脏表面直接取材；对于小型实验动物且不需要继续实验工作时，可以麻醉动物或者直接处死动物后取材。取材过程要严格遵守实验操作规范和无菌操作，要迅速且准确，减少由于操作不规范造成的对组织的损伤，要尽量减轻实验动物的痛苦，遵守实验动物保护的相关规范。对肾脏组织取材后进行组织的固定处理，根据光镜、荧光和扫描电镜要求的不同选择不同的固定液进行固定处理。固定时要根据组织的大小和固定液的穿透性确定固定液的用量。

2. 光镜和免疫组织化学标本的固定

光镜和免疫组织化学标本的固定液相似，固定时间一般为24小时，固定的环境温度条件一般为室温。

光镜标本固定液的配制：每100 mL固定液包括40%的甲醛溶液10 mL、冰醋酸5 mL、95%的乙醇85 mL。对肾脏组织取材后，要根据标本大小确定固定液的量，固定液要充分浸泡肾脏组织，固定液与肾组织的体积比一般为5∶1～10∶1。

3. 光镜标本的染色和观察

根据研究要求的不同和病变模型的特点不同可做多种有针对性的染色。常用的染色方法主要包括苏木素-伊红染色（HE染色）、过碘酸-雪夫染色（PAS染色）、马松染色（Masson染色）及六胺银染色（PASM染色）共四种染色方法。

在大多数实验研究中，均要求将HE染色作为常规染色，其余几种特殊染色在有条件时也建议进行。当然也可以结合具体要求和病变特点进行选择，这样既可以节约染色所需的材料，也可以减少实验时间，以尽快完成研究工作。

① HE染色：主要用于观察肾脏组织中肾小球、肾小管、细胞外基质和血管等组织结构，以及肾脏细胞、非肾脏组织的细胞形态特点和细胞外基质的组织特点等内容。HE染

色是组织病理学研究的基本内容，适用于绝大多数实验研究工作。通过 HE 染色观察可以对肾脏组织病理学情况做出最基本的判断。在光镜下，此种染色标本细胞核呈紫蓝色，细胞质呈粉红色，基底膜、胶原纤维及肌纤维呈粉红色。研究者应熟悉其原理并掌握其基本分析方法。

② PAS 染色：主要是用于肾脏组织内糖蛋白成分的检测。染色可以导致肾小球毛细血管基膜和系膜基质呈红色，胶原纤维和肌纤维也呈红色。PAS 染色常用苏木精染色进行复染，这样可以使细胞核呈蓝紫色，基底膜呈红色，肾小球系膜基质呈红色，细胞质、胶原纤维和肌纤维呈红色，以便于观察肾脏组织内的细胞成分。

③ Masson 染色：主要是用于观察肾小球特别是抗原抗体复合物的染色。染色后肾组织内的细胞呈红色，肾小球基底膜、肾小球系膜和胶原纤维呈蓝绿色，抗原抗体复合物呈红色。

④ PASM 染色：主要用于纤维和前胶原物质的观察。此种染色可以使肾脏组织中的基底膜、网状纤维和系膜内纤维呈黑色，细胞核呈蓝色，背景呈粉红色。此种染色方法有利于观察肾脏基底膜成分和系膜基质，能够更加清晰地反映肾脏的组织结构。

4. 免疫组织化学检查标本的染色

免疫组化检查标本的染色步骤详见本书第一部分第四章第三节。

5. 免疫荧光检查组织标本的染色

免疫荧光检查标本要求为没有经过处理的新鲜组织，取材后一般用生理盐水或灭菌蒸馏水清洗组织标本表面的血迹等，然后用生理盐水纱布包裹并保存在 4℃冰箱中待测。

免疫荧光检查标本的染色步骤详见本书第一部分第四章第三节。

6. 透射电子显微镜检查

6.1 制备切片并染色

电镜观察的要求相对较高，新鲜标本取材后应立即放置在 3% 的戊二醛固定液中固定 4 小时，然后放入 0.1 mmol/L 的 PBS 液中冲洗以除去戊二醛，最后将标本置于 1% 的锇酸中在室温下放置 1 小时后固定。观察时将标本取出，先用乙醇或丙酮脱水，然后应用环氧树脂包埋。将包埋的标本置于立体显微镜下修整，制备超薄切片并进行染色。

6.2 电镜观察

观察前要了解肾脏在透射电镜下的结构特点和细胞结构特点。观察时要耐心、细致。

第二节　肾脏病研究的电泳技术

一、电泳的原理

电泳是指带电颗粒在电场作用下发生定向迁移的现象。分子生物学研究中所涉及的各种生物大分子（如核酸和蛋白质等成分）都可以在特定的条件下成为带电颗粒，在电流的作用下发生定向移动。由于核酸和蛋白等自身的大小、空间结构和所带电荷正负均有所不同，所以它们在相同的电场条件下泳动的速率也不相同。因此，科研人员可以借助这种方式进行核酸和蛋白质等生物分子的分离、鉴定以及纯化等工作。电泳是分子生物学研究工作开展的基础，是分析核酸和蛋白质组成成分、空间构成和结构功能等最基础的研究工作之一。

我们在进行分子生物学实验工作特别是开展电泳时，通常使用琼脂糖、淀粉和聚丙烯酰胺制成的凝胶。实验前根据所研究的核酸或者蛋白的大小和分子量等将琼脂糖和聚丙烯酰胺制成不同形状、大小和孔径的凝胶备用。根据研究要求不同选择在不同的电泳装置上开展电泳工作。琼脂是一种从海草中提取出来的多聚糖，通过改变琼脂浓度，采用电泳技术可分离出 50 bp ~ 20 kbp 范围的 DNA 片段。聚丙烯酰胺凝胶多用于分离和纯化蛋白质混合物，也可用于小片段 DNA 的处理。聚丙烯酰胺凝胶的分辨率较高，可分离 5 ~ 500 bp 的小片段 DNA。对于电泳而言，影响实验工作的主要因素包括以下三个方面的内容。

1. 样品自身的物理特性

电泳的基本原理是将带电粒子进行分离，以便进一步分离、纯化和鉴定。不同粒子的分子量、空间结构和带电荷情况等因素直接决定了这些粒子物理性质的差异，因而它们在电泳过程中具有各自的迁移速度，并最终形成依次排列的不同区带。一般而言，研究的粒子所带电荷量越大、直径越小、形状越接近球形，则其电泳迁移速度越快。

2. 电场的情况

电泳时电场强度和电场方向对电泳有着直接的影响。电场强度是指单位长度的电压下降情况，也称电势。低电压时，电场强度越大，电泳速度越快。但电场强度过大会产生大量热量，继而引起样品分离带加宽、蛋白质样品变性和电泳带呈弓形等不良影响。电场方向主要是正负极的变化，有些实验研究通过周期性正负极转换方式对一些特定样品（如大片段的 DNA 分子）进行有效的分离。

3. 电泳环境

电泳时使用缓冲液的组成和离子强度可以直接影响样品在电泳过程中的迁移速度。缓冲液的 pH 会影响待分离样本的解离程度，如溶液 pH 距样品等电点越远，则其所带净电荷量就越多，相应的电泳速度就越快。缓冲液通常还要保持一定的离子强度，离子强度过低时缓冲能力差，离子强度过高则会引起电泳速度下降。不同浓度的琼脂糖或聚丙烯酰胺胶形成不同大小的筛孔也会影响电泳速度，筛孔大的样品泳动的速度较快。

二、凝胶电泳技术的应用

1. 凝胶电泳技术用于 DNA 的提取与纯化

DNA 是生命的根本，DNA 所携带的遗传信息决定了生命的特点和生命活动的基本形态。DNA 的重要功能包括遗传繁殖、新陈代谢和防御功能等方面。基础物质凝胶电泳技术用于 DNA 的提取和纯化是进一步开展分子生物学研究工作的前提条件。DNA 主要存在于细胞核中，我们需要将细胞或者组织进行初步裂解，从而使组织或者细胞中的 DNA 和蛋白质等物质暴露出来，然后将样本进行分离和纯化，从而获得纯度较高的 DNA 样品用于实验工作。

2. 凝胶电泳技术用于 RNA 的提取与纯化

RNA 是生命活动中遗传信息传递和表达的重要物质。哺乳动物的每个细胞中均有一定数量的 RNA，RNA 所携带的信息决定了生命体内许多重要生命特征的表达。RNA 包括 mRNA、tRNA 和 rRNA 等多种，不同种类的 RNA 在生命体中的作用不同。RNA 的主要作用是：① 将细胞核内的 DNA 遗传信息按照碱基互补的原则转录到胞质核糖体，并决定对蛋白质合成的调控作用；② 识别遗传信息并转运氨基酸用于蛋白质的合成；③ 决定多肽的空间结构和发挥类似酶的作用。此外，近年来还发现许多 RNA 在生命体中发挥新的作用,如 micRNA 和 circRNA 等。其中 micRNA 是一类非编码的小 RNA 分子,它通过与目标 RNA 受体相互作用,使其降解或者介导其翻译,从而参与细胞的增殖、凋亡、分化、代谢、发育和疾病的发生发展等多种生物学过程。CircRNA 是近年来发现的区别于传统的线性 RNA,它是一种新型的非编码 RNA,具有闭合环状结构。CircRNA 的稳定性好,并与恶性肿瘤、心血管疾病和神经退行性疾病等多种人类重大疾病的发生和发展关系密切。提取总 RNA 后,可通过琼脂糖凝胶电泳检测 RNA。由于 RNA 呈单链状态,易形成二级结构而且易降解,因此常在变性条件下进行 RNA 电泳。

3. 凝胶电泳技术用于蛋白的提取与纯化

蛋白质由氨基酸组成,蛋白质的分子量大小与所构成的氨基酸大小直接相关。细胞内含有丰富的蛋白质,蛋白质的功能多样。生物体内各种酶、多肽类激素、转运蛋白、抗体和细胞骨架的成分等都是由蛋白质所组成的。蛋白质的作用因其构成形态和结构的不同而不同,蛋白质在机体的组成结构、生命活动和物质代谢等多个方面发挥作用。蛋白质的提取和纯化有沉淀、电泳、透析和层析等多种方式,其中电泳是利用蛋白质带电荷的特点进行分离和鉴别的重要方法。

三、蛋白凝胶电泳技术的应用

凝胶电泳技术在实验研究中应用十分广泛,下面以蛋白质的凝胶电泳技术为例,简述蛋白质的实验室分离与检测工作。

聚丙烯酰胺凝胶主要是单体的酰胺凝胶和交叉双丙烯酰胺在催化剂的作用下聚合而成的,并最终形成交联的三网状结构,有分子筛的效应。常用的蛋白凝胶电泳技术有聚丙烯酰胺凝胶电泳(polyacrylamide gel electrophoresis,PAGE)、梯度凝胶电泳和二维电泳等技术。由于它们的高度敏感性,被广泛用于蛋白质的分离和检测。

1. 十二烷基硫酸钠(SDS)-PAGE 技术实验步骤

① 准备实验所需的仪器、材料和试剂,如电泳仪、蛋白质裂解液和缓冲液等。

② 清洗并烘干玻璃板,装好垫片;用夹子夹好并垂直放置。

③ 根据待测样本前期研究结论估计分子量的大小,并据此确定所需配制的分离胶浓度和分离胶溶液总量。如果无法估计,就按照不同浓度范围配制多份溶液进行预实验,了解待测样本的分子量所在范围。常用的分离胶浓度为 5%~15%。分离胶由水、30% 的丙烯酰胺、1.5 mmol/L 的三羟甲基氨基甲烷(Tris)、10% 的十二烷基硫酸钠(SDS)、10% 的过硫酸铵和四甲基乙二胺(TEMED)组成。

④ 将分离胶加入电泳仪的玻璃槽内并加水覆盖,以防空气的氧化作用。

⑤ 加入分离胶 30 分钟后倒掉覆盖的液体,然后用三蒸水反复冲洗并用吸水纸洗干。

⑥ 加入浓缩胶并插入电泳仪上方的夹片,室温下放置 30 分钟。(SDS-PAGE 浓缩胶的配制与分离胶相同,浓度有所不同。)

⑦ 使用三蒸水冲洗夹片并将凝胶放置在电泳槽中,然后加入电泳缓冲液。

⑧ 将待测蛋白质取出后先用裂解液裂解并加入工作液制备待测样本,然后将待测样本与上样缓冲液混合后加入待测胶槽,同时将标准分子量蛋白质作为对照物加入其他胶槽(一般在最左边,或者最左和最右边两侧)。

⑨ 设定电泳电压条件,胶槽加入样本后一般可在上方加入液状石蜡以防止其蒸发。

⑩ 取下凝胶,按照所需进行固定、染色或蛋白免疫印迹(Western blot,WB)分析。

凝胶染色多使用考马斯亮蓝染色，也可以使用硝酸银染色提高灵敏度。

2. SDS-PAGE 考马斯亮蓝染色试剂的配制及观察过程

① 将甲醇稀释至50%的浓度，按照9∶1的比例加入冰醋酸，制备10%的冰醋酸-甲醇溶液。

② 在10%的冰醋酸-甲醇溶液中加入考马斯亮蓝，制成浓度为0.25%的考马斯亮蓝染色溶液。

③ 将电泳结束后的凝胶放置在5倍体积0.25%的考马斯亮蓝染色溶液中，并在室温下置于摇床中4～6小时。

④ 将染色溶液回收后，加入10%的冰醋酸-甲醇溶液并继续在摇床摇动脱色。摇动时间为4～6小时，其间更换3～4次，重复3次。

⑤ 凝胶脱色后拍照并进行分析。

3. 聚丙烯酰胺凝胶的银染

为了提高分辨率，可以在考马斯亮蓝染色的基础上使用硝酸银染色，该方法的灵敏度比考马斯亮蓝染色的灵敏度高。

① 电泳结束后将凝胶加入固定液中固定，室温下放置1小时。固定液由乙酸、乙醇和三蒸水按照1∶4∶5的比例配制而成。固定液应浸透凝胶。

② 弃去固定液，三蒸水反复浸透并清洗，每次15分钟，至少3次。

③ 加入敏化液，室温下浸透1小时。敏化液由乙醇、硫代硫酸钠和醋酸钠组成。

④ 弃去敏化液，用三蒸水反复清洗5次，每次10分钟。

⑤ 加入银染液，室温下放置1小时。银染液由硝酸银、甲醛和水新鲜配制而成。

⑥ 弃去银染液，用三蒸水清洗2次。

⑦ 加入显色液，室温下放置5分钟。显色液由碳酸氢钠、水和甲醛新鲜配制。

⑧ 弃去显色液，加入终止液。

⑨ 弃去终止液，用三蒸水清洗凝胶后观察和分析。

第三节　聚合酶链式反应技术及反转录-聚合酶链式反应技术

聚合酶链式反应（polymerase chain reaction，PCR）是一种体外核酸扩增技术，因其具有高效、灵敏和操作简便等优点而被广泛应用于生命科学的各个研究领域并成为现代分子生物学实验工作的基础方法。

一、PCR 基本原理

PCR 的工作原理主要是在体外模拟 DNA 的自然复制过程，即聚合酶链式反应时人工设计的目的引物按碱基配对原则与模板 DNA 在 DNA 聚合酶的作用下互补结合并促使其延长，此过程反复循环并使目的 DNA 呈指数式扩增。

PCR 包括三个基本过程：① 高温变性：95 ℃条件下将 DNA 的双螺旋分离成两条单链 DNA 作为反应的模板。② 退火：将反应体系温度降至引物 T_m 值以下，引物可与单链 DNA 互补区域结合。③ 延伸：在 DNA 聚合酶的作用下，从引物的 5′端向 3′端延伸，合成与模板互补的新的 DNA 链。延伸的温度一般在 72 ℃左右。上述三步为一个循环，常规应在 30

个循环左右。

反转录-聚合酶链式反应是在 PCR 的基础上完成的。其目的是提取组织或细胞中的总 RNA，以 mRNA 为原始模板，反转录成 cDNA 后再进行 PCR，称为反转录-聚合酶链式反应（reverse transcription-polymerase chain reaction，RT-PCR）。

二、PCR 实验步骤

1. 25 μL PCR 反应液的组成

dNTPs	0.5 μL
$MgCl_2$	2.5 μL
rTaq PCR 10 × Buffer	2.5 μL
目标引物 P1	0.8 μL
目标引物 P2	0.8 μL
Taq DNA 聚合酶	0.3 μL
模板 DNA	2 μL
灭菌去离子水	15.2 μL

2. 操作方法

将制备好的 PCR 反应液加入检测试管并离心，然后置于 PCR 仪器中，按照下述要求设定操作步骤：94 ℃ 3 分钟；预变性，1 个循环；94 ℃ 30 秒，58 ℃ 30 秒，72 ℃ 45 秒，30 个循环；72 ℃ 7 分钟，1 个循环。反应结束后将样本置入 4 ℃ 冰箱中保存。可以根据需要进行 DNA 测序等相关工作。

三、RT-PCR 的基本方法步骤（以大鼠肾组织为例）

实验结束时将实验大鼠脱颈椎处死后立即取出肾脏，分离肾脏皮质，将分离的肾脏组织迅速放入液氮中保存。

1. 耗材处理

① 用 1% 的焦碳酸二乙酯（DEPC）水浸泡离心管（0.6 mL）与枪头（10 μL）等过夜。

② 弃 DEPC 水，高压蒸汽灭菌离心管（0.6 mL）与枪头（10 μL）等。

2. 主要试剂

RT-PCR 试剂盒、dNTPs、$MgCl_2$、rTaq PCR 聚合酶、PCR DL2000 Marker、DEPC、Tris-base 等试剂。

3. 主要仪器

超低温冰箱、台式高速冷冻离心机、核酸蛋白定量仪、PCR 扩增仪、超净工作台、电泳仪、电泳槽、凝胶图像系统。

4. 引物

引物序列是根据网上 NCBI 数据库中各自基因序列设计获得的，一般由生物技术公司合成，有条件的实验室也可以自己合成。

5. 实验步骤

5.1 从大鼠肾脏组织中提取总 RNA 并鉴定其纯度

① 从液氮中取出肾脏组织后立即放入陶瓷研磨体中，液氮条件下研磨成细粉末状，然后将细粉末状的肾脏组织倒入匀浆器中。

② 加入 3 mL Trizol 试剂（Trizol 试剂主要由苯酚和异硫氰酸胍组成，可迅速破坏细胞

结构，使存在于细胞质基质及核内的 RNA 释放出来），在组织匀浆器中进行匀浆处理直至细胞粉碎，然后移入1.5 mL 的离心管中，室温下静置5分钟。

③ 每管中加入0.2 mL 氯仿，振荡混合液15秒，室温下放置3分钟。

④ 4 ℃条件下将离心管放入低温高速离心机中离心15分钟（12 000 转/分）。

⑤ 离心管离心后将上层水相400 μL 移至干净离心管内，加入等体积异丙醇，充分混匀后室温下放置20分钟。

⑥ 4 ℃条件下将离心管放入高速离心机中离心15分钟（12 000 转/分）。

⑦ 弃去上清液，加入75%的乙醇1 mL，4 ℃条件下将离心管放入高速离心机中离心5分钟（7 500 转/分）。

⑧ 在超净台内弃去乙醇上清液，自然干燥后加入乙醇溶解、离心并混匀，放入 -70 ℃冰箱内保存。上述过程注意无菌操作，用品需要使用无酶水进行预处理。

⑨ 总 RNA 纯度鉴定：取出各组总 RNA 少量，在核酸蛋白定量仪上检测各组总 RNA 浓度及纯度，各组总 RNA 纯度 A_{260}/A_{280} 在2.0左右。

5.2 RT 反应

① 取0.6 mL 离心管，每管内加入随机引物2 μL、总 RNA 1 μg，混匀，70 ℃下孵育10分钟。

② 每管加样：$MgCl_2$ 4 μL、RT 10×缓冲液2 μL、dNTPs 2 μL、RNA 酶抑制剂0.5 μL、AMV 逆转录酶0.5 μL，加水至总体积20 μL。

42 ℃ 1小时；95 ℃ 10分钟；-20 ℃条件下保存。

5.3 PCR 反应

25 μL PCR 反应液组成成分如下：dNTPs 0.5 μL、$MgCl_2$ 2.5 μL、rTaq PCR 10×Buffer 2.5 μL、目标引物 P1 0.8 μL、目标引物 P2 0.8 μL、rTaq DNA 聚合酶0.3 μL、cDNA 第一链合成液2 μL、无酶水15.2 μL，总体积25 μL。

5.4 反应程序

94 ℃ 3分钟；94 ℃ 30秒，58 ℃ 30秒，72 ℃ 45秒，30个循环；72 ℃ 7分钟；4 ℃下保存。

6. PCR 产物电泳

1.6%琼脂糖凝胶电泳：将0.24 g 琼脂糖凝胶加入30 mL 0.5×TBE 中，加热溶解，加入 EB，混匀后倒平板。加入核酸标准品 Marker。加5.0 μL PCR 扩增液电泳，80 V 电压条件下电泳40分钟。

7. 图文分析

Alpha Imager 2000 凝胶图像系统对凝胶进行拍照、吸光度数据分析。PCR DL2000 Marker 片段大小：2 000 bp、1 000 bp、750 bp、500 bp、250 bp、100 bp。

第四节　实时荧光定量聚合酶链式反应技术

实时荧光定量聚合酶链式反应（real time PCR）技术是指在 PCR 反应体系中加入荧光基团后，利用荧光信号积累实现对整个 PCR 进程实时监测，然后通过标准曲线对未知模板进行定量分析的方法。此技术不仅实现了 PCR 从定性到定量的飞跃，而且与常规 PCR 相比，它具有特异性更强、敏感性更高的特点，有效地解决了 PCR 污染带来的实验结果误差等问题。

一、荧光化学原理

实时荧光定量 PCR 技术使用的荧光化学分为荧光染料和荧光探针两种，其工作原理主要是通过荧光物与 DNA 或者 RNA 的特异位点结合，在 PCR 产物扩增的过程中及特定 CT 值的循环数条件下达到刚好进入真正的指数扩增期。

二、操作步骤

1. 配制扩增混合物

RT 产物 1 μL、上游引物 0.5 μL、下游引物 0.5 μL、$MgCl_2$ 4 μL、逆转录缓冲液 2 μL、dNTPs 2 μL、Taq 酶 1 μL、染料或探针 0.5 μL、阳性参照物 0.5 μL，加水至总体积 20 μL。

2. PCR 反应

PCR 通用步骤是 95 ℃下预变性 10 分钟，然后 95 ℃变性 15 秒，60 ℃退火/延伸 1 分钟，这两步进行 40 个循环。

3. 数据分析

定量 PCR 的主要作用是对模板进行精确定量。常用的定量方法包括绝对定量和相对定量两种，可以根据实验需要进行选择。实验中要注意借助专业软件或者请专业公司对探针进行设计，并使用与探针配套的试剂盒进行检测。

第五节　分子杂交技术

最早的分子杂交技术主要是用于 DNA 的检测技术。其基本原理是具有一定同源性的两条核酸单链在一定条件下可按碱基互补原则形成双链。杂交形成双链的过程是高度特异的，杂交的双方是待测核酸及探针。杂交主要是指两个以上的分子因为具有相近的化学结构和性质而在适宜的条件下形成杂交体的过程。杂交分子的形成并不要求两条单链的碱基顺序完全互补，所以不同来源的核酸单链只要彼此之间有一定程度的互补顺序，就可以形成杂交双链。分子杂交可在 DNA 与 DNA、RNA 与 RNA、RNA 与 DNA 的两条单链之间进行。用分子杂交进行定性或定量分析的最有效方法是将一种核酸单链用放射性核素标记成为探针，再与另一种核酸单链进行分子杂交。从化学和生物学意义上理解，探针是一种分子，它与特异靶分子反应。根据标记方法不同，探针可分为放射性探针和非放射性探针两大类，根据探针分子的不同分为 DNA 探针、RNA 探针和 cDNA 探针等。

目前常用的分子杂交主要分为固相杂交和液相杂交两种。固相杂交是指将参加反应的一条核酸链先固定在硝酸纤维、尼龙、乳胶、粒磁珠和微孔板上面，另一条反应核酸链游离在溶液中。液相杂交时，两条核酸链都游离在溶液中。一般最为常用的杂交技术包括用于研究 DNA 图谱的 Southern 印迹杂交（Southern blot）、研究 mRNA 表达的 Northern 印迹杂交（Northern blot）和研究蛋白表达量的 Western 印迹杂交（Western blot）。

一、Southern blot 技术

Southern blot 技术可以通过 DNA 图谱分析用于遗传性疾病的诊断，也可以用于分析疾病与 DNA 图谱变化之间的关系。Southern blot 的基本方法是：将 DNA 标本用限制性内切酶消化后，经琼脂糖凝胶电泳分离各酶解片段，然后经碱变性，将 DNA 从凝胶中转印至硝酸纤维素膜上，再经烘干固定后即可用于杂交。凝胶中 DNA 片段的相对位置在 DNA 片段转移到滤膜的过程中继续保持，附着在滤膜上的 DNA 与探针杂交，利用放射自显影术确立探针互补的每一条 DNA 带的位置，从而确定特定序列的 DNA 片段的位置和大小。

1. 实验材料

硝酸纤维素膜；变性液：1.5 mol/L NaCl + 0.5 mol/L NaOH 溶液；中和液：1.5 mol/L NaCl + 1 mol/L Tris-HCl 溶液（pH7.4）；SSC 缓冲液：NaCl + 柠檬酸三钠，用 10 mol/L 的 NaOH 调节 pH 至 7.0。

2. 实验步骤

① 利用电泳进行 DNA 限制性酶切产物的分离，结合样品的分子量情况选择不同规格的电泳槽。将电泳后的胶片剪切成适合大小并标记。

② 将胶片放入变性液中，置于摇床上 30 分钟（冲洗轻摇）。

③ 三蒸水冲洗两次并放入中和液中，置于摇床上 15 分钟（轻摇）。

④ 更换中和液，再轻摇 15 分钟；蒸馏水冲洗凝胶，准备转膜。

⑤ 剪切与胶片大小一致的硝酸纤维素膜，将硝酸纤维素膜浸水湿润后放在 10×SSC 缓冲液中。

⑥ 取干净的平盘放置一张滤纸，用 10×SSC 缓冲液浸润后将胶片放置在滤纸上。

⑦ 将硝酸纤维素膜放置在胶片上对齐。放置硝酸纤维素膜时注意减少气泡产生。

⑧ 放置滤纸在硝酸纤维素膜上，滤纸上加用重物覆盖。注意及时更换上面浸湿的滤纸并在室温下过夜。硝酸纤维素膜在紫外胶联仪上固定 6 分钟；凝胶用溴化乙锭（EB）染色后在紫外灯下观察转移效率。

⑨ 用 6×SSC 液冲洗硝酸纤维素膜，自然干燥后 80 ℃条件下放置 2 小时。

⑩ 杂交：探针标记；探针纯化；杂交、洗膜，放射自显影。

二、Western blot 技术和 Northern blot 技术

Northern blot 技术与 Southern blot 技术相对应，是研究 mRNA 表达水平的基本技术，可以通过图谱分析 mRNA 的表达水平。目前应用此方法较少，使用更多的是用于蛋白质检测的 Western blot 技术。

Western blot 技术是指将组织或者细胞中的蛋白质样本先使用 SDS-PAGE 的方法转移到固相载体上，并应用特异性抗体进行抗原抗体反应，进一步使用发光检测鉴定蛋白质，并同时比较多个样本同种蛋白表达量的差异，成为蛋白质印记。

下面以组织为例，简述 Western blot 技术的基本步骤。

1. 十二烷基硫酸钠-聚丙烯酰胺凝胶电泳（SDS-PAGE）

① 将组织从动物体内取出，一般取 2 g 左右，放入玻璃匀浆器中研磨成匀浆。然后将匀浆转入微量离心管中进行超声 5~6 次，每次 5~6 秒。加入 RIPA 裂解液 1 mL，充分反应 30 分钟后，再以 12 000 转/分的转速离心 15~20 分钟，吸取上清液备用。用 BCA 法测量蛋白浓度。按照 4∶1 的体积加入样本缓冲液，缓冲液由下列成分组成：每 100 mL 含 Tris-HCl（pH6.8，1 mol/L）6 mL，50%的甘油 50 mL，10%的 SDS 20 mL，巯基乙醇 5 mL，1%的溴酚蓝 10 mL，蒸馏水 9 mL。

② 加入缓冲液后在沸水中加热 3~4 分钟。

③ 清洗玻璃板、样品梳等并组装制胶架。

④ 制备 SDS-PAGE 分离胶，分离胶由去离子水、30%的丙烯酰胺、1.5 mmol/L 的 Tris、10%的 SDS、10%的过硫酸铵和 TEMED 组成。

⑤ 灌制分离胶。

⑥ 分离胶凝固后将玻璃板层倒扣在滤纸上吸干。

⑦ 灌制浓缩胶，插入样本梳。注意避免产生气泡。如产生气泡，可轻轻晃动除去。

⑧ 装好电泳仪，加入电泳缓冲液，在样本孔加样，设定电泳参数进行电泳。

⑨ 电泳结束后，关闭电源，卸下胶板。

2. 蛋白质转膜

蛋白质转膜主要分为湿转、半干转和干转，其中半干转所需时间相对较短，成功率相对较高。下面以半干转为例，介绍蛋白质转膜的过程。

① 使用转移缓冲液浸泡平衡凝胶、膜和滤纸，时间不短于 30 分钟。转移缓冲液由三蒸水、Tris、甘氨酸和甲醇组成。

② 半干电转印仪的转膜装置自下向上依次按照阳极炭板、滤纸、聚偏二氟乙烯（PVDF）膜、凝胶、滤纸、阴极炭板的顺序放好。滤纸、凝胶和 PVDF 膜精确对齐，每一步均需要去除气泡。将炭板上多余液体吸干。

③ 用支架夹紧上述各层，放置在电转移槽内，PVDF 膜一侧靠近正极，凝胶一侧靠近负极。接通电源，转移约 2 小时。具体时间需要根据蛋白质的分子量判断，并且需要进行预实验以了解时间的长短。

④ 转移结束后将 PVDF 膜上含有的蛋白 Marker 条带切下后放置在染色液中染色 10~20 分钟，条带出现表示转膜成功。

3. 蛋白质标记

主要采用一抗和二抗标记蛋白，形成蛋白质样品的一抗和二抗复合物。其中一抗的选择至关重要，可以决定实验能否成功。

① 使用封闭液配制一抗溶液（按照抗体性质稀释），将转印膜放入一抗溶液 4 ℃ 下过夜。封闭液为脱脂奶粉（或者牛血清白蛋白）加入 1×TBST（TBST 是一种含有 tris-HCl、NaCl 及 Tween 20 的缓冲液，可用于 Western blot 实验中清洗硝酸纤维素膜），制备的浓度为 5%。

② 丢弃一抗溶液，用 1×TBST 漂洗转印膜，每次 5 分钟，反复 4 次。

③ 加入 TBST 配制的辣根过氧化物酶（HRP）偶联的二抗溶液，室温下放置摇床上孵育 2 小时。

4. 蛋白质显色

按照标记抗体方法的不同，Western 印迹的显色方法包括放射性核素、荧光素标记、酶法标记和生物素标记底物生色法。目前使用较多的是 HRP 标记抗体显色法，进行 HRP 的化学发光底物 ECL 应用比较广泛。

用 1 mL 甲醇溶解 6 mg 4-氯-1-萘酚（4-choloro-1-naphthol，CN），1 mL 甲醇溶解 2 mg 氧化二氨基联苯胺（DAB），二者混合后加入磷酸盐缓冲液（PBS）至 10 mL，再加入 10 μL 30% 的 H_2O_2。将膜放在显色液中避光显色 15 分钟后终止反应，然后应用凝胶发光成像仪进行观察和分析。

如果实验室不具备凝胶发光成像仪，可以使用底物发光法。先将 CN 和 DAB 按照 1∶1 的比例进行等体积混合并均匀地覆盖在膜表面，用玻璃胶片包裹膜，在暗室将 X 射线胶片覆压在膜上，曝光时间为 1～5 分钟。曝光后将胶片取出，迅速放入显影液中显影（出现条带即表示显影结束）。将胶片放入定影液中定影 5～10 分钟至胶片透明，冲洗定影液并晾干。

第六节 蛋白质组学技术

蛋白质组学是研究生物体包括器官、组织和细胞等相关蛋白质表达、功能及其相互作用的系统化工作。蛋白质组学研究可以将细胞、组织或生物体内的蛋白质特征和功能进行有针对性或者全面的分析和探索。

近年来，随着液相色谱和质谱技术，特别是相关仪器设备的不断升级更新，人类对于蛋白质组学的研究也越来越深入。与此同时，蛋白质的分离和分析技术也在不断进步，人们对于新的蛋白质发现和功能分析越来越全面。在肾脏疾病的研究中，应用蛋白质组学研究发现了与肾脏病密切相关的生物标志物或者某些特定蛋白质，这些蛋白质可能在肾脏生理功能方面发挥了重要作用并在疾病的发生和发展过程中为我们提供诊断方向并帮助我们监测疾病进程，也可能在疾病的治疗过程中成为治疗的目标或者药物作用的靶点等。下面对蛋白质组学研究方法以及国内外蛋白质组学技术在肾脏病研究中的应用做简略的介绍。

一、蛋白质组学的研究方法

蛋白质组学研究主要分为两个方面。一方面是认知蛋白质组学，也就是研究生物体内所有的蛋白质以及与其相互作用的细胞信号传导通路等内容，进而对这些蛋白质进行纯化、结晶及空间三维结构分析，最后对这些蛋白质进行分类和编辑数据库。另一方面是比较蛋白质组学，主要是研究生理状态与某种特定疾病或特定刺激状态作用后的非生理状态下蛋白质组与病变或受到特定刺激前的蛋白质进行比较，找出蛋白质组分表达的差异或者蛋白质功能的变化规律。比较蛋白质组学是在认知蛋白质组学基础上的进一步发展，没有认知蛋白质组学建立的完整数据库，就无法进行比较蛋白组学在特定条件下的比较和分析；比较蛋白质组学是对认知蛋白质组学研究工作的进一步发展，没有比较蛋白质组学的研究，不对蛋白质的功能和作用进行研究和分析，认知蛋白质组学的工作就失去了研究本身了解生命、认识生命现象和治疗疾病等的意义。

二、常用蛋白质组学技术

无论是认知蛋白质组学研究还是比较蛋白质组学研究，都是在蛋白质的分离和鉴定两个基本步骤完成的条件下开展的研究工作。因此，蛋白质组学技术的基础是通过电泳对蛋白进行分离并进一步采用质谱、液相色谱或者蛋白芯片等技术互相配合达到对蛋白质组进行研究和分析的目的。特别是近年来纳米技术等应用于蛋白质组技术的研究大大提高了蛋白质组学技术的研究水平。技术水平的提高使我们能够对微量蛋白和检测难度较大的蛋白进行准确的检测，特别是分析其分子量和结构，从而明显提高了蛋白质组学在疾病诊断方面的灵敏性和可靠性。在肾脏病研究中，应用二维聚丙烯酰胺凝胶电泳-质谱技术进行尿液中蛋白质组分的分析，提高了正常人尿液中蛋白质组分的认识，通过分析比较，进而在病变情况下（如急性肾损伤）通过分析 KIM-1、IL-18 等成分提高了疾病的早期诊断能力，为治疗赢得了宝贵的时间。通过应用蛋白质组学分析技术，我们对一些过去认识不足或者治疗有难度的疾病，寻找到病变时发挥关键作用的蛋白及相关细胞信号通路，从而寻找可能适合治疗的靶点，进而使研发相对应的靶向药物成为可能。

1. LS-MS 联用技术

本技术主要是联合使用液相色谱与生物质谱技术，用于蛋白质的鉴定。本方法相对于传统的电泳技术分辨率更高，操作步骤简单，易于掌握，可以得到更多的生物学信息数据。实验过程中，首先利用胰蛋白酶将蛋白质分解为多肽，然后利用液相色谱技术将多肽进行分离，进而将分离的多肽用生物质谱技术进行鉴定，最后通过分析软件将所得数据与蛋白质数据库进行对比和分析，鉴定蛋白质的成分和特点。

2. 蛋白芯片技术

多应用蛋白印迹技术对病变相关部位或者病变相关的细胞信号通路蛋白等开展研究工作。

第七节　流式细胞术及其相关技术

流式细胞术是指利用液体流动技术对细胞进行标记、分选、计数以及数据采集和分析的技术。流式细胞术相关技术的优点是可以在短时间内完成大量细胞的测量和参数的分析，特别是可以对同一个细胞进行多个参数的测量和统计学分析。流式细胞技术的发现与多个学科领域密切相关，包括生物学、光电子物理、单克隆抗体技术、细胞荧光化学和计算机技术等学科。该项技术在免疫学、分子生物学和血液学领域应用广泛。在肾脏病领域，该技术广泛地应用于肾脏病相关的细胞功能研究和体外实验研究，并发挥了重要的辅助作用。

一、流式细胞术的检测范围及特点

流式细胞仪的工作原理主要是通过高压形成一条高速流动的极细的液柱，液柱中的细胞只能够单个依次高速通过，当激光照射到液柱中高速流过的细胞时，通过收集散射光和荧光信号而得到细胞的各项特征数据。流式细胞仪本身所具有的主要组成部分包括液流系统、光路系统和检测分析系统。

流式细胞术主要是对细胞群体开展的研究工作。由于细胞群中每个细胞各自的参数不同，而且每个细胞的参数有多个内容，因此通常使用分析软件进行分析并按照数据分析结果形成直方图和散点图。

直方图主要是表示一群细胞某一个参数的情况，外观类似曲线图形，通过曲线下的面积来表示某种特征细胞所占的比例。

散点图主要是表示一群细胞两个参数的情况，其中往往 X 轴表示其中的一个参数（散射光强度或荧光强度），Y 轴表示另一个参数，图中的每个点表示一个细胞，该点对应的 X 轴和 Y 轴上的数值表示这个细胞参数数值。

二、流式细胞术基本操作

1. 样本制备

流式细胞术要求制备单细胞悬液，所以，体外培养的细胞如果是悬浮细胞，可以直接收集；如果是贴壁细胞，使用胰酶消化后收集即可。如果是实体组织，可以将实体脏器剪碎成为细小碎片，加入胶原酶后放置在 37 ℃ 孵箱中进行消化，根据消化的脏器大小调整时间，然后进行研磨并过滤，制备单细胞悬液。得到的单细胞悬液可以使用密度梯度离心的方法分离免疫细胞和组织细胞。

2. 荧光标记

流式细胞仪可以根据细胞的大小和颗粒度进行细胞分类。一般而言，为了提高流式细胞仪的检测精度，往往利用荧光偶联抗体对细胞某种抗原分子的情况进行区分。特别是为了检测细胞是否可以准确地表达某种抗原分子和表达的量，可以利用这种抗原的单克隆抗体与特定的荧光素偶联，通过特定的激光激发荧光，分析荧光素发射荧光的强弱来确定细胞表达相应抗原分子的情况。

3. 对照设置

阴性对照的设置是流式细胞术检测过程中不可缺少的重要环节。由于细胞本身都会发射非特异性荧光，而且不同的细胞所发射的非特异性荧光的差异非常明显，因此在实验操作时必须准备一份用来标记相应特异性荧光偶联抗体同型对照的抗体标本。一般而言，阴性对照样本多是由试剂公司提供，阳性对照一般不常用，只有在选择首次使用某种荧光试剂前才会使用已知的阳性细胞作为阳性对照，以分析试剂的优劣。

4. 补偿设置

补偿设置是流式细胞术检测的另外一个重要环节。特别是在多色分析时，如果没有进行补偿设置或者补偿设置不恰当，那么最终得到的检测数据就可能是错误的。这是由于荧光信号所发射的波长可能出现在非检测通道，导致数据误差。

三、流式细胞术的临床应用范围

1. 细胞亚群比例的测定

细胞或者细胞亚群的比例分析是流式细胞术最基本和最简单的临床应用。主要是测定总体属哪一类细胞，测定时选择哪一个亚型（如某个抗体的表达）作为核心内容。

2. 细胞表型的测定

细胞表型分析主要是为了了解某一群细胞的特别之处，它对分析和研究这一群细胞的作用和功能发挥有较好的提示作用。一般在分析细胞表型之前会对特定的细胞群结合其特点进行细胞亚群分析，而且最好以一个细胞表型对应一张流式图的方式来表示细胞的表型分子。

3. 细胞因子的检测

细胞因子的检测对于肾脏病研究十分重要。细胞因子的检测方式包括酶联免疫吸附（ELISA）法和流式细胞仪检测法两种。两种方法的检测所发挥的侧重点不同，因而相互配合能够提高细胞因子检测的准确性。其中，采用 ELISA 法检测细胞因子时需要对所研究的细胞进行纯化，通过一定的刺激后收集细胞分泌到上清液中的细胞因子浓度。所以，ELISA 法检测的细胞因子浓度是整个细胞群平均分泌细胞因子的能力。无法检测该群细胞有多少比例的细胞在分泌细胞因子，或者哪个细胞亚群在分泌细胞因子等较为细致的情况。如果使用流式细胞仪的胞内染色法进行检测，就可以弥补 ELISA 法检测细胞因子所存在的上述问题。另外，使用流式细胞小球微阵列（cytometric bead array，CBA）技术进行检测的优势相对于 ELISA 法更加明显。首先，CBA 检测法可以一次检测多种细胞因子；其次，CBA 方法操作十分简便，只需要两次标记即可完成相应的工作；第三，CBA 检测方法的敏感性优于 ELISA 法。

4. 细胞增殖检测

流式细胞术在细胞免疫学研究中是十分重要的细胞增殖辅助检测方法，可以检测不同细胞亚群的增殖能力和细胞的免疫反应等。

5. 细胞凋亡检测

细胞凋亡主要是指在一定的生理或者病理条件下细胞主动、有序地结束自己生命的过程。细胞凋亡是生物体存在的一种普遍的现象，在生物体生长、发育、衰老和病变过程中有着十分重要的意义。应用流式细胞仪进行细胞凋亡的检测多使用荧光标记的方法来区别活细胞、凋亡细胞和死亡细胞。

6. 细胞周期检测

细胞周期的检测主要是根据细胞 DNA 的含量来间接反映细胞所处的周期，通过荧光染料与 DNA 结合的量来判断细胞所处周期的情况。

7. 细胞内信号通路的检测

细胞内信号通路的检测是研究细胞免疫学的重要手段。由于细胞信号相关的分子大多数是激酶，而且激酶活化状态大多是其磷酸化后的状态，因此通过对细胞内磷酸化相关的重要信号分子检测可以间接地了解具体细胞信号状态的情况。相对于 Western blot 检测，流式细胞术检测所需的细胞数量少，可以检测不同细胞群中细胞的分类定量情况，而且检测方法简便、易于操作。

第八节　色谱法及相关技术

色谱法（层析法）是一种在化学和物理学相关研究过程中应用十分广泛的分离和分析方法。色谱法最早是由俄国植物学家茨维特（Tswett）在 1906 年研究用碳酸钙分离植物色素时发现的，色谱法（chromatography）因此而得名。后来在此基础上发展出纸色谱法、薄层色谱法、气相色谱法和液相色谱法等。1952 年，气相色谱开始出现，色谱技术得到了迅速的发展。20 世纪后期，高效液相色谱法的出现使液相色谱技术有了突破，分离效果和分析速度大为提高并实现了仪器化，从而使研究的广度和深度大大提高。色谱法有多种分类和相关的技术，目前比较常用的技术手段是薄层色谱法、气相色谱法和高效液相色谱法。

一、色谱法的分离原理

溶于流动相（mobile phase）中的各组分经过固定相（stationary phase）时，由于与固定相发生作用（吸附、分配、离子吸引、排阻、亲和）的大小和强弱不同，因而在固定相中滞留的时间也不同，按顺序先后从固定相中流出。将样本-流动相（气体或液体）以一定的方式通过仪器的固定相并使两者在一定条件下进行多次一系列的交换过程后，样本被分离。而样品因分子之间不同分子量、分子大小、分子所带电荷、氧化还原能力和离子化等物理化学性质的不同而实现分离。液相色谱法应用的开始阶段是用大直径的玻璃管柱在室温和常压下用液位差输送流动相，称为经典液相色谱法，此方法柱效低、时间长（常需要几个小时）。高效液相色谱法（high performance liquid chromatography，HPLC）是在经典液相色谱法的基础上，在20世纪60年代后期引入了气相色谱理论而迅速发展起来的，与经典液相色谱法的区别是填料颗粒小而且均匀，小颗粒具有高柱效，但会引起高阻力，需用高压输送流动相，故又称高压液相色谱法（high pressure liquid chromatography，HPLC），又因其分析速度快而被称为高速液相色谱法（high speed liquid chromatography，HSLP），也称现代液相色谱。

二、色谱法分析技术的特点和优点

1. 分离效率高

能在短时间内分离和分析组分复杂、难以分离的混合物。

2. 检测灵敏度高

不经过预处理可以直接检测纳克（ng）级的微量物质。如果采用预处理技术，甚至检测重量可以达到皮克（pg）级。

3. 选择性好

通过选择合适的分离模式和检测方法，可以分离或检测性质极为相似的物质。

4. 分析速度快

一般可在数分钟至数十分钟的时间内完成一个复杂样品的分析。

5. 应用范围广

分析对象可以是有机或无机样品、气态或液态样品。

6. 易于自动化

现在的色谱仪器已经实现从样品上机检测到数据分析的全自动化操作。

三、色谱法的分类

按两相的物理状态可分为气相色谱法（GC）和液相色谱法（LC）。气相色谱法适用于分离挥发性化合物。GC根据固定相不同又可分为气固色谱法（GSC）和气液色谱法（GLC），其中以GLC应用最广。液相色谱法适用于分离低挥发性、非挥发性或热稳定性差的物质。LC同样可分为液固色谱法（LSC）和液液色谱法（LLC）。此外还有超临界流体色谱法（SFC），它以超临界流体（界于气体和液体之间的一种物相）作为流动相（常用CO_2），因其扩散系数大且能很快达到平衡，故分析时间短，特别适用于手性化合物的拆分。按原理可分为吸附色谱法（AC）、分配色谱法（DC）、离子交换色谱法（IEC）、排阻色谱法（EC），又称分子筛、凝胶过滤（GFC）、凝胶渗透色谱法（GPC）和亲和色谱法；按操作形式可分为纸色谱法（PC）、薄层色谱法（TLC）和柱色谱法。

四、色谱检测的常用术语

1. 保留时间（t_R）

保留时间是指被检测样品组织成分从进样到柱后出现浓度最大值所需要的时间。

2. 保留体积（V_R）

保留体积是指从进样到柱后出现被测样品组织成分浓度最大值时所通过载气的体积。它是保留时间乘以体积流速。

3. 死时间（t_M）

死时间是指不被固定相溶解或吸附的气体（如空气或甲烷）从进样开始到柱后出现浓度最大值时所需的时间。

4. 死体积（V_M）

死体积是指由进样器至检测器的流路中未被固定相占有的空间体积，包括进样器至色谱柱导管的空间、色谱柱中固定相颗粒间间隙、柱出口导管及检测器空间体积的总和。

5. 调整保留时间（t'_R）

调整保留时间是指扣除死时间的保留时间。在确定的实验条件下，调整保留时间决定于检测样品组织成分的性质。$t'_R = t_R - t_M$。

6. 调整保留体积（V'_R）

调整保留体积是指扣除死体积的保留体积。$V'_R = V_R - V_M$

7. 体积流速

用柱参数可以将体积流速 Fc 表示为：

$$Fc = (\pi d^2/t_M)\varepsilon L$$

上式中，d 为柱内径，L 为柱长，ε 为柱填充的总孔隙率。

8. 流动相的速度

流动相的平均线速度（U）是指无保留溶质通过柱子所需的时间：$U = L/t_M$。

9. 谱带不对称

峰或者拖尾因子 TF 被定义为特定峰高时峰半宽的比，常常位于 10% 的峰高处。

$$TF = b/a$$

上式中，a 为前半峰的长度；b 为后半峰的长度。

10. 分离度（Rs）

分离度是指两个相邻谱带的分离程度，可定义为两相邻峰（或者峰中心）之间的距离除以平均谱带宽度。

11. 分离数（Tz）

分离数是指柱的分离效能。理论上它是两个相邻的正构烷烃同系物之间可以容纳峰的数量。

12. 基线

基线是指在实验操作条件下色谱柱后没有组分流出时的流出曲线。稳定的基线应该是一条平行于横轴的直线。

13. 色谱峰

色谱峰是指组分流经检测器时响应的连续信号产生的曲线上的突起部分。正常色谱峰近似于对称形正态分布曲线（高斯曲线）。不对称色谱峰有前延峰（leading peak）和拖尾峰（tailing peak）两种，前者少见。

14. 拖尾因子（tailing factor，T）

拖尾因子也称为对称因子或不对称因子，用以衡量色谱峰的对称性。《中国药典》规

定 T 应为 $0.95 \sim 1.05$。$T < 0.95$ 为前延峰，$T > 1.05$ 为拖尾峰。

15. 峰底

峰底是指基线上峰的起点至终点的距离。

16. 峰高（h）

峰高是指从基线到峰最大值的距离。

17. 峰宽（peak width，W）

峰宽是指从峰两侧拐点处所作两条切线与基线的两个交点间的距离。

18. 半峰宽（peak width at half-height，$W_{h/2}$）

半峰宽是指峰高一半处的峰宽。

19. 峰高乘以半峰宽

峰高乘以半峰宽这种测量方法是基于假定理想高斯峰为三角形的情况下。在峰底画基线，测量峰高。将测量尺置于峰半高处，并平行于基线，测此处的峰宽。分布曲线下的面积则是蜂高乘以半峰宽。

20. 色谱图（chromatogram）

色谱图是指样品流经色谱柱和检测器所得到的信号-时间曲线，又称为色谱流出曲线（elution profile）。

21. 噪音

噪音是指基线信号的波动。噪音通常因电源接触不良或瞬时过载、检测器不稳定、流动相含有气泡或色谱柱被污染所致。

22. 漂移

基线随时间的缓缓变化被称为漂移。漂移主要由于操作条件如电压、温度、流动相及流量的不稳定所引起，柱内的污染物或固定相不断被洗脱下来也会产生漂移。

23. 标准偏差（standard deviation，σ）

标准偏差是指正态分布曲线 $x = \pm 1$ 时（拐点）的峰宽之半。正常峰的拐点在峰高的 0.607 倍处。标准偏差的大小说明组分在流出色谱柱过程中的分散程度。σ 小，说明分散程度小、极点浓度高、峰形瘦、柱效高；反之，σ 大，说明峰形胖、柱效低。

24. 峰面积（peak area，A）

峰面积是指峰与峰底所包围的面积。

25. 理论塔板数（theoretical plate number，N）

理论塔板数用于定量表示色谱柱的分离效率（简称柱效）。N 的大小取决于固定相的种类、性质（粒度、粒径分布等）、填充状况、柱长、流动相的种类和流速及测定柱效所用物质的性质。

N 为常量时，W 随 t_R 成正比例变化。在一张多组分色谱图上如果各组分含量相当，则后洗脱的峰比前面的峰要逐渐加宽，峰高则逐渐降低。

用半峰宽计算理论塔数比用峰宽计算更为方便和常用，因为半峰宽更易准确测定，尤其是对稍有拖尾的峰。

N 与柱长成正比，柱越长，N 越大。用 N 表示柱效时应注明柱长，如果未注明，则表示柱长为 1 米时的理论塔板数。一般 HPLC 柱的 N 在 1 000 以上。

26. 分配系数（distribution coefficient，K）

分配系数是指在一定温度下，化合物在两相间达到分配平衡时在固定相与流动相中的浓度之比。分配系数与组分、流动相和固定相的热力学性质有关，也与温度和压力有关。在不同的色谱分离机制中，K 有不同的概念。吸附色谱法中 K 为吸附系数，离子交换色谱法中 K 为选择性系数（或称交换系数），凝胶色谱法中 K 为渗透参数。一般情况下可用分配系数来表示。在条件（流动相、固定相、温度和压力等）一定、样品浓度很低时，K 只取决于组分的性质，而与浓度无关。这只是理想状态下的色谱条件，在这种条件下得到的色谱峰为正常峰。在许多情况下，随着浓度的增大，K 减小，这时色谱峰为拖尾峰；而有时随着溶质浓度的增大，K 也增大，这时色谱峰为前延峰。因此，只有尽可能减少进样量，使组分在柱内浓度降低，K 恒定时才能获得正常峰。在同一色谱条件下，样品中 K 值大的组分在固定相中的滞留时间长，后流出色谱柱；K 值小的组分则滞留时间短，先流出色谱柱。混合物中各组分的分配系数相差越大，越容易分离。因此，混合物中各组分的分配系数不同是色谱分离的前提。在 HPLC 中，固定相确定后，K 主要受流动相性质的影响。实践中，主要靠调整流动相的组成配比及 pH 来获得组分间的分配系数差异及适宜的保留时间，从而达到分离的目的。

27. 容量因子（capacity factor，k）

容量因子是指化合物在两相间达到分配平衡时在固定相与流动相中的量之比。容量因子也被称为质量分配系数。

28. 分离度（resolution，R）

分离度也叫分辨率，是指相邻两峰的保留时间之差与平均峰宽的比值，表示相邻两峰的分离程度。《中国药典》规定 R 应大于 1.5。

提高分离度有三种途径：① 增加塔板数。方法之一是增加柱长，但这样会延长保留时间、增加柱压。更好的方法是降低塔板高度，提高柱效。② 增加选择性。具体方法是改变流动相的组成及 pH、改变柱温、改变固定相。③ 改变容量因子。改变容量因子是最容易的方法，可以通过调节流动相的组成来实现。

五、色谱柱的维护

新的色谱柱在使用之前都应该在使用者自己的液相色谱仪上进行性能测试，即用色谱柱附带的检验报告上测试条件和样品来测定该色谱柱的柱效。每次使用色谱柱时，都应该花足够的时间来平衡色谱柱，这样可以在检测和分离样本时得到更令人满意的结果，并且可以延长色谱柱的使用寿命。平衡过程中要缓慢地提高流速，用流动相平衡色谱柱直到获得稳定的基线。

六、色谱分离的分类和原理

高效液相色谱法按分离机制的不同可分为液固吸附色谱法、液液分配色谱法（正相与反相）、离子交换色谱法、离子对色谱法及分子排阻色谱法。

1. 液固吸附色谱法

液固吸附色谱法使用的是固体吸附剂，被分离组分在色谱柱上的分离原理是根据固定相对组分吸附力大小的不同而分离。分离过程是一个吸附与解吸附的平衡过程。常用的吸附剂为硅胶或氧化铝，粒度 5～10 μm。该法适用于分离分子量为 200～1 000 道尔顿的组分，多用于非离子型化合物（分离离子型化合物易产生拖尾），常用于分离同分异构体。

2. 液液分配色谱法

液液分配色谱法使用的是将特定的液态物质涂于担体表面或通过化学键合于担体表面而形成的固定相，分离原理是根据被分离的组分在流动相和固定相中的溶解度不同而分离。分离过程是一个分配平衡过程。液液分配色谱法按固定相和流动相的极性不同可分为正相色谱法（NPC）和反相色谱法（RPC）两个类型。

涂布式固定相应具有良好的惰性；流动相必须预先用固定相饱和，以减少固定相从担体表面流失。温度的变化和不同批号流动相的区别常引起柱子的变化。另外，流动相中存在的固定相也使样品的分离和收集复杂化。由于涂布式固定相很难避免固定液流失，现在已很少采用。现在多采用的是化学键合固定相，如 C18、C8、氨基柱、氰基柱和苯基柱。

2.1 正相色谱法

采用极性固定相（如聚乙二醇、氨基与腈基键合相），流动相为相对非极性的疏水性溶剂（烷烃类，如正己烷、环己烷），常加入乙醇、异丙醇、四氢呋喃、三氯甲烷等，以调节组分的保留时间。该法常用于分离中等极性和极性较强的化合物，如酚类、胺类、羰基类及氨基酸类等。

2.2 反相色谱法

一般用非极性固定相（如 C18、C8），流动相为水或缓冲液，常加入甲醇、乙腈、异丙醇、丙酮、四氢呋喃等与水互溶的有机溶剂，以调节保留时间。该法适用于分离非极性和极性较弱的化合物。反相色谱法在现代液相色谱中应用最为广泛，据统计它占整个 HPLC 应用的 80% 左右。

3. 离子交换色谱法

该色谱法的固定相是离子交换树脂，常用苯乙烯与二乙烯交联形成的聚合物骨架，在表面末端芳环上接上羧基、磺酸基（阳离子交换树脂）或季氨基（阴离子交换树脂）。被分离组分在色谱柱上的分离原理是树脂上带电离子与流动相中具有相同电荷的离子及被测组分的离子进行可逆交换，根据各离子与离子交换基团具有不同的电荷吸引力而分离。

缓冲液常用作离子交换色谱的流动相。被分离组分在离子交换柱中的保留时间除跟组分离子与树脂上的离子交换基团作用强弱有关外，还受流动相的 pH 和离子强度的影响。pH 可改变化合物的解离程度，进而影响其与固定相的作用。流动相的盐浓度越大，则离子强度越高，不利于样品的解离，导致样品较快流出。离子交换色谱法主要用于分析有机酸、氨基酸、多肽及核酸。

4. 离子对色谱法

离子对色谱法又称偶离子色谱法，是液液色谱法的分支。它是根据被测组分离子与试剂离子形成中性的离子对化合物后，在非极性固定相中溶解度增大，从而使其分离效果改善。该法主要用于分析离子强度大的酸碱物质。

分析碱性物质常用的离子对试剂为烷基磺酸盐，如戊烷磺酸钠和辛烷磺酸钠等。另外，高氯酸、三氟乙酸也可与多种碱性样品形成很强的离子对。分析酸性物质常用四丁基季铵盐，如四丁基溴化铵、四丁基铵磷酸盐。

离子对色谱法常采用 ODS 柱（即 C18），流动相为甲醇 – 水或乙腈 – 水，水中加入 3~10 mmol/L 的离子对试剂，在一定的 pH 范围内进行分离。被测组分与离子对性质和浓度、流动相组成、pH 及离子强度有关。

5. 分子排阻色谱法

分子排阻色谱法使用的固定相是有一定孔径的多孔性填料，流动相是可以溶解样品的溶剂。小分子量的化合物可以进入孔中，滞留时间长；大分子量的化合物不能进入孔中，直接随流动相流出。该法的分离原理是利用分子筛对分子量大小不同的各组分排阻能力的差异而完成分离。该法常用于分离高分子化合物，如组织提取物、多肽、蛋白质和核酸等。

第九节　高效液相色谱技术

高效液相色谱（HPLC）系统一般由输液泵、进样器、色谱柱、检测器、数据记录及处理装置等组成，其中输液泵、色谱柱和检测器是关键部件。有的仪器还有梯度洗脱装置、在线脱气机、自动进样器、预柱或保护柱、柱温控制器等，现代 HPLC 仪还有微机控制系统，进样自动化仪器控制和数据处理。制备型 HPLC 仪还备有自动馏分收集装置。

一、输液泵的构造和性能

输液泵是 HPLC 系统中最重要的部件之一。泵的性能好坏可直接影响整个系统的质量和分析结果的可靠性。输液泵应具备如下性能：① 流量稳定，其相对标准差（relative standard deviation，RSD）应小于 0.5%，这对定性定量的准确性至关重要。② 流量范围宽。分析型应在 0.1~10 mL/min 范围内连续可调，制备型应能达到 100 mL/min。③ 输出压力高，一般应能达到 150~300 kg/cm^2。④ 液缸容积小。⑤ 密封性能好，耐腐蚀。

二、进样器

目前使用较多的进样器是六通进样阀或自动进样器。进样装置要求：密封性好，死体积小，重复性好，保证中心进样，进样时对色谱系统的压力和流量影响小。

三、色谱柱

色谱是一种分离分析手段，分离是核心，因此担负分离作用的色谱柱是色谱系统的心脏。对色谱柱的要求是柱效高、选择性好、分析速度快等。市售的用于 HPLC 分析的各种微粒填料有多孔硅胶和以硅胶为基质的键合相、氧化铝、有机聚合物微球（包括离子交换树脂）、多孔碳等，其粒度一般为 3、5、7、10 μm 等，柱效理论值每米可达 5 万至 16 万。对于一般的分析只需 5 000 塔板数的柱效；对于同系物分析，只要 500 即可；对于较难分离的物质，则可采用高达 2 万的柱子，因此一般 10~30 cm 的柱长就能满足复杂混合物分析的需要。

柱效往往受柱内外因素的影响，为使色谱柱达到最佳效率，除柱外死体积要小外，还要有合理的柱结构（尽可能减少填充床以外的死体积）及装填技术。即使是最好的装填技术，在柱中心部位和沿管壁部位的填充情况也是不一样的。靠近管壁的部位比较疏松，易产生沟流，流速较快，影响冲洗剂的流形而使谱带加宽，这就是管壁效应。这种管壁区大约是从管壁向内算起 30 倍粒径的厚度。在一般的液相色谱系统中，柱外效应对柱效的影响远远大于管壁效应。

四、检测器

检测器是 HPLC 仪的三大关键部件之一。其作用是把洗脱液中组分的量转变为电信号。HPLC 的检测器要求灵敏度高、噪音低（即对温度、流量等外界变化不敏感）、线性范围宽、重复性好和适用范围广。

五、数据处理和计算机控制系统

计算机技术的广泛应用使 HPLC 操作更加快速、简便、准确、精密和自动化，现在已可在互联网上远程处理数据。计算机的用途包括以下三个方面：① 采集、处理和分析数据；② 控制仪器；③ 色谱系统优化和专家系统。

六、恒温装置

在 HPLC 仪中，色谱柱及某些检测器都要求能准确地控制工作环境温度，柱子的恒温精度要求为 ±（0.1～0.5）℃，检测器的恒温要求则更高。

温度对溶剂的溶解能力、色谱柱的性能和流动相的黏度都有影响。一般来说，温度升高可提高溶质在流动相中的溶解度，从而降低其分配系数 K，但对分离选择性影响不大。温度升高还可使流动相的黏度降低，从而改善传质过程并降低柱压，但温度太高易使流动相产生气泡。

色谱柱的不同工作温度对保留时间和相对保留时间都有影响。在凝胶色谱中使用软填料时，温度会引起填料结构的变化，对分离有影响；但使用硬质填料则影响不大。

总的说来，在液固吸附色谱法和化学键合相色谱法中温度对分离的影响并不显著，通常实验在室温下进行操作。在液固色谱分析中，有时将极性物质（如缓冲剂）加入流动相中以调节其分配系数，这时温度对保留值的影响很大。

不同的检测器对温度的敏感度不一样。一般在紫外检测器温度波动超过 ±0.5 ℃时，就会造成基线漂移起伏。示差折光检测器的灵敏度和最小检出量常取决于温度控制精度，因此须控制在 ±0.001 ℃左右，微吸附热检测器也要求在 ±0.001 ℃以内。

七、固定相和流动相

在色谱分析中，如何选择最佳的色谱条件以实现最理想分离是色谱工作者的重要工作，也是用计算机实现 HPLC 分析方法建立和优化的任务之一。

1. 基质（固定相）

HPLC 填料可以是陶瓷性质的无机物基质，也可以是有机聚合物基质。无机物基质主要是硅胶和氧化铝。无机物基质刚性大，在溶剂中不容易膨胀。有机聚合物基质主要有交联苯乙烯-二乙烯苯、聚甲基丙烯酸酯。有机聚合物基质刚性小、易压缩，溶剂或溶质容易渗入有机基质中导致填料颗粒膨胀，结果造成传质减少，最终使柱效降低。

1.1 基质的种类

① 硅胶：是 HPLC 填料中最普遍的基质。它除了具有高强度外，还提供一个表面，可以通过成熟的硅烷化技术键合上各种配基，制成反相、离子交换、疏水作用、亲水作用或分子排阻色谱用填料。硅胶基质填料适用于广泛的极性和非极性溶剂。其缺点是在碱性水溶性流动相中不稳定，因此硅胶基质的填料推荐的常规 pH 范围为 2～8。

② 氧化铝：具有与硅胶相同的良好物理性质，也能耐受较大的 pH 范围。氧化铝也是刚性的，不会在溶剂中收缩或膨胀。与硅胶不同的是，氧化铝键合相在水性流动相中不稳定。不过现在已经出现了在水相中稳定的氧化铝键合相，并显示出优良的 pH 稳定性。

③ 聚合物：以高交联度的苯乙烯-二乙烯苯或聚甲基丙烯酸酯为基质的填料是用于普通压力下的 HPLC，它们的压力限度比无机填料低。苯乙烯-二乙烯苯基质疏水性强。使用任何流动相，在整个 pH 范围内稳定，可以用 NaOH 或强碱来清洗色谱柱。甲基丙烯酸酯基质本质上比苯乙烯-二乙烯苯疏水性更强，但它可以通过适当的功能基质修饰变成亲水性的。这种基质不如苯乙烯-二乙烯苯那样耐酸碱，但也可以承受在 pH13 的条件下反复冲洗。

所有聚合物基质在流动相发生变化时都会出现膨胀或收缩。用于 HPLC 的高交联度聚合物填料的膨胀和收缩要有限制。溶剂或小分子容易渗入聚合物基质中，因为小分子在聚合物基质中的传质比在陶瓷性基质中慢，所以造成小分子在这种基质中柱效低。对于像蛋白质或合成的高聚物这样的大分子，聚合物基质的效能比得上陶瓷性基质。因此，聚合物基质广泛用于分离大分子物质。

1.2 基质的选择

硅胶基质的填料被广泛用于 HPLC 分析，尤其是小分子量的被分析物；聚合物填料用于大分子量的被分析物质，主要用来制成分子排阻和离子交换柱。

2. 化学键合固定相

将有机功能团通过化学反应共价键键合到硅胶表面的游离羟基上而形成的固定相被称为化学键合相。这类固定相的突出特点是耐溶剂冲洗，并且可以通过改变键合相有机功能团的类型来改变分离的选择性。

2.1 键合相的性质

化学键合相广泛采用微粒多孔硅胶为基体，用烷烃二甲基氯硅烷或烷氧基硅烷与硅胶表面的游离硅醇基反应，形成 Si-O-Si-C 键形的单分子膜而制得。硅胶表面的硅醇基密度约为 5 个/纳米^2，由于空间位阻效应（不可能将较大的有机功能团键合到全部硅醇基上）和其他因素的影响，有 40%~50% 的硅醇基未反应。

残余的硅醇基对键合相的性能有很大影响，特别是对非极性键合相，它可以减小键合相表面的疏水性，对极性溶质（特别是碱性化合物）产生次级化学吸附，从而使保留机制复杂化（使溶质在两相间的平衡速度减慢，降低了键合相填料的稳定性，从而使碱性组分的峰形拖尾）。为尽量减少残余硅醇基，一般在键合反应后要用三甲基氯硅烷（TMCS）等进行钝化处理（称为封端或封尾、封顶，end-capping），以提高键合相的稳定性。pH 对以硅胶为基质的键合相的稳定性有很大的影响，一般来说，硅胶键合相应的 pH 范围为 2~8。

2.2 键合相的种类

化学键合相按键合功能团的极性分为极性键合相和非极性键合相两种。

常用的极性键合相主要有氰基（-CN）、氨基（-NH$_2$）和二醇基（DIOL）键合相。极性键合相常用作正相色谱，混合物在极性键合相上的分离主要是基于极性键合基团与溶质分子间的氢键作用，极性强的组分保留值较大。极性键合相有时也可作为反相色谱的固定相。

常用的非极性键合相主要有各种烷基（C1~C18）苯基和苯甲基等，其中以 C18 应用最广。非极性键合相的烷基链长对样品容量、溶质的保留值和分离选择性都有影响。一般来说，样品容量随烷基链长增加而增大，且长链烷基可使溶质的保留值增大，并常常可改善分离的选择性。但短链烷基键合相具有较高的覆盖度,分离极性化合物时可得到对称性较好的色谱峰。苯基键合相与短链烷基键合相的性质相似。另外,C18柱稳定性较高,这是由于长的烷基链保护了硅胶基质的缘故。但是C18基团空间体积较大,使有效孔径变小,分离大分子化合物时柱效较低。

2.3 固定相的选择

分离中等极性和极性较强的化合物可选极性键合相。氰基键合相对双键异构体或含双键数不等的环状化合物的分离有较好的选择性。氨基键合相具有较强的氢键结合能力,对某些多功能团化合物如甾体、强心苷等有较好的分离能力;氨基键合相上的氨基能与糖类分子中的羟基产生选择性相互作用,故被广泛用于糖类的分析,但它不能用于分离羰基化合物,如甾酮和还原糖等,因为它们之间会发生反应生成Schiff碱。二醇基键合相适用于分离有机酸、甾体和蛋白质。

分离非极性和极性较弱的化合物可选非极性键合相。利用特殊的反相色谱技术,例如反相离子抑制技术和反相离子对色谱法等,非极性键合相也可用于分离离子型或可离子化的化合物。二甲基十八烷基氯化硅烷(octadecyl silane,ODS)是应用最为广泛的非极性键合相,对各种类型的化合物都有很强的适应能力。短链烷基键合相能用于极性化合物的分离,而苯基键合相适用于分离芳香化合物。另外,有些国家的药典对色谱法规定较严,规定了柱的长度、填料的种类和粒度,填料分类也较详细,这样色谱图易于重现。

3. 流动相

3.1 流动相的性质要求

一个理想的液相色谱流动相溶剂应具有低黏度、与检测器兼容性好、易于得到纯品和低毒性等特征。选好填料(固定相)后,强溶剂使溶质在填料表面的吸附减少,相应的容量因子 k 降低;而较弱的溶剂使溶质在填料表面吸附增加,相应的容量因子 k 升高。因此,k 值是流动相组成的函数。塔板数 N 一般与流动相的黏度成反比。所以,选择流动相时应考虑以下几个方面:

① 流动相应不改变填料的任何性质。低交联度的离子交换树脂和排阻色谱填料遇到某些有机相可能会膨胀或收缩,从而改变色谱柱填床的性质。碱性流动相不能用于硅胶柱系统;酸性流动相不能用于氧化铝、氧化镁等吸附剂的柱系统。

② 纯度。色谱柱的寿命与大量流动相通过有关,特别是当溶剂所含杂质在柱上积累时。

③ 必须与检测器匹配。使用 UV 检测器时,所用流动相在检测波长下应没有吸收或吸收很少。当使用示差折光检测器时,应选折光系数与样品差别较大的溶剂作为流动相,以提高灵敏度。

④ 黏度要低(应 <2 cps)。高黏度溶剂会影响溶质的扩散、传质,降低柱效,而且还会使柱压增加,使分离时间延长。

⑤ 流动相对样品的溶解度要适宜。如果溶解度欠佳,样品会在柱头沉淀,不仅影响了纯化分离,而且会使柱子恶化。

⑥ 样品易于回收。应选用挥发性溶剂。

3.2 流动相的选择

在化学键合相色谱法中，溶剂的洗脱能力直接与它的极性相关。在正相色谱中，溶剂的强度随极性的增强而增加；在反相色谱中，溶剂的强度随极性的增强而减弱。

正相色谱的流动相通常采用烷烃加适量极性调整剂。反相色谱的流动相通常以水作为基础溶剂，再加入一定量能与水互溶的极性调整剂，如甲醇、乙腈和四氢呋喃等。

3.3 流动相的 pH 值

采用反相色谱法分离弱酸（$3 \leqslant pH \leqslant 7$）或弱碱（$7 \leqslant pH \leqslant 8$）样品时，通过调节流动相的 pH 值，以抑制样品组分的解离，增加组分在固定相上的保留，并改善峰形的技术，称为反相离子抑制技术。

3.4 流动相的贮存

流动相一般贮存于玻璃、聚四氟乙烯或不锈钢容器内，不能贮存在塑料容器中。因为许多有机溶剂如甲醇、乙酸等可浸出塑料表面的增塑剂，导致溶剂被污染，这种被污染的溶剂如用于 HPLC 系统，可能造成柱效降低。贮存容器一定要盖严，以防止溶剂挥发引起组成变化，也可防止氧和二氧化碳溶入流动相。

磷酸盐、乙酸盐缓冲液很易霉变，应尽量新鲜配制使用，不要贮存。如果确需贮存，可在冰箱内冷藏，并在 3 天内使用，用前应重新滤过。容器应定期清洗，特别是用于盛水、缓冲液和混合溶液的容器，以除去底部的杂质沉淀和可能生长的微生物。因为甲醇有防腐作用，所以盛甲醇的容器无此现象。

八　HPLC 用水

HPLC 应用中要求超纯水，如检测器基线的校正和反相柱的洗脱。

九　污染

进行 HPLC、GC、电泳和荧光分析，或在涉及组织培养时，防止有机物污染是非常重要的环节，需要引起重视。

十、HPLC 技术的应用

1. 样品测定

1.1 流动相比例调整

每次开检新品种时都须调整流动相，一般调至主峰保留时间为 5~15 分钟。建议第一次检验时少量配制流动相，以免浪费。弱电解质的流动相其重现性更不容易达到，应注意充分平衡柱。

1.2 用于样品配制的溶剂和容器

塑料容器常含有高沸点的增塑剂，可能释放到样品液中造成污染，而且还会吸附某些药物，引起分析误差。某些药物特别是碱性药物会被玻璃容器表面吸附，影响样品中药物的定量回收，因此必要时应将玻璃容器进行硅烷化处理。

1.3 记录时间

第一次测定时应先将空白溶剂、对照品溶液及供试品溶液各进一针并尽量收集较长时间（如 30 分钟以上）的图谱，以便确定样品中被分析组分峰的位置、分离度、理论板数以及是否还有杂质峰在较长时间内才洗脱出来，确定是否会影响主峰的测定。

1.4 进样量

药品标准中常标明注入 10 μL，而目前多数 HPLC 系统采用定量环（10 μL、20 μL 和

50 μL)，因此应注意进样量是否一致。(可改变样液浓度。)

1.5 计算

有些对照品标示含量的方式与样品标示量不同，有些是复合盐，有些含水量不同，有些是盐基不同，还有些是采用有效部位标示，检验时应注意。

2. 方法研究

2.1 波长的选择

首先在可见紫外分光光度计上测量样品液的吸收光谱，以选择合适的测量波长（如最灵敏的测量波长）并避开其他物质的干扰。从紫外光谱中还可大体知道在 HPLC 中的响应值，例如吸收度小于 0.5 时，HPLC 测定的面积将会很小。

2.2 流动相的选择

尽量采用不是弱电解质的甲醇-水流动相。

第三章
体外细胞培养技术

细胞培养是指将从机体组织分离和纯化的细胞置于模拟机体内环境条件下,使其生长繁殖,并维持其结构和功能的技术。体外培养的细胞在特定条件下既保持着与体内生长的细胞基本相同的结构和功能,同时又存在一定的差异。首先,由于在体细胞生活在一个有机的整体之中,其生理功能受到神经体液调节和细胞间的相互作用;而体外细胞生存在一个人为制造的相对稳定的环境,其分化能力将逐渐减弱且其功能和形态趋于单一化。其次,在细胞培养过程中,细胞增殖达到一定密度后需要进行传代,而每次传代以后细胞的生长和增殖过程都会发生一些变化。上述这些情况都使得体外培养的细胞与体内细胞有多个不同的特点。体外细胞与在体细胞间存在差异,其研究意义就在于它离体后仍然与在体细胞所携带的基因等生物学特征完全相同,因此它能够表现出许多与在体细胞相同的性状。而其不同性状也是由于环境改变造成基因的关闭或开启所致,在提供相应的条件后细胞仍可表现出与体内细胞相同的性状,因而在一定程度上代表了在体细胞的特性。

第一节 细胞培养的基本知识

一、细胞培养所需实验设备及仪器

细胞培养是一种无菌技术,在操作过程中避免污染是很重要的一个环节。因此,细胞培养通常需要有专门的无菌室、配套的超净工作台和无菌培养箱等设备。

1. 无菌操作室

无菌操作室是细胞培养最为理想的设备,通常包括缓冲间和操作间两个部分。室内均需要安装紫外灯进行消毒灭菌,同时需要安装空气换气和过滤装置,以保证室内正压且流经的空气可以滤过无菌。无菌操作时,实验物品需要进行消毒灭菌,实验人员需要穿戴无菌衣帽并进行手部消毒后戴无菌手套。操作过程中实验人员要坚持无菌观念和注意自我保护,实验结束后需要整理操作台并打开紫外灯消毒。

2. 超净台

超净台是进行细胞培养工作的重要设施,使用超净台前要认真地消毒,使用过程中要启动通风装置。通常细胞培养的所有操作均在超净台上进行。

3. 消毒灭菌装置

根据所需消毒物品的不同,多选择高压蒸汽灭菌装置或干热灭菌装置。

4. 细胞培养用水

目前大多使用专用设备制备的三蒸水作为细胞培养用水。

5. 二氧化碳培养箱

进行体外细胞培养通常需要使用一定浓度的二氧化碳气体,以保持细胞培养环境在适宜的 pH 范围。

6. 恒温水浴箱

恒温水浴箱主要用于对实验物品进行加热。

7. 液氮装置

液氮装置主要用于细胞组织等的超低温冻存。

8. 低温保存设备

实验室需要配备的低温保存设备包括普通冰箱和超低温冰箱。

9. 离心设备

离心设备包括高速及超速低温离心机两种，根据需要使用。

10. 图像检测系统

实验室需要配备的图像检测系统包括普通显微镜、立体显微镜、倒置显微镜、荧光显微镜、图像拍摄及分析系统。

二、细胞培养液的配制

细胞培养液主要包括平衡液、培养基以及常用试剂三种，是细胞培养各项操作过程中所需的基本溶液。

1. 平衡盐溶液

实验室最常用的平衡盐溶液是磷酸盐缓冲液（phosphate buffered solution，PBS）。PBS溶液的配制：取氯化钠 8 g、氯化钾 0.2 g、磷酸氢二钠 1.44 g、磷酸二氢钾 0.24 g，溶解于 800 mL 三蒸水中并用盐酸调整 pH 值为 7.4，然后加三蒸水定容至 1 000 mL，即制备成 0.01 mol/L 的 PBS 溶液。新制备的 PBS 溶液经高压灭菌后在室温下保存。

2. 细胞培养基

细胞培养基中含有多种营养成分，是细胞获得营养物质的主要来源。此外，培养基是细胞培养液组成的主要成分，可维持细胞的生存环境。目前最常用的细胞培养基是动物血清，其中小牛血清的应用最为普遍。使用血清的优点在于血清本身含有多种细胞活性物质，能有效地促进细胞的增殖和生长。

三、细胞培养基本步骤

1. 细胞的取材及接种

在无菌条件下采用特定的方法从机体中提取出某种组织细胞并接种到培养皿中的过程，称为取材。原代培养是指从机体取出的组织细胞的首次培养。肾组织细胞的培养包括肾小球系膜细胞、脏层上皮细胞、内皮细胞、肾小管上皮细胞和肾间质成纤维细胞等各种细胞的培养，其来源包括各种动物肾组织、胎肾及人的正常肾组织。在取材过程中应注意保持无菌（即避免污染），可以将组织置于含青霉素、链霉素、两性霉素的培养液中浸泡后再进行操作。

2. 细胞的鉴定

体外培养的原代细胞需要进行鉴定。首先，应使用光学显微镜及电子显微镜观察其形态及结构。其次，采用免疫细胞化学染色方法进行一系列相应的特异性检测，以确定细胞的性质。

3. 细胞的分装、培养及传代

取材后应将细胞按一定浓度稀释后置于培养皿中，此过程被称为分装。其浓度应根据细胞的不同种类而定。将分装好的细胞置于37 ℃、5%的二氧化碳培养箱中进行培养。一般情况下2～3天后换液，1周左右细胞保持稳定生长即可用于实验研究。传代是指将原代细胞用胰酶消化，使其从培养皿脱落后加入细胞生长液，充分吹打形成单细胞悬液，分装。在分装好的单细胞中加入培养基，使细胞在培养箱中生长并定期换液，持续用于实验研究。

4. 细胞的冻存与复苏

由于在超低温（-80 ℃）状态下酶失去活性，细胞处于静止代谢状态，可以长期保存。需要对细胞进行保种或者运输时，可将细胞冻存在液氮中无限期保存。冻存的具体操作方法如下：① 常规换液。② 用细胞消化液消化后加入细胞保护剂，保持一定的细胞浓度。③ 将细胞悬液加入无菌冻存管。④ 对冻存管进行标记后逐渐放入液氮中。放入速度要适当，不可太快或太慢，以减少细胞损伤。

细胞复苏时，将冻存管从液氮中快速取出，放置在37 ℃恒温水浴中使其快速溶解，将细胞移至离心管中并加入培养液，低速离心后去掉上清，移入培养皿中加培养液培养。

第二节 各种肾脏细胞的培养

需要进行细胞培养的肾脏细胞主要包括肾小球系膜细胞、肾小管上皮细胞、肾小球上皮细胞（足细胞）和肾间质成纤维细胞等。近年来，国内外多个顶级科研机构均建立了可购买的细胞库和细胞资源中心，提供多种来源的高质量细胞株，可以减少动物使用量和取材过程带来的污染。下面分别对各种肾脏细胞的细胞分离、接种、鉴定及培养过程进行阐述。

一、肾小球系膜细胞

1. 取材目的

肾小球系膜细胞及系膜基质主要定位于肾小球毛细血管襻间，具有支撑毛细血管及调控肾小球血流和调节细胞外基质代谢等多种作用。系膜细胞通过自身收缩及其产生的血管活性物质调控肾小球血流，通过吞噬及降解作用清除从血浆沉积于系膜区的大分子物质；通过分泌生长因子调节细胞外基质的合成和降解，参与系膜基质更新。在病理条件下，系膜细胞与其他肾脏组织细胞一样，既是疾病的受害者，也是直接参与者。它能通过自身细胞增殖及转分化，产生各种炎症介质、致纤维化物质及其抑制物而影响疾病的过程。系膜细胞的分离培养是肾小球结构和功能研究的重要组成部分。

2. 取材过程

在无菌条件下取新鲜肾脏组织，用4 ℃无菌生理盐水冲洗后剥离肾包膜，分离皮髓质，用剪刀将肾皮质剪成细条，放在80目不锈钢筛网上研磨，同时在网下收集肾小球及破碎细胞，置于150目筛网上冲洗后收集肾小球。然后将收集到的肾小球置于显微镜下观察确定，用胶原酶（200 U/mL）在37 ℃下消化30分钟，边消化边观察。再用10%的FBS + DMEM（或RPMI1640）培养基终止消化，置于离心机上离心后将肾小球置于培养瓶中孵育。

3. 细胞鉴定

3.1 倒置相差显微镜观察

在细胞株生长至50%融合时置于倒置相差显微镜下观察。镜下系膜细胞多呈纺锤状。

3.2 透射电镜观察

将培养的细胞离心沉淀后用2.5%的戊二醛固定1小时,用二甲砷酸钠缓冲液冲洗3次,1%的锇酸固定1小时,以0.1 mol/L的PBS冲洗3次,常规包埋,铅染,置电镜下观察。

3.3 免疫组化检测

将细胞中的培养液吸出检测,用PBS冲洗3次后用丙酮固定液固定。然后用小牛血清白蛋白封闭,采用ABC法进行抗体检测:抗平滑肌细胞和α-肌动蛋白阳性(α-SMA)。

二、肾小管上皮细胞

1. 取材目的

肾小管上皮细胞是肾脏重要的固有细胞,不仅具有重吸收和排泄功能,而且能够分泌众多的细胞因子、生长因子及炎症介质,在慢性肾脏病发生发展过程中均参与肾组织纤维化。肾小管上皮细胞的增殖、凋亡和再生与肾组织纤维化进程密切相关。因此,原代近曲肾小管上皮细胞培养技术是肾脏细胞生物学研究的重要组成部分。

2. 取材过程

2.1 实验动物的准备

SD大鼠,术前禁食至少8小时,手术当天再次精确称重。配制戊巴比妥钠溶液(浓度为1%~2%),按照戊巴比妥钠4 mg/kg体重的剂量腹腔注射麻醉大鼠。待大鼠麻醉后,使其仰卧并固定在手术台上,腹部去毛并消毒,沿腹正中线做纵向切口打开腹腔,腹主动脉插管,全身肝素化。注意手术后复苏过程中大鼠的呼吸变化。

2.2 细胞取材

① 灌注生理盐水,清洗肾脏直到肾脏变白为止。

② 观察到肾脏变软后,迅速放入冰浴缓冲液中。

③ 用无菌刀片仔细剥离肾皮质,加入缓冲液,移到离心管中。

④ 依次通过210 μm和80 μm筛网过滤后收集滤网上组织。

⑤ 生理盐水清洗,离心机1 000转/分离心10分钟。组织经离心后分层,利用PER-COLL分离液进行分离。

⑥ 在显微镜下观察各层组织,收集近曲肾小管上皮细胞层,加入含10%胎牛血清的培养基中并放置于孵箱中进行培养。

⑦ 在倒置显微镜下观察肾小管纯度达98%以上后,置于细胞培养箱中,约1周后即可见原代肾小管上皮细胞生长并融合成片。

3. 细胞鉴定

3.1 显微镜观察

一般在培养约12小时后在倒置显微镜下可以观察到细胞贴壁生长,肾小管上皮细胞体积较大,呈现多边的鹅卵石样。各个细胞紧密衔接,可见融合成片及复层生长。

3.2 免疫组化检测

采用间接免疫荧光染色法进行细胞鉴定。肾小管上皮细胞抗细胞角蛋白及抗角蛋白染色阳性。

三、肾小球内皮细胞

1. 取材目的

肾小球内皮细胞是肾组织重要的固有细胞,广泛参与了肾组织的炎症、增殖和硬化的发生。肾小球内皮细胞的进行性丢失是进展性肾病的特征性变化。掌握原代肾小球内皮细胞的体外培养技术对于解析肾脏病的发生和发展机制具有重要意义。

2. 取材过程

2.1 实验动物的准备

SD 大鼠，术前禁食至少 8 小时，手术当天再次精确称重。配制戊巴比妥钠溶液（浓度为 1%~2%），按照戊巴比妥钠 4 mg/kg 体重的剂量腹腔注射麻醉大鼠。待大鼠麻醉后，使其仰卧并固定在手术台上，腹部去毛并消毒，沿腹正中线做纵向切口打开腹腔，腹主动脉插管，全身肝素化。注意手术后复苏过程中大鼠的呼吸变化。

2.2 细胞取材

① 用 4 ℃ 生理盐水冲洗新鲜肾脏组织，剥离肾包膜，将肾皮质剪成碎块。

② 将研磨组织放入重叠不锈钢筛网（孔径分别为 250 μm、106 μm、75 μm）。

③ 在最上层筛网（250 μm）上用消毒针筒内芯轻压肾皮质，同时用冰生理盐水轻轻冲洗，滤入第二层筛网（106 μm）中。

④ 继续用生理盐水冲洗第二层筛网，同时轻研组织，滤入第三层筛网（75 μm）中。

⑤ 在第三层滤器上吸出少许组织，镜下观察，若只有纯净小球而几乎不含小管即可停止冲洗（肾小球纯度 >95%），收集此层组织放入离心管。

⑥ 低温离心机以 1 000 转/分的转速离心 10 分钟，离心结束弃去上清液并用胶原酶充分混匀后放入 37 ℃ 孵箱内 15 分钟，边消化边观察。肾小球从包曼氏囊中剥离后先终止消化，离心分离肾小球后继续置胶原酶中消化，以细胞散出但不破碎为度。

⑦ 用 10% 的胎牛血清培养基终止消化，低温离心机以 1 000 转/分的转速离心后将上清液移至其他离心管，以 1 500 转/分的转速离心 10 分钟，取沉淀混匀分散后加入培养液并在孵箱内培养。

3. 细胞鉴定

3.1 形态学鉴定

光镜下观察，可见生长活跃的内皮细胞体积中等，呈扁平的多边形、卵圆形或纺锤形，大小均匀；胞核清晰，多居中央，呈圆形和椭圆形；少部分细胞胞质形成细长突起，似毛细血管样；生长成片后的内皮细胞呈单层铺路石样镶嵌排列生长，并有接触抑制现象。

3.2 间接免疫荧光鉴定

抗凝血因子Ⅷ阳性。

四、肾间质成纤维细胞

1. 取材目的

成纤维细胞在肾间质纤维化的发生和发展中具有重要的调控作用。研究肾间质成纤维细胞的分离和培养技术对于阐明肾间质纤维化过程中成纤维细胞的分化、成熟和增殖非常重要。目前可以商业化购置培养良好的细胞株，直接进行培养并鉴定。

2. 取材过程

2.1 实验动物的准备

SD 大鼠，术前禁食至少 8 小时，手术当天再次精确称重。配制戊巴比妥钠溶液（浓度为 1%~2%），按照戊巴比妥钠 4 mg/kg 体重的剂量腹腔注射麻醉大鼠。待大鼠麻醉后，使其仰卧并固定在手术台上，腹部去毛并消毒，沿腹正中线做纵向切口打开腹腔，腹主动脉插管，全身肝素化。注意手术后复苏过程中大鼠的呼吸变化。

2.2 细胞取材

① 取肾脏，灌注生理盐水，清洗肾脏至肾脏变白为止。

② 将肾皮质部分剪成细条分别置于 100 目和 150 目钢筛上研磨。

③ 用生理盐水冲洗后于网筛上收集肾小管节段。将肾小管节段悬浮于培养液，在冰上静置后弃去上清液。

④ 重新置于 10% 的胎牛血清培养基并放入细胞培养箱中进行培养。

3. 细胞鉴定

3.1 显微镜观察

在倒置显微镜下观察，可见肾间质成纤维细胞呈梭形。

3.2 间接免疫荧光鉴定

抗 α-平滑肌肌动蛋白和波形蛋白阳性，抗细胞角蛋白及角蛋白染色为阴性。

五、足细胞培养

1. 取材目的

肾小球的主要生理功能是对血液的滤过作用，而肾小球滤过作用是通过肾小球基底膜构成的滤过屏障实现的。肾小球滤过屏障的结构基础包括毛细血管内皮细胞、肾小球基底膜和足细胞。足细胞是肾小球上皮细胞，足细胞之间的裂孔隔膜在肾小球滤过和慢性肾小球肾炎发病中十分重要，对于肾小球疾病和蛋白尿的形成发挥重要作用。因此，足细胞病理和生理机制研究有利于了解足细胞的病变特点和寻求有效的保护和治疗方法。

2. 取材过程

足细胞的取材较为困难，国内掌握此项技术的实验室较少。研究所用肾脏足细胞大多从生物公司购置或由其他实验室赠送。

3. 细胞鉴定

采用免疫组织化学方法进行足细胞膜功能蛋白（如 nephrin 和 WT-1 等）鉴定。

六、细胞转染

1. 转染目的

细胞转染技术是将纯化的含有靶基因的质粒 DNA 送入细胞内并表达相关遗传作用的研究。细胞转染方法有多种，根据不同的细胞可选用不同的方法，目的是达到较高的转染效率。

2. 转染过程

2.1 细胞传代

对需要转染的细胞用培养液培养，细胞生长至 70%~80% 融合后即进行传代。

2.2 细胞计数

转染前 24 小时将对数生长期的目标细胞（细胞浓度为 $1 \times 10^5/mL$）接种于组织培养瓶中，待细胞长至 60% 融合。

2.3 换液

转染前更换新鲜培养液。

2.4 加入质粒

将设计好的质粒加入培养液中轻轻混匀。

2.5 作用

将 Lipofectamine 2000 试剂加入培养液中轻轻混匀。

2.6 加液

将加入培养基的 Lipofectamine 2000 液逐滴加入含培养基的质粒溶液中轻轻混匀,制成转染工作液。

2.7 洗涤及换液

吸去细胞培养瓶中的培养液,用培养液洗细胞一次,加入新鲜培养液。

2.8 培养及观察

将转染工作液轻轻混匀,逐滴加入细胞培养液中并轻轻混匀,继续培养,定期更换培养液。

3. 转染效果

结合转染质粒的不同,选择相应的方式进行有针对性的鉴定,了解质粒转染的效果。

七、人腹膜间皮细胞的培养

1. 取材目的

腹膜间皮细胞是腹膜中最主要的细胞,它参与了腹膜的分泌、再生、防御、调节细胞外基质等重要功能,对研究防止腹膜纤维化起重要作用。因此,研究腹膜间皮细胞是腹膜透析领域研究工作的重要组成部分。

2. 取材过程

2.1 伦理申报及标本留取

先进行伦理学流程申报,经患者知情同意后再进行相关工作。选择已经规律进行腹膜透析且无腹膜炎发生的患者,留取腹膜透出液标本,留取过程中注意无菌操作。将无菌性腹透液以 1 000 转/分的转速离心 10 分钟后,移去上清液,在沉淀物中加入含 10% 胎牛血清的培养基,充分混匀后接种于涂有明胶的培养瓶中,置于孵箱中培养。注意观察细胞培养情况,并根据细胞生长情况换液。

2.2 细胞的传代

按照细胞的生长情况正常传代。

3. 细胞鉴定

3.1 倒置显微镜观察

人腹膜间皮细胞在光镜下的形状最初为圆形,透光度较强,24～48 小时贴壁生长后逐渐转变为多边形。培养 1 周左右后生长较快,2 周左右时细胞融合形成铺路石样改变。

3.2 扫描电镜观察

扫描电镜下,腹膜间皮细胞表面可见长短不一的细丝状微绒毛,少部分可呈球状微绒毛。微绒毛情况与患者透析时间相关。透析时间较长的患者间皮细胞微绒毛非常稀少甚至消失,并且间皮细胞生长缓慢,体积增大。

3.3 免疫组化检测

免疫组化检测结果为细胞质角蛋白及波形蛋白表达均阳性,细胞质中可见棕色的颗粒;抗第Ⅷ因子抗体和抗白细胞 CD45 抗体阴性。

第四章
肾脏病动物实验模型的建立

第一节 大鼠系膜增生性肾炎模型

一、模型制备方法

1. 大鼠淋巴细胞悬液的制备

麻醉 4~6 周龄 SD 大鼠后取胸腺，剪碎胸腺后用滤网过滤取出胸腺细胞，使用 PBS 液制备淋巴细胞悬浮液，加入弗氏佐剂待用。

2. 抗鼠胸腺细胞血清免疫制剂的制备

选雄性新西兰兔，用卡介苗预致敏，大约 14 天后出现两侧腘窝淋巴结肿大，注射大鼠淋巴细胞悬液，每周免疫一次，连续 2 周，第 3 周评价效果。检测免疫学指标，免疫学指标达标后抽取静脉血制备血清，经 56℃、30 分钟灭活补体，备用。

3. 制备雄性 SD 大鼠模型

取体重 120~180 g 的雄性 SD 大鼠，尾静脉注射抗鼠胸腺细胞血清，每周 1 次，连续 4~5 周。

4. 肾脏组织病理

肾脏组织从免疫后第 2 天即可见组织改变，主要表现为肾小球体积增大，细胞数减少，系膜区溶解，部分肾小球可见毛细血管扩张和微动脉瘤形成。系膜区细胞进行性增生改变。特别是病变后期，随着时间的延长，系膜区细胞增生并伴有系膜基质明显增多，部分毛细血管襻可呈分叶状。免疫组化检测可见肾小球区增殖细胞核抗原（PCNA）阳性细胞核明显增多；平滑肌肌动蛋白（α-SMA）表达情况在病变前 3 周进行性增强，3 周以后逐渐减弱。

二、模型评价

Thy-1 抗原是大鼠胸腺细胞分化抗原，随着细胞的成熟而逐渐消失。肾脏系膜细胞表面存在着丰富的 Thy-1 抗原。利用大鼠胸腺细胞作为抗原，免疫家兔制备抗鼠胸腺细胞血清可直接与大鼠肾脏系膜细胞表面抗原结合、固定补体，形成膜攻击复合体，使细胞溶解，继而引起残存的系膜细胞增生。增生多从第 3 天开始，第 7 天增生明显。每周 1 次，连续注射 4 次后系膜细胞持续增多。注射 4 周后，大鼠肾小球系膜细胞增多，常伴有系膜基质的明显增多且持续存在，病理表现符合人类系膜增生性肾炎的病理特点。其中，α-SMA 在肾小球的表达是系膜细胞增生的重要标志。

第二节 阿霉素肾病模型

一、模型制备方法

1. 实验动物

雄性 SD 大鼠，体重 180～200 g。实验开始前对大鼠进行精确称重，实验过程中自由进食及饮水。

2. 实验过程

造模当天再次精确称重。实验时按 6 mg/kg 体重的剂量一次性尾静脉注射阿霉素。阿霉素在使用前一般用生理盐水溶解或稀释。

二、观察指标

1. 尿蛋白

分别于注射药物前及注射药物后次日采集 24 小时尿液，测定尿蛋白定量指标。实验过程中每周测定一次尿蛋白定量。

2. 生化指标

分别于注射药物前及注射后 28 天进行测定，实验结束时测定 1 次，或者按照实验要求选择测定次数。

3. 肾脏组织病理

肾脏组织按常规光镜和电镜切片送检，光镜切片进行 HE、PAS、Massion 和六胺银染色。此外，按时观察动物的形态，称体重，记录尿量，处死时记录胸腺、腹腔积液情况及肾脏重量。

三、结果

1. 尿蛋白

多在注射药物 1 周左右出现尿蛋白阳性，并呈进行性加重。尿蛋白多数在 8～10 周时因肾功能下降而减少。

2. 血清生化

2.1 白蛋白

注射药物后 2 周左右血清白蛋白开始降低，多为进行性下降。

2.2 胆固醇

血清胆固醇随着尿蛋白的增多和血清白蛋白的下降而增加，与血清白蛋白呈反比例关系。

2.3 尿素氮

尿素氮多数会增加，但是增加的程度与肌酐不成比例。因此尿素氮的增加可能不完全与肾功能下降相关。

2.4 肌酐

血清肌酐多在注射药物 8 周之后有轻度升高。

3. 肾脏病理学改变

光镜下可见肾小管管腔内明显的蛋白管型。电镜下可见肾小球脏层上皮细胞足突轻度融合，足突明显肿胀、扁平和融合，同时出现微绒毛形成和多数裂孔消失等表现，系膜基质增多，肾小球基底膜呈灶性增生。

四、模型评价

阿霉素肾病病理模型大鼠的主要临床表现为大量蛋白尿、低蛋白血症，肾脏组织病理学病变不严重，电镜下主要表现为以足细胞为主的病变。主要临床表现及早期病理特点与人类微小病变型肾病出现肾病综合征的表现较为吻合。本模型的特点是：模型制备简便，成本低廉，造模成功率较高，大鼠病情稳定。实验者需要熟练掌握尾静脉注射技术，尾静脉注射不成功容易导致大鼠尾部严重坏死等问题，造模后实验动物有一定的死亡率。

第三节 嘌呤霉素肾病模型

一、模型制备方法

1. 实验动物

嘌呤霉素对大鼠、猴和人类均可诱发肾脏病变。从经济学角度考虑，多采用雄性 SD 大鼠进行造模及研究，大鼠体重为 200 g 左右。实验开始前对大鼠进行精确称重，实验过程中大鼠可自由进食及饮水。

2. 实验过程

造模当天再次精确称重。可以选择皮下注射、腹腔注射或颈静脉注射等多种给药方式，一次性或多次重复注射。嘌呤霉素使用剂量跟实验设计和用药次数相关，一般为 0.5~5 mg/kg 体重。由于嘌呤霉素肾病所引起的肾脏病理改变特征与给药剂量密切相关，因此，应根据不同的实验要求选择注射剂量，并设置长短不等的观察期限。

二、观察指标

1. 尿蛋白

尿蛋白是肾病研究中最为普遍的特征性指标之一，也是肾脏病变过程中最容易获取和检测的客观性指标。尿蛋白与肾脏病变的发生、发展和预后关系密切。长期尿蛋白阳性是慢性肾脏病的重要标志，也是判断病情是否得到控制的客观指标。

2. 血清生化指标

2.1 血浆蛋白

血清白蛋白水平会明显下降，下降程度与造模时间呈明显的正相关。

2.2 肾功能

一般情况下，短期模型（4周之内）动物的肾功能基本正常。

3. 肾脏组织病理

肾脏组织的病理学检查有光镜、电镜和免疫组织化学等多种方法，病变的主要表现与人类的微小病变性肾病和局灶阶段性肾病的病变表现有一定的相似之处。病变早期主要表现为蛋白尿和电镜下足细胞损伤为主，随着病情的进展，肾小球系膜区病变逐渐加重，基质增生，局灶阶段性病变。因此，嘌呤霉素肾病模型对于研究人类相关疾病提供了一个较好的动物模型，有利于实验研究工作的开展和了解人类相关病变的病因病机、病情进展、转归和药物干预效果等。

三、模型评价

嘌呤霉素肾病模型是目前公认的慢性肾脏病的病理模型之一，已经有数十年的应用历史。制备嘌呤霉素肾病模型的方法简便、易于操作，可以在一周左右的时间内完成给药并建立较为理想的肾病综合征病变模型。从给药的剂量来看，国内外专家的给药剂量范围差别较大。从我们的经验来看，一次静脉注射相对高剂量的嘌呤霉素可以得到较为理想的模型，有利于减少用药次数和缩短研究时间。

第四节　高尿酸血症及尿酸性肾病动物模型

一、模型制备方法

1. 实验动物

雄性 SD 大鼠，体重 180～200 g。实验过程中大鼠自由进食及饮水。

2. 实验过程

尿酸是嘌呤代谢的产物，因此可以通过增加嘌呤的摄入量来达到机体内血尿酸水平升高以制备高尿酸血症动物模型。目前多用口服腺嘌呤的方式制备高尿酸血症动物模型。此外，近年来研究发现，使用酵母或者酵母与腺嘌呤混合可以造成类似于人类的尿酸性肾病模型。

使用雄性 SD 大鼠，大鼠体重在 200 g 左右，使用腺嘌呤与普通粉状鼠用饲料混合，按照每千克饲料含 3 g 腺嘌呤的比例制备。制备完成后大鼠分别放置喂养，给每只大鼠每天不少于 10 g 含有腺嘌呤的饲料，待完全进食后再给予普通饲料。饲养 3～5 天后尿尿酸浓度明显升高，5～7 天后血尿酸浓度明显升高，10～14 天后肾功能出现进行性下降。

二、观察指标

1. 血尿酸及尿尿酸水平

将大鼠置于代谢笼检测 24 小时尿尿酸水平，并采血测定血尿酸水平。

2. 肾功能

实验开始 10 天左右大鼠血清尿素氮和肌酐明显升高，同时伴有血清蛋白水平下降。

3. 肾脏组织病理

光镜下可见肾间质有炎症细胞浸润和肾小管扩张，散在针状结晶。

三、模型评价

近年来高尿酸血症及尿酸性肾病的发病呈现增加的趋势，开展相关疾病的病因、病机和治疗研究有利于明确本病的机制和提高临床治疗效果。这两种病的疗效判定标准是血尿酸和尿尿酸水平及肾功能的变化，对尿酸性肾病的肾脏组织病理形态学及超微结构的观察有利于病情和治疗效果的客观评价。尿酸性肾病与饮食有着密切的关系，食物对病情的影响与预后的关系密切，在治疗时不容忽视。

第五节　大鼠实验性糖尿病早期模型

一、模型制备方法

1. 实验动物

雄性 SD 大鼠，体重 180～200 g。实验开始前对大鼠进行精确称重，实验过程中大鼠可自由进食及饮水。

2. 实验过程

造模当天再次精确称重。实验时使用柠檬酸缓冲溶液溶解链脲佐菌素（STZ）。其中柠檬酸钠缓冲液 pH 为 4.0，浓度为 0.1 mol/L。将 STZ 溶于 0.1 mol/L 的柠檬酸钠缓冲液中，新鲜配制成 10 mg/mL 的 STZ 溶液，并用 0.22 μm 滤菌器过滤除菌。注意避光配制，现用现配。采用单次腹腔注射 STZ 溶液，剂量为 70 mg/kg 体重，空白组等量注射柠檬酸缓冲液，连续注射 3 天。观察大鼠体重及血糖（尾静脉取血）变化，空腹血糖≥16.7 mmol/L，尿糖＋＋＋～＋＋＋＋，视为糖尿病肾病造模成功。一般在造模 30 天时可见肾脏组织的病理学改变。

二、观察指标

1. 一般实验室指标

定期收集大鼠 24 小时尿并检测尿蛋白定量。抽取静脉血，取血清并使用自动生化分析仪测定血清肌酐、尿素氮和白蛋白等指标的水平。

2. 肾脏组织病理

实验结束时取肾组织（选取皮质部分），将肾组织分成几个部分。取一部分肾组织使用 4% 的多聚甲醛 4 ℃下固定后脱水、透明、浸蜡包埋，切 3 μm 厚的切片，分别进行 HE、PAS、Masson 等染色处理。另取一部分肾脏组织（取米粒大小的肾脏皮质部分），用戊二醛缓冲液固定，经锇酸固定，环氧树脂包埋后超薄切片，铅铀染色，置透射电镜下观察形态学改变。进一步使用病理图像分析系统分别对不同染色和处理的标本进行拍照和病理组织学分析，如测定肾小球直径、系膜区度（系膜区面积/肾小球面积）和肾小管间质病变程度等。将病理学切片置光镜下观察，可见系膜基质增生，伴或不伴结节性硬化和系膜溶解，可以出现不同程度的小动脉透明样变、基底膜增厚和肾小管间质纤维化等。

三、模型评价

由糖尿病所致的肾脏损害在发达国家已经成为肾脏损害的主要问题，在我国以糖尿病为代表的代谢性疾病的发病近年来呈现明显增加的趋势，由糖尿病肾病引起的慢性肾衰竭越来越受到人们的关注。因此，良好的糖尿病肾病模型是研究糖尿病肾病发病机制和寻找有效治疗手段必不可少的辅助工具。链脲佐菌素引发的糖尿病肾病模型制备成本低廉，造模成功率高，且操作方法简单、易于掌握。研究发现，使用链脲佐菌素腹腔注射 2 周后，造模动物的肾小球滤过率明显升高，同时尿蛋白排泄率、肾小球基膜厚度及系膜基质密度随着时间的延长逐渐增加。目前认为，以链脲佐菌素腹腔注射导致大鼠表现出多食、多饮、多尿、体重减轻、血糖升高及尿糖排泄增加等病变特点，这与 1 型糖尿病的临床特点更相似。它所导致的肾脏病变主要表现为肾功能下降和尿蛋白的排泄明显增加。此外，目前有些实验研究机构在注射链脲佐菌素的同时使用单侧肾脏切除和高脂饲料喂养等方式进行造模,旨在缩短造模时间和模拟人体糖尿病肾病的高血脂和高血液黏稠度等特点。

第六节 马兜铃酸肾病损伤模型

一、模型制备方法

1. 实验动物

雄性 SD 大鼠,体重为 180~200 g。实验过程中大鼠自由进食及饮水。

2. 实验过程

实验开始给予大鼠马兜铃酸 10~100 mg/kg 体重的剂量进行灌胃,每天 1 次,连续 3 天。给药期间大鼠自由进食及饮水。

二、观察指标

1. 肾功能的变化

在灌胃后 3~5 天出现肾功能变化,肾功能指标水平的变化呈时间和剂量依赖性。

2. 肾小管损伤指标

β_2-MG 和 NAG 酶的变化比较早,特别是 β_2-MG 比较敏感,在灌胃后的 1~2 天即升高,且变化呈时间和剂量依赖性。

3. 尿蛋白含量和糖的动态变化

尿蛋白水平升高相对较晚,同样呈时间和剂量依赖性。明显异常升高出现的时间一般在 1 周左右。

4. 尿量和尿渗透压的动态变化

尿量和尿渗透压的改变往往与肾小管损伤相关指标的改变一致,特点比较相近。

5. 肾脏的组织形态学

5.1 大剂量马兜铃酸肾病模型

实验动物的肾脏病变主要位于皮髓交界处,可见皮髓交界处大量的肾小管上皮细胞坏死、脱落,胞浆与基膜分离,小管腔内可见大量蛋白管型及崩解的胞浆组织。皮质区小管上皮细胞可见空泡变性和坏死,部分刷状缘及胞浆脱落。髓质区小管上皮细胞也可见空泡变性,可见较多小管扩张呈囊状,小管上皮细胞扁平,管腔内可见大量蛋白管型。肾小球病变较轻,可见肾小球区域系膜基质轻度增生和肾小球部分毛细血管襻开放欠佳。肾间质血管基本正常,髓质区血管内可见大量红细胞。

5.2 小剂量马兜铃酸肾病模型

短期内光镜下肾脏组织未见明显损害,只有少数肾小管上皮细胞发生空泡变性。随着病情的发展,肾小管上皮细胞空泡变性增加,细胞核发生脱落,最终管腔缩小并伴有部分肾小管上皮细胞坏死及凋亡,肾小管萎缩,肾间质出现多灶性纤维化。免疫荧光检查一般无特殊改变。电镜下可见初级溶酶体和次级溶酶体明显增加,部分肾小管上皮细胞刷状缘消失,随着时间的延长可出现髓样小体。

三、模型评价

大剂量使用马兜铃酸可以造成肾小管的急性损伤,进而出现急性马兜铃酸肾病;而小剂量长期使用可以引发慢性马兜铃酸肾病。研究发现，过量服用含有大量马兜铃酸的药物（如中药关木通等）可以导致急性或慢性肾功能损伤甚至肾衰竭。近年来，随着中药在临床上的应用越来越广泛，关于含有马兜铃酸成分中药的争论越来越多。开展相关的研究工作，特别是马兜铃酸导致肾脏损害的病因和病机研究以及肾脏损害的相关治疗工作受到了基础和临床科研工作者的重视。马兜铃酸肾病可表现为少尿型或非少尿型急性肾损伤，以非少尿型急性肾损伤为主。肾脏组织出现以皮髓交界为主的急性肾小管坏死，病变累及各段肾小管。肾小球病变不明显，仅表现为轻度系膜基质增生和部分毛细血管开放欠佳。同时可以伴随尿糖升高、低比重尿及尿 NAG 酶、β_2-MG 水平升高和尿量增加等。慢性马兜铃酸肾病早期无症状，逐渐出现多尿、夜尿增多等症状。马兜铃酸肾病模型的这些表现与临床患者的表现非常相似，因此可以用于研究病变机制和寻找有效治疗方法。

前些年部分国家提出的所谓"中草药肾病"在肾脏病学界引起了重视和广泛的关注。我国学者研究表明，使用剂量过大、时间过长和没有按照中医药的诊治原则使用含有马兜铃酸的中药是造成本病的主要原因。因此，临床上既要重视含有马兜铃酸药物对肾脏的影响，按照药典的要求在剂量安全范围内使用相关药物；也不要谈虎色变，将所有含有马兜铃酸的中草药列为禁忌，抵制使用中草药治疗疾病。

第七节　汞及铅致肾脏病模型

一、模型制备方法

1. 实验动物

雄性 SD 大鼠，体重 180~200 g。实验开始前对大鼠进行精确称重，实验过程中大鼠自由进食及饮水。

2. 实验过程

实验前对大鼠进行精确称重，实验方法主要是给予大鼠硫酸汞或者醋酸铅进行尾静脉注射或者腹腔注射。不同模型使用的药物剂量分别是硫酸汞 1 mg/kg 体重或者醋酸铅 5 mg/kg体重，每天 1 次，连续 10~30 天，给药期间大鼠自由进食和饮水。

二、观察指标

1. 尿蛋白定量

造模过程中定期监测尿蛋白情况，一般给药后 10 天左右开始出现尿蛋白，且尿蛋白持续性增加。

2. 肾脏组织病理

2.1　光镜观察

使用汞制剂的实验动物，肾小球毛细血管丛充血，近曲小管细胞肿胀，肾小球基底膜增厚，可以出现免疫复合物沉积。使用铅制剂的动物，短期内光镜下变化不明显，随着时间的延长和病情的发展，可以出现近曲小管上皮细胞变性和毛细血管充血，以及上皮细胞空泡样改变和间质纤维化。

2.2　电镜观察

使用汞制剂的实验动物，肾小球基底膜可以出现明显的电子致密物沉积和足突融合，尤其是在上皮下沉积及上皮细胞内相对集中。使用铅制剂的实验动物，电镜下主要表现为初级溶酶体和次级溶酶体明显增加，部分肾小管上皮细胞刷状缘消失，随着时间的延长可出现髓样小体。

3. 血液和尿液检查

铅制剂动物模型可见血铅和尿铅水平明显升高。

三、模型评价

汞和铅是常见的工业毒物和环境污染物，临床观察、动物实验及流行病学研究均已证实汞和铅中毒可引起肾损害。特别是铅性肾损害引起的肾脏病是铅作业工人的主要死因。目前关于铅性肾病，还有许多问题有待解决。目前还没有特别确切有效的治疗措施能够从根本上对上述疾病进行有效的治疗。因此，制备上述动物模型并开展重金属肾病的研究，有助于明确疾病的确切发病机制和寻找有效的治疗手段。

第八节 柔红霉素肾病模型

一、模型制备方法

1. 实验动物

雄性 SD 大鼠，体重 180～200 g。实验开始前对大鼠进行精确称重，实验过程中大鼠自由进食及饮水。

2. 实验过程

造模当天再次精确称重。实验时对大鼠一次性尾静脉注射柔红霉素 10～15 mg/kg 体重。造模后 1 周左右可见蛋白尿，蛋白尿的程度会随着时间的延长逐渐加重，一般 2～3 周出现慢性肾脏病的典型病理学表现。

二、观察指标

1. 尿液

明显的蛋白尿一般出现在用药后 1 周左右。用药 3～4 周后病变加重，出现大量蛋白尿，同时伴有红细胞数量明显增加。

2. 血液

低蛋白血症 1 周后开始下降，用药 4 周左右变化显著，伴有总蛋白低下和高胆固醇血症。

3. 肾脏组织病理

3.1 光镜观察

光镜下可见肾脏组织微小病变或轻微病变等病理学改变。肾小球可见毛细血管襻扩张、部分鲍曼囊扩大和囊壁增厚，毛细血管黏附于囊壁，肾小球基底膜轻度增厚。偶见上皮细胞空泡形成，肾小管扩张与萎缩相伴。

3.2 电镜观察

电镜下主要表现为轻微局灶性足突融合或消失，伴足细胞肿胀、微绒毛化或空泡形成。一般不伴有内皮细胞和系膜细胞改变。

三、模型评价

柔红霉素肾病模型与阿霉素肾病模型的主要表现较为相似，为人类慢性肾小球肾炎或局灶节段性肾小球硬化的病变表现。多采用一次性静脉注射的方式制备动物模型，此模型制作周期短，病变程度相近（各项指标组内差异无显著性），病理类型均一，为一种病变稳定、有实用价值的非免疫机制介导的加速型肾小球硬化模型。该模型提供了从早期的微小病变型肾病到后期的局灶节段性肾小球硬化乃至慢性肾损害的动态变化。利用该模型可从分子生物学角度研究肾脏基底膜滤过屏障的生理、生化以及病理学特点，用于研究肾脏基底膜的电荷和分子屏障的作用机制和物质基础，尤其是局灶节段性肾小球硬化的机制具有一定价值。该模型为研究系膜功能和肾小球硬化的关系、蛋白饮食对肾小球硬化形成的影响和肾小管间质改变在肾小球硬化中的作用提供了良好的研究对象。此外，该模型在研究药物治疗肾脏病的作用机制并进行药物筛选方面发挥了重要作用。

第九节　实验性肾盂肾炎动物模型

一、模型制备方法

1. 实验动物

雄性昆明种小鼠，体重为 20 g 左右。

2. 实验用菌种

大肠杆菌。

3. 准备菌液

先将大肠杆菌进行菌种鉴定后接种于小鼠肾脏，24 小时后将肾脏部位细菌取出溶于无菌生理盐水中。

4. 小鼠模型的制备

小鼠常规消毒，戊巴比妥钠麻醉，行下腹部正中切口，暴露两侧输尿管并将其用手术线分离。暴露小鼠膀胱，将小鼠膀胱中的尿液挤出并用无菌注射器抽取菌液后向膀胱中注射菌液约 0.2 mL，将两侧输尿管用手术线进行 6 小时不完全性结扎（6 小时后拆线），然后缝合腹部。动态观察小鼠尿液的变化。

二、观察指标

1. 尿液

多在造模后 1 天即出现白细胞增多等阳性表现，尿液细菌培养结果显示大肠杆菌超过标准。

2. 血液

多出现白细胞增多和血清 IgG 升高等表现。

3. 肾脏组织病理

3.1　肾脏重量

早期无明显变化，病程超过 14 天后可出现明显的肾脏重量下降。

3.2　肾脏形态

肾组织常规石蜡切片 HE 染色及免疫组织化学染色。肾脏 HE 染色主要表现为肾脏的广泛化脓灶，病灶随着时间的延长而逐渐增多。随着病情的发展，肾脏逐渐萎缩，肾脏组织被破坏，健全肾脏组织代偿性肥大。

3.3 免疫组化染色

感染后 5~7 天，肾脏组织可以出现抗菌抗体的散在分布，多表现为 IgG 弥漫分布。

三、模型评价

肾盂肾炎是泌尿系统的常见病、多发病，特别是中老年人患者由于病程长、反复发作，往往肾脏功能受损，进而多出现预后不良，属中医"淋病"的范畴。建立慢性肾盂肾炎动物模型，用于研究疾病的发生机制及治疗策略，以满足临床工作的需要。进行病变的病因与病机方面的深入研究有利于明确病变的发生发展过程，了解疾病动态的发展和变化，从而能够有针对性地进行药物的干预和治疗，评价不同药物的治疗效果。

该模型的特点是：取材方便，造模成本低廉且造模成功率高；可以单侧或双侧造模，便于对照和动态观察病情变化；肾脏病变过程中无自身免疫因素的参与；由于健肾代偿，可以长期观察；本病的病理特点与人类相似，代表性强，可以根据研究的需要模拟慢性肾盂肾炎的梗阻和反流等情况，是研究人类肾盂肾炎理想的实验动物模型；小鼠能长期存活，便于动态观察，能够动态地获得每个阶段的血清学、免疫学、细菌学和病理学等实验资料，为慢性肾盂肾炎的基础研究及防治提供了良好的实验动物。

第十节 非免疫性慢性肾衰竭动物模型

一、模型制备方法

1. 实验动物

雄性 SD 大鼠，体重为 200 g 左右。实验开始前对大鼠进行精确称重，实验过程中大鼠自由进食及饮水。

2. 实验过程

造模大鼠术前禁食至少 8 小时，手术当天再次精确称重。配制戊巴比妥钠溶液，浓度为 1%~2%。按照戊巴比妥钠 4 mg/kg 体重的剂量进行腹腔注射麻醉大鼠，待大鼠麻醉后，使其仰卧并固定在手术台上，腹部去毛并消毒，沿腹正中线做纵向切口打开腹腔。先暴露左肾并分离肾周脂肪囊，在显微镜下分离出肾动脉及分支，暴露肾动脉及其分支动脉，并使用手术线结扎供应下极的两支分支动脉，可见左肾下约 2/3 的部分颜色立即苍白，观察 3 分钟后将左侧肾脏归位。暴露右肾，在显微镜下分离出右肾蒂及输尿管，以手术线结扎右肾蒂及右输尿管并切除右肾，观察术后无出血和渗血后逐层缝合关闭腹腔。注意观察大鼠术后复苏过程中的呼吸变化。

二、观察指标

1. 血压

选用尾部动脉测定实验大鼠的收缩压。随着病情的进展，大鼠的血压水平逐渐升高。

2. 血液

血清肌酐和尿素氮水平逐渐升高，一般造模后 10 周左右明显升高。

3. 尿液

随着肾功能的下降，24 小时尿蛋白定量升高明显，尿常规检查结果显示尿蛋白阳性，镜下可见红细胞。

4. 肾脏组织病理

由于造模时采用了切除部分肾脏和部分肾动脉结扎等手段，所以实验大鼠的肾脏受损明显，肾小球数量减少，残余肾单位代偿性肥大并出现明显的肾小球高滤过、高压和高灌注。随着时间的推移，肾单位逐渐减少并伴有尿蛋白漏出，继续发展会出现残余肾小球硬化数量逐渐增加，从而导致肾功能下降直至肾衰竭。肾脏以肾小球硬化、肾小管萎缩和肾间质纤维化等为最典型的病理学表现，可以伴有蛋白管型等情况。

三、模型评价

慢性肾衰竭动物模型的造模方法很多，但不论何种方式，都会切除大部分肾脏或者破坏肾皮质。其目的是通过减少肾单位，尽快引发残余肾的代偿性肥大，肾小球出现高滤过、高灌注和囊内高压，尿蛋白排泄率增加，继而导致肾衰竭。

第十一节　肾小管间质纤维化模型

一、模型制备方法

1. 实验动物

雄性 SD 大鼠，体重为 200 g 左右。实验开始前对大鼠进行精确称重，实验过程中大鼠自由进食及饮水。

2. 实验过程

造模大鼠术前禁食至少 8 小时，手术当天再次精确称重。配制戊巴比妥钠溶液，浓度为 1%～2%。按照戊巴比妥钠 4 mg/kg 体重的剂量进行腹腔注射麻醉大鼠，待大鼠麻醉后，使其仰卧并固定在手术台上，腹部去毛并消毒，沿腹正中线做纵向切口打开腹腔。先暴露左肾并分离肾周脂肪囊，在显微镜下分离出左肾蒂及输尿管，以手术线结扎输尿管，观察术后无出血和渗血后逐层缝合关闭腹腔。注意观察大鼠术后复苏过程中的呼吸变化。

二、观察指标

1. 血液

一般造模后 10 天左右血清肌酐和尿素氮水平逐渐升高。

2. 肾脏组织病理

肾间质炎症细胞浸润，细胞增殖。肾小管萎缩和肾间质纤维化。肾小球病变不明显。免疫组织化学检测可见细胞外基质染色明显加深。如果进行特殊染色（抗体染色），可见 TGF-β 和 α-SMA 蛋白表达明显增高等情况。

三、模型评价

采用单侧输尿管结扎使得实验动物的肾脏出现肾后性肾梗阻，输尿管内压明显升高，继而出现肾小球明显受损，肾小球数量减少并伴有肾单位代偿性肥大，出现明显的肾小球高滤过、高压和高灌注。随着时间的推移，肾单位数量逐渐减少并伴有肾间质纤维化表现，病情继续发展会出现肾脏皮质变薄及肾功能下降直至肾衰竭。

肾间质纤维化的造模方法很多，其他还包括肾静脉结扎和药物性肾间质纤维化等方式。相比较而言，这种输尿管结扎建模方式操作简便，成功率高，易于掌握，且自身对比效果明显。

第十二节　急性肾损伤模型

一、模型制备方法

1. 实验动物

雄性昆明种小鼠，体重为 20 g 左右。实验开始前对小鼠进行精确称重，实验过程中小鼠自由进食及饮水。

2. 实验过程

造模小鼠术前禁食至少 8 小时，手术当天再次精确称重。配制戊巴比妥钠溶液，浓度为 1%～2%。按照戊巴比妥钠 4 mg/kg 体重的剂量进行腹腔注射，待小鼠麻醉后，使其仰卧并固定在手术台上，腹部去毛并消毒，沿腹正中线做纵向切口打开腹腔。先暴露左肾并分离肾周脂肪囊，在显微镜下分离出左肾蒂及输尿管，将输尿管和肾动静脉分离，使用纱布包裹的血管夹阻断左侧动静脉血流约 30 分钟，观察肾脏变化。然后将右侧肾脏分离、结扎并切除，观察术后无出血和渗血后逐层缝合关闭腹腔。注意观察小鼠手术后复苏过程中的呼吸变化。

二、观察指标

1. 尿液

一般造模后 1 天左右即可出现尿蛋白增多。肾脏损伤标志物如中性粒细胞明胶酶相关脂质运载蛋白和肾损伤分子明显升高。

2. 血液

血清肌酐和尿素氮水平升高。

3. 肾脏组织病理

主要表现为肾小管和肾间质病变，出现肾小管坏死和肾间质炎症细胞浸润等。

三、模型评价

本模型主要是缺血再灌注损伤，主要为肾脏内大量自由基及其代谢物的产生所导致的肾脏病变。病变首先直接导致肾小管病变，肾脏组织出现坏死和炎症细胞浸润是病变的主要病理学特点。近年来，急性肾损伤及其相关疾病的诊断和治疗越来越受到临床上的重视。结合病变的特点，研究病变发生机制和正确的诊治措施是本模型建立和使用的主要目的。此种建模方式操作简便，成功率高，且易于掌握。

第十三节　慢性肾衰竭模型

一、模型制备方法

1. 实验动物

雄性 SD 大鼠，体重为 200 g 左右。实验开始前对大鼠进行精确称重，实验过程中大鼠自由进食及饮水。

2. 实验过程

造模大鼠术前禁食至少 8 小时,手术当天再次精确称重。配制戊巴比妥钠溶液,浓度为 1%~2%。按照戊巴比妥钠 4 mg/kg 体重的剂量进行腹腔注射麻醉小鼠,待小鼠麻醉后,使其仰卧并固定在手术台上,腹部去毛并消毒,沿腹正中线做纵向切口打开腹腔。先暴露左肾并分离肾周脂肪囊,在显微镜下分离出肾动脉及其分支动脉,使用手术线结扎供应下极的两支分支动脉,可见左肾下约 2/3 部分颜色立即苍白,将左侧肾脏下极切除并注意止血。然后进行第二次手术,将右侧肾脏分离、结扎并切除,观察术后无出血和渗血后逐层缝合关闭腹腔。注意观察大鼠术后复苏过程中的呼吸变化。

二、观察指标

1. 血液

定期监测血常规及血肌酐和尿素氮水平。

2. 尿液

定期监测尿液渗透压和尿量的变化。

三、模型评价

由于采用了大部分肾脏切除的方法,所以肾脏本身的肾单位大量减少,肾小球数量减少,伴有肾单位代偿性肥大并出现明显的肾小球高滤过、高压和高灌注。随着时间的推移,肾单位逐渐减少并伴有肾功能下降直至肾衰竭。由于手术时间长,术中特别是部分肾切除时容易出血,所以术中应注意止血处理,必要时给予静脉补液。一次性手术创伤较大,如果操作不熟练,会造成大鼠死亡。有些学者建议使用分次手术或者手术切除加药物性肾损害配合的方式建立慢性肾衰竭动物模型。需要结合研究的目的和研究要求确定手术的方式和方法。这是一种较为简便的建立慢性肾衰竭模型的实验方法。其缺点是与人类慢性肾衰竭特别是慢性肾小球肾炎导致的肾衰竭的机制有所不同,但是肾衰竭后的病变表现和病理生理特点有一定的相似之处,因此该模型对研究慢性肾衰竭的病变表现和药物治疗效果具有一定的价值。

第三部分

临床常见肾脏疾病及相关研究

第一章
临床常见的原发性肾脏病

第一节 急性肾小球肾炎

一、病因及发病机制

急性肾小球肾炎以急性肾炎综合征为临床表现,其临床特点是急性起病,主要表现为血尿、蛋白尿、水肿和高血压,少数患者伴有少尿及肾功能损害(一过性氮质血症)。

本病患者的病情轻重不一,大多数患者有前驱感染史(如咽部和皮肤感染),潜伏期1~3周,呼吸道感染者的潜伏期较皮肤感染者的短。任何年龄均可发病,以儿童多见,青年次之,中老年患者相对少见;男性多于女性,男女性别比约为2∶1。本病预后多较好,一般在数月内痊愈,少数患者迁延不愈而转变为慢性肾脏病。

1. 病因

本病的发生与感染密切相关,绝大多数急性肾炎与β-溶血性链球菌A族感染有关,偶见于其他细菌、病毒及支原体等病原微生物感染。

2. 发病机制

本病属于免疫复合物型肾炎,主要是溶血性链球菌作为抗原刺激B淋巴细胞产生相应的抗体,抗体与抗原形成的免疫复合物在肾脏沉积,进一步激活补体及趋化因子,导致肾小球炎症细胞浸润和炎症反应。此外,患者肾小球上有大量的C3和备解素沉积,按照补体系统旁路途径激活补体后,引起一系列免疫病理改变,导致病情进一步发展。

肾组织病理改变:光镜下弥漫性毛细血管内皮及系膜细胞增生伴中性粒细胞和单核细胞浸润;电镜下主要表现为电子致密物沉积、细胞增生和上皮下电子致密物形成驼峰及膜内沉积。肾小球毛细血管多因免疫复合物及血管活性物质破坏而导致滤过膜电荷屏障破坏和结构损伤,病变对滤过膜的破坏逐渐加重,导致蛋白尿和血尿的发生。肾小球毛细血管襻因内皮细胞增生而使肾小球滤过面积减少,肾小球滤过率下降。肾小球滤过率下降超过肾小管的损害程度时可导致"球管失衡",进而引起少尿及水钠潴留。临床上往往出现相关的表现,如少尿、高血压及水肿。

二、诊断要点

① 起病较急,病情轻重不一。

② 常伴有血尿、蛋白尿,也可有管型尿。常合并有高血压及水肿,有时会出现一过性的氮质血症。B超检查显示双肾一般无明显变化。

③ 部分患者有急性链球菌感染或其他病原微生物前驱感染史,多在感染后1~3周发病。急性肾炎病人起病初期血清补体C3下降,8周左右自行恢复正常。

④ 多数患者预后良好,少数患者可能转变为慢性。

三、鉴别诊断

1. 急性感染性疾病

急性感染性疾病患者高热时可出现一过性蛋白尿及镜下血尿，病变发生的主要原因与感染导致机体内肾血流量增加、肾小球通透性增加及肾小管上皮细胞肿胀有关。尿液异常往往发生在高热期，体温正常后尿液检查多显示蛋白和红细胞恢复正常，病变过程中一般无水肿和高血压等临床表现，常不伴血清补体水平降低。

2. IgA 肾病

IgA 肾病患者往往会出现上呼吸道感染的前驱症状，然后出现血尿或血红蛋白尿，肉眼或镜下红细胞明显增多。本病多可反复发作。患者感染后的潜伏期短，多为数小时或数天。由于前驱感染不是链球菌感染，血清抗"O"水平不升高，补体水平一般正常。部分患者病情表现不典型，需要做肾活检进行鉴别。

四、相关实验室检查

1. 血常规

血常规一般正常，病变初期部分患者可能出现白细胞计数或者中性粒细胞所占比例轻度升高。

2. 尿常规

多数患者有尿隐血、镜下红细胞增多甚至肉眼血尿，常常伴有轻度到中度的尿蛋白阳性。

3. 肾功能检查

多数患者血清尿素氮和肌酐水平在正常范围内，少数病情较重的患者会出现尿素氮和肌酐水平明显升高甚至达到急性肾损伤的诊断标准。

4. 血清病原学检查

患者在使用抗生素治疗前进行咽部或皮肤病灶的细菌培养，大约30%的患者可获得阳性检查结果。血清抗链球菌溶血素（抗"O"）滴度一般在感染后3周左右上升，3~5周达到高峰，之后逐渐下降。

5. 血液免疫学指标

患者多有血沉增快及血清总补体活性与C3水平明显下降，一般在8周内恢复正常。

6. B 超检查

早期患者B超表现多无明显变化，如果出现急性肾损伤，则可见双肾体积增大等表现。

7. 肾活检

大多数患者肾脏呈急性增殖性和弥漫性病变，出现肾小球内皮细胞增生、肿胀和系膜细胞增生，导致毛细血管管腔狭窄甚至闭塞。肾小球系膜、毛细血管及囊腔均有明显的中性粒细胞及单核细胞浸润，严重时毛细血管内发生凝血现象。电镜下可见到肾小球基底膜的上皮侧有驼峰状沉积物，有时也见到微小的内皮下沉积物。免疫荧光镜下可见沉积物，沉积物内往往含免疫球蛋白。

五、诊断标准

病程较短，患者多在1周内出现血尿、蛋白尿、水肿和高血压，甚至少尿、肾功能异常等表现。发病前1~2周有咽部感染或皮肤感染病史，血清检查显示抗"O"水平升高和血清补体水平下降并在 8 周内恢复正常，可确诊为急性肾炎。本病患者一般病情轻且多数患者预后良好。患者病情重且临床诊断有疑问时，建议尽快进行肾脏病理学检查以明确诊断。多数重症患者的临床表现和诊断并不一致。

六、中医辨病辨证要点

从中医角度来看，本病的临床表现与"水气""风水""水肿"等疾病症候类似。正如《素问·评热病论》言，"诸有水气者，微肿先见于目下也"，即水肿症候往往会从颜面眼睑开始，逐渐影响全身而致病情逐渐加重。《素问·水热穴论》曰："勇而劳甚，则肾汗出，肾汗出逢于风，内不得入于脏腑，外不得越于皮肤，客于玄府，行于皮里，传为胕肿，本之于肾，名曰风水。"此段话论述了风水的病因病机，认为风水的发病与肾气不固和外感风邪直接有关。对于水肿的病机，除了与肺肾的关系密切外，《景岳全书》还提出水肿发病与脾密切相关，并提出"其本在肾，其制在脾，其标在肺"的理念，突出了肺、脾、肾三脏在水液代谢中的主要作用。这些论述显示急性肾小球肾炎多从中医"水肿病"论治。

从中医学角度来看，认为本病发病时主要病因多为正气不足加之外邪触动引发病情，病理因素以风、湿、毒和热为主。水肿多起于头面部而迅速遍及全身，伴有外感表证多属风邪为患；偏于风热者多伴有咽喉红、肿、热、痛，口干而渴，小便短赤；偏于风寒者多伴恶寒、无汗、咳喘，小便不利。面肢浮肿、身重困倦、苔腻脉沉为水湿；咽喉肿痛较甚，皮肤疮疡，小便黄赤，苔黄，脉数为湿毒、湿热。病变部位在肺、脾、肾三脏。伴咽痛、面部浮肿及咳嗽者，病位在肺；伴纳差便溏、脘痞腹胀、面色萎黄者，病位在脾；伴腰膝酸软、下肢浮肿为主者，病位在肾。病程初期以标实邪盛为主，以水肿为主要表现，伴外感表证、小便少或肉眼血尿，病位在肺脾。病久则正虚邪恋，此时外邪已解，水肿消退，但尿液检查时蛋白或红细胞多为阳性表现。恢复期病变主要在脾肾。倦怠乏力、纳呆、面色萎黄多属脾气虚；头晕乏力、腰膝酸软和手足心热者多属脾肾气阴两虚。

七、治疗

1. 控制感染

对于有明确感染性病灶的患者，一般结合药物敏感试验或者经验性使用青霉素或头孢菌素对症治疗，然后结合细菌培养和药物敏感性试验结果调整抗生素使用，疗程为 7～14 天。

2. 减轻水肿

对于水肿明显的患者，可根据患者的尿量先控制水和盐的摄入，如果效果不佳，则需要加用利尿剂。常用的利尿药物是噻嗪类利尿剂，必要时用襻利尿剂。

3. 控制血压

患者一般不需要使用降压药物。如果患者血压升高明显，可根据具体情况选择使用钙通道阻滞剂、血管紧张素转换酶抑制剂（ACEI）或血管紧张素受体阻滞剂（ARB）等降压药对症治疗。

4. 特殊治疗

一般患者经对症治疗后病情多在两周内完全缓解。患者如果出现病情进行性加重，或者表现为少尿或无尿，同时伴有高钾血症、大量胸腔积液或伴有严重水钠潴留，导致急性左心衰竭等情况时，可以结合病情进行短期血液净化治疗，以缓解病情。

5. 中医药治疗

本病根据病程及临床特点可分为急性期和恢复期。急性期患者有外感症状及水肿、尿血或尿少等表现；恢复期患者的临床症状不明显，多有镜下血尿等表现。本着"急则治其标，缓则治其本"的原则，急性期的治疗原则以驱邪利水为主，总的原则是围绕发汗、利小便以消水肿，清热解毒以清除病灶；恢复期重在调补，治疗上以健脾益肾为主。

5.1 风水相搏证

主症：恶寒发热，且恶寒较重，多伴咳嗽、气短及面部浮肿甚至全身水肿，皮色光泽。舌质淡，苔薄白，脉浮紧。

治法：疏风散寒，宣肺行水。

方药：麻黄汤合五苓散加减。

常用药：麻黄、桂枝、杏仁、白术、茯苓、泽泻、猪苓、生姜、甘草等。

5.2 风热犯肺证

主症：发热不恶寒，咽喉疼痛，口干口渴，头面浮肿，尿少色赤甚则血尿。舌质红，苔薄黄，脉滑数。

治法：散风清热，宣肺行水。

方药：越婢加术汤加减。

常用药：麻黄、生石膏、白术、生姜、猪苓、通草、白茅根、甘草等。

5.3 湿热蕴结证

主症：皮肤疮疡轻重不一，面目或全身浮肿，口干口苦，尿少色赤甚则血尿。舌质红，苔薄黄或黄腻，脉滑数。

治法：清热解毒，利湿消肿。

方药：麻黄连翘赤小豆汤合五味消毒饮加减。

常用药：麻黄、连翘、赤小豆、桑白皮、生姜皮、大腹皮、丹皮、金银花、野菊花、蒲公英、紫花地丁、紫背天葵、白鲜皮、茯苓皮、白花蛇舌草、甘草等。

5.4 阳虚水泛证

主症：浮肿多以下肢为主，按之凹陷不起，身重且脘痞腹胀，胃纳欠佳，腰酸尿少，气短乏力。舌淡，苔白腻，脉濡缓。

治法：温肾健脾，通阳利水。

方药：真武汤合五苓散加减。

常用药：制附子、白芍、生姜、陈皮、茯苓、猪苓、泽泻、白术、桂枝、甘草等。

5.5 气阴两虚证

主症：神倦头晕，腰膝酸软，低热，咽干，咳嗽痰少，盗汗，手足心热。舌尖红，苔薄少，脉细数。

治法：益气养阴。

方药：生脉饮加减。

常用药：太子参、麦冬、五味子、生黄芪、怀山药、炒薏仁、猪苓、女贞子、旱莲草、玉竹、甘草等。

八、患者健康教育

1. 急性肾小球肾炎的发病机制

急性肾小球肾炎的病因大多与溶血性链球菌有关，上呼吸道感染及相关疾病占 60%～70%，皮肤感染占 10%～20%。上呼吸道感染及皮肤感染患者占大多数，除上述感染之外，其他的细菌、病毒、霉菌、原虫等感染也会引发本病。

2. 急性肾小球肾炎的临床特点

急性肾小球肾炎的临床特点主要包括以下几个方面：

① 潜伏期：链球菌感染与急性肾小球肾炎发病之间有一定的潜伏期，通常为 1～3 周，平均 10 天。呼吸道感染患者的潜伏期较皮肤感染者的短，发病较迅速。

② 全身症状：患者起病时症状多轻重不一，一般除水肿和血尿之外，常有食欲减退、疲乏无力、恶心呕吐、头痛、精神差、心悸气促甚至发生抽搐，部分患者先驱感染控制不佳，可伴有发热，且多为中等程度发热。感染特别是细菌感染对抗生素的治疗敏感。

③ 尿异常：尿量在水肿时减少且持续 1～2 周，病情控制后逐渐增加。血尿几乎每个患者都可出现，但轻重不等，严重时为肉眼血尿，大多数患者尿色呈咖啡色，肉眼血尿持续时间不长，数天后逐渐转清，但仍未完全好转者则多表现为镜下血尿。约 95% 的患者伴有蛋白尿，多为轻中度，大量蛋白尿者较少见。一般发病后 2～3 周尿蛋白转为少量或微量，2～3 个月后多可消失。出现持续性蛋白尿是疾病转变为慢性肾脏病的主要表现。

④ 高血压：见于大多数患者，一般为轻度或中度高血压。血压的高低与水肿持续时间不完全一致，血压多在病情控制后 2 周左右恢复正常。

九、护理与预防康复

1. 休息

发病后尽可能减少活动，主要以卧床休息为主。如果病情得到控制，特别是临床症状消失后仅有蛋白尿及镜下血尿时，可以适当运动，但要密切随诊，避免外感。

2. 饮食

一般应给予低盐饮食，伴有水肿和高血压的患者应严格低盐饮食（食盐摄入量 2～3 g/d）。水肿且尿量少的患者应严格控制出入水量，一般摄入量以尿量加不显性失水量作为参考；伴有肾功能不全者则应选择优质低蛋白饮食，同时限制钾的摄入量。

第二节 急进性肾小球肾炎

急进性肾小球肾炎是指病情发展急骤，在肾炎综合征（血尿、蛋白尿、水肿和高血压）基础上短期内出现少尿和无尿，实验室检查结果显示肾功能急骤恶化的一组临床综合征。本病的病理改变特征为肾小囊内细胞增生和纤维蛋白沉积，故又名新月体肾炎。肾脏病理学改变是诊断本病的金标准，主要病理表现为肾小球出现新月体，受累肾小球的新月体占肾小球总面积的 50% 以上，并伴有肾小球毛细血管区域性纤维样坏死、缺血及血栓形成，同时还伴有系膜基质增生、肾小管坏死、肾间质纤维化和炎细胞浸润等。根据免疫荧光检查结果可将本病分为以下三种类型：Ⅰ型为抗肾小球基膜抗体型肾炎，主要是 IgG 和补体 C3 沿肾小球毛细血管壁呈光滑线条样分布；Ⅱ型为免疫复合物型肾炎，主要是 IgG

和补体 C3 沿系膜及毛细血管壁呈颗粒样沉积；Ⅲ型为肾小球无 IgG 沉积或沉积在肾小球的 IgG 表现为不规则的稀疏局灶性沉积，特点与前两型不同。急进性肾小球肾炎进展很快，如不及时诊断和治疗，部分患者很快会发展为不可逆转的终末期肾衰竭。本病患者多数预后差且病死率较高，5 年存活率约为 25%。本病可见于任何年龄，但青年及中老年是两个发病高峰年龄段，患者中男性较多，男女性别患者人数之比为 2∶1。本病如能早期诊断并及时采用强化免疫治疗，同时积极配合血浆置换和血液净化治疗等，可在一定程度上提高临床治疗效果。

一、病因及发病机制

急进性肾炎是在其他类型肾小球肾炎（如膜性肾病和 IgA 肾病等）基础上发生的病理转变。新月体的形成是肾小球炎症病变中最严重的表现，其主要病理表现为肾小球毛细血管襻坏死，炎症细胞和纤维蛋白原等有形成分进入肾小球囊腔并刺激肾小球囊壁层上皮细胞增生和积聚形成新月体，严重的新月体形成可使肾小球囊腔完全闭塞，肾小球滤过率急剧下降，导致患者出现少尿甚至无尿。新月体的形成多为肾小球毛细血管襻的严重损伤，虽然新月体形成也可见于其他类型的原发性肾小球肾炎，但原发性急进性肾炎的新月体往往体积较大，常超过肾小球囊腔的一半，甚至出现环形新月体或填满整个肾小球囊腔。继发于全身性疾病或原发性肾炎的新月体肾炎，其肾小球的新月体数目较少且体积相对也较小。急进性肾炎主要包括以下三种情况：① 原发性急进性肾小球肾炎；② 继发于全身性疾病的急进性肾炎（如狼疮性肾炎）；③ 继发于原发性肾小球肾炎。

急进性肾炎根据免疫病理改变可分为三型：Ⅰ型又称抗肾小球基底膜型肾小球肾炎；Ⅱ型又称免疫复合物型急进性肾小球肾炎；Ⅲ型为非免疫复合物型，又称寡免疫型急进性肾炎。其中，Ⅰ型的发病与患者血液中存在抗基底膜抗体有关，抗体和肾小球基底膜结合后，补体被激活，继而导致中性粒细胞释放各种酶、氧自由基以及补体激活产物。这些物质通过血液循环到达肾小球基底膜后与之作用，并破坏肾小球基底膜的滤过屏障，从而导致毛细血管襻坏死和血浆渗出，纤维蛋白原可刺激肾小球囊壁层上皮细胞增生炎性渗出并形成新月体。在新月体肾炎中，往往也会累及肾小管间质，特别是肾间质会有大量炎症细胞积聚，引起间质炎症反应，从而导致炎症因子如白细胞介素及巨噬细胞趋化因子增多并促进成纤维细胞增生和胶原合成增加，最终导致肾小球硬化和肾间质纤维化。Ⅱ型的发病机制并不明确，它可能是多种因素导致病变在肾脏集中暴发。Ⅲ的发病机制目前也不清楚，本型在病理上没有明显的免疫复合物沉积表现。

二、诊断要点

① 起病急，病情重，进展迅速，多在发病数天内出现肾功能进行性恶化。

② 一般有明显的水肿、蛋白尿、血尿和管型尿等，也常有高血压、低蛋白血症及明显贫血。

③ 肾功能损害呈进行性加重，多伴有少尿或无尿，可能进展为尿毒症而需要依赖血液净化治疗。

三、鉴别诊断

对于临床上呈急性肾炎综合征表现的患者，如果出现肉眼血尿并有少尿或无尿以及肾功能异常，应警惕急进性肾炎的可能性。排除肾后性梗阻等因素后，应及时进行肾活检确诊，同时检查血清抗肾小球基底膜（GBM）抗体、核周型抗中性粒细胞胞浆抗体（P-AN-

CA）和胞浆型 ANCA（C-ANCA）。肾脏组织免疫荧光检查对进一步分型有重要作用。如果不能及时获得抗 GBM 抗体的检测结果，可根据免疫荧光 IgG 沿基底膜呈细线状沉积而初步诊断为抗基底膜肾炎，并及时通过血浆置换等治疗来缓解病情，以免延误治疗时机。应注意病情的早期诊断，包括肺部 X 光或者胸部 CT 摄片检查、痰液中含铁血黄素巨噬细胞检查和血气分析等。

1. 链球菌感染后肾小球肾炎

链球菌感染后肾小球肾炎可以表现为类似急进性肾炎的临床特点，肾脏病理检查光镜下表现为弥漫性新月体形成。本病多见于儿童和青少年，有链球菌先驱感染病史。临床多见血尿、水肿和高血压等表现。血清抗"O"水平升高和补体 C3 水平降低。一般患者在发病后 3～4 周症状减轻，多数预后良好。

2. 狼疮性肾炎

狼疮性肾炎患者肾脏病理表现为弥漫增生伴广泛的新月体形成，也可伴有坏死性血管炎等病变。部分患者也可以出现急进性肾炎的临床表现。本病多见于 20～40 岁的青年女性，临床往往伴有发热、皮疹、关节痛和面部红斑等表现。患者血液自身抗体相关检查提示抗核抗体阳性，抗双链 DNA 阳性和补体下降，肾脏组织免疫荧光检查往往出现 IgA、IgG、IgM、C3 等均阳性的"满堂亮"特征性表现。

3. 溶血性尿毒症综合征

溶血性尿毒症综合征多见于幼儿或儿童。临床特点包括急进性肾损伤、微血管溶血性贫血与血小板减少症。患者的血液病变是基础疾病，往往伴有胃肠道症状以及高血压等，需要通过透析治疗来改善症状。

四、相关实验室检查

1. 尿液检查

尿量显著减少，符合少尿或无尿的诊断标准。部分患者可以伴随出现肉眼或镜下血尿，甚至有肾病综合征特点的大量蛋白尿。

2. 血常规

可以出现不同程度的贫血，贫血程度往往与肾功能损害程度不一致。

3. 肾功能

肾功能持续恶化，血肌酐水平进行性升高，肾小球滤过率在短期内迅速下降，尿液浓缩功能障碍，甚至出现尿毒症相关临床表现。患者肾功能因病情长短和发病原因不同而有所不同，应重视监测患者血电解质情况，特别注意预防高钾血症或者酸中毒的发生。

4. 免疫学检查

血清 GBM 抗体阳性往往考虑急进性肾炎 I 型，血清抗中性粒细胞胞浆抗体（ANCA）阳性考虑急进性肾炎 III 型。

5. 影像学检查

超声和 CT 等检查可见双肾体积在病变初期增大，病变中后期缩小。

6. 肾脏病理学检查

① 光镜：正常肾小球囊壁层上皮细胞是单层细胞。在病理情况下，壁层上皮细胞增生，使细胞增多并形成新月体。急进性肾小球肾炎的病理学特征是广泛的新月体形成，常可累及 50% 以上的肾小球囊腔，而且比较广泛，通常肾组织中 50% 以上的肾小球有新月

体形成。

② 免疫荧光：免疫病理是区别三种不同类型急进性肾炎的主要依据。其中 IgG 沿肾小球毛细血管基底膜呈细线状沉积是抗 GBM 肾炎的特征性表现。免疫复合物型急进性肾炎的免疫荧光主要表现为 IgG 和 C3 呈粗颗粒状沉积。由于该型可继发于各种免疫复合物肾炎，因此继发于免疫复合物肾炎的急进性肾炎同时还有原发病的免疫荧光表现，如继发于 IgA 肾病者主要表现为系膜区 IgA 沉积。非免疫复合物型急进性肾炎的肾脏组织免疫荧光染色一般呈阴性或微弱阳性，偶尔可见散在 IgM 和 C3 沉积。

③ 电镜：急进性肾炎的电镜表现与光镜和免疫病理检查结果具有较好的一致性，不同类型的急进性肾炎其电镜表现各有特点。其中抗 GBM 肾炎和非免疫复合物型急进性肾炎电镜下没有电子致密物（免疫复合物）沉积，可见到毛细血管基底膜和肾小球囊基底膜断裂，伴中性粒细胞和单核细胞浸润。而免疫复合物型急进性肾炎的电镜特征主要表现为大量的电子致密免疫复合物沉积，主要在系膜区沉积。继发于免疫复合物肾炎的急进性肾炎出现电子致密物沉积的部位取决于原发性肾小球肾炎的类型，可见于系膜区、上皮下或内皮下，有时也可见毛细血管和肾小球球囊基底膜断裂缺口，但比其他亚型的急进性肾炎少见。

五、诊断标准

本病的主要诊断依据是急性肾炎综合征的典型临床表现和肾脏病理表现，包括以下几个方面：① 短期内少尿或无尿；② 快速进展的肾功能不全；③ 典型的肾脏病理学表现。上述三个条件均满足即可确诊。

六、中医辨病辨证要点

本病的中医学论述一般应为：正气不足为本，风、湿、热、毒等外邪侵袭为标。病邪首先犯肺，导致肺失宣降，水道通调失职以致水液内停，泛溢肌表而发为水肿。继而风热之邪瞬间化毒，热毒炽盛且与湿相合，病邪氤氲蒸腾，弥漫三焦，困阻脾胃，损伤肾脏，从而导致肺、脾、肾和三焦功能失常，水液代谢紊乱加剧，进而出现三焦水道壅塞，脾胃升降逆乱，肾关开合失司和清浊不分等一系列病理变化。临床症见浮肿、呕恶、尿少甚至尿闭等关格和癃闭的危重症候。

本病往往发病急骤，病情变化迅速。多数患者在疾病早期体内正气尚充足，表现出的症状特点往往是以邪实为主。如果病情控制不佳，随着病情的进展，发展为正气亏虚、脾肾衰败和湿浊瘀毒内蕴而成本虚标实、虚实夹杂之证。

七、治疗

本病起病急，进展快，如不能及时进行治疗，病情会迅速进展为急性肾衰竭，特别是抗 GBM 肾炎，病死率极高。一旦确诊或高度疑似，应积极治疗，包括血浆置换、糖皮质激素和细胞毒药物等措施联用。

1. 血浆置换

血浆置换能迅速清除患者血清中的抗 GBM 抗体，减少肾小球抗原抗体反应，从而尽快减轻肾脏损害，缓解病情，主要适合用于控制抗 GBM 型急进性肾炎的进展。治疗过程中须配合糖皮质激素和细胞毒药物，早期应用效果良好。血浆置换的剂量是每次 2～4 L（最多每天 4 L），根据病情每日或者隔日置换 1 次，直至抗 GBM 抗体转阴，一般需要置换 10 次左右。因此，血浆置换治疗费用较高。置换时多用 5% 的人血白蛋白作为置换液，对有出血倾向特别是肺出血的患者，置换后需要及时补充新鲜冰冻血浆，因为新鲜血浆内含有凝血因子，有利于改善出血病情。由于患者血浆置换的同时需要使用较强的免疫抑制剂，所以患者往往需要适当补充丙种球蛋白以预防感染。对于免疫复合物型急进性肾炎，一般不必进行血浆置换治疗；但对于继发于系统性红斑狼疮的新月体肾炎，血浆置换可以去除血清中的自身抗体或抗原抗体复合物，如果病情需要，使用这些方法有助于原发性狼疮性肾炎的治疗。对于非免疫复合物型急进性肾炎，无论是局限于肾脏还是继发于全身的血管炎性新月体肾炎，使用血浆置换并没有额外的好处，对于有肺出血危险者，血浆置换也仅仅是可能有帮助。昂贵的治疗费用和血制品来源的缺乏限制了本方法的临床应用，因此需要结合病情慎重选择。

2. 糖皮质激素

急进性肾炎患者均需要使用糖皮质激素治疗，如果使用甲基泼尼松龙冲击治疗，剂量为 7 mg/(kg·d)（正常成年人用量大约为 0.5 g/d），静脉滴注，每日一次或者隔日一次，3 次为一个疗程。必要时，间隔 3~5 日后再进行下一个疗程。一般使用 1~3 个疗程。然后给予泼尼松 1 mg/(kg·d) 口服，8 周后逐渐减量，每周减 5 mg 至逐渐停用，总疗程大约半年。

强化免疫抑制治疗对免疫复合物型急进性肾炎的治疗效果不如对抗 GBM 肾炎或非免疫复合物型肾炎的治疗有效，故糖皮质激素的用量需要较大，例如甲基泼尼松龙 1 g 静脉滴注，连续 3 天。如病情需要，3 周后可重复一个疗程的冲击治疗。本型患者应用糖皮质激素的疗程可能较长。抗 GBM 肾炎一经治疗后抗 GBM 抗体较快转阴，而且很少复发，故一般免疫抑制剂的治疗疗程无须太长（半年以内），也无须维持治疗。而免疫复合物型急进性肾炎则很多是继发于其他免疫复合物肾炎，疗程取决于基础疾病。例如，原发性系统性红斑狼疮患者可能需要终身用免疫抑制剂维持治疗，非免疫复合物型急进性肾炎的治疗基本上同 ANCA 相关性血管炎，具体疗程需要根据病情控制的程度而定。研究发现，动态监测 ANCA 抗体的滴度变化有助于决定其治疗方案。由于血管炎不同于抗 GBM 疾病，前者容易复发，故通常所需的免疫抑制治疗疗程较长。由于糖皮质激素使用剂量较大，而患者病情较重且容易出现感染、高血压和高血糖等，所以应注意密切监测和积极地对症治疗。

3. 细胞毒药物

无论是哪一种类型的急进性肾炎，通常都需要配合使用细胞毒药物。常用的药物如环磷酰胺（CTX），口服剂量一般为 1.5~2.0 mg/(kg·d)，静脉注射有多种方法。环磷酰胺的累计剂量较大时，其副作用也可能比较大，因此用药期间应注意动态监测患者的血象和肝肾功能。1 年之内环磷酰胺治疗总量以控制在 150 mg/kg 体重为宜。对于维持用药，可考虑用硫唑嘌呤口服维持，剂量为每天 2 mg/kg 体重。如果患者白细胞计数偏低，不能使用环磷酰胺或硫唑嘌呤，可采用霉酚酸酯。霉酚酸酯的常用剂量为 0.25~0.75 g，口服，每日 2 次。由于霉酚酸酯起效慢，使用霉酚酸酯诱导缓解的疗效不如环磷酰胺快，但其副作用相对较少。环磷酰胺除了有骨髓抑制和性腺抑制等副作用外，还可见脱发、出血性膀胱炎、肝损害、远期致癌和感染等可能。抗肾小球基底膜型病变经治疗后复发较罕见，故细胞毒药物治疗的疗程一般无须太长，且无须维持治疗。而免疫复合物型急进性肾炎的治疗则取决于其基础疾病。对于原发性免疫复合物型急进性肾炎，细胞毒药物所需剂量通常偏大，而且疗效不如抗基底膜病或 ANCA 相关性血管炎型急进性肾炎。对非免疫复合物型急进性肾炎患者，细胞毒药物的使用剂量取决于血管炎控制的效果，可以借助 ANCA 等指标来指导用药。血肌酐水平的高低不是决定是否使用免疫抑制剂治疗的唯一因素，肾脏病理改变具有重要的参考价值。

4. 透析疗法

在肾功能达到慢性肾脏病 5 期或者有严重的高钾血症等危及生命的情况下，应及时给予透析支持治疗。对于急性肾衰竭达到透析指征者，应尽早透析治疗，经血浆置换和（或）免疫抑制剂治疗后患者可能会脱离透析。病情符合慢性肾衰竭者只能采用维持性透析治疗。经过治疗缓解或好转的患者多数会遗留不同程度的肾损害，因而积极地保护患者的残存肾功能显得尤为重要。

5. 中医药治疗

本病早期多为正盛邪实之证，宜以祛邪为主，兼用扶正之品；中期邪盛正虚，治疗当扶正祛邪兼顾；后期正虚邪实并重，虚实错杂，治当扶正祛邪。由于湿浊瘀毒的病理变化贯穿始终，故治疗应重视化瘀祛浊药物的使用。

5.1 风热侵袭

主症：发热，咳嗽，头痛，口干欲饮，烦躁不安，颜面或全身浮肿，肉眼血尿。舌质红，苔黄，脉浮数。

治法：清热解毒。

方药：黄连解毒汤合银翘散加减。

常用药：黄连、黄芩、黄柏、栀子、制大黄、大蓟、小蓟、茜草、金银花、连翘、牛蒡子、桔梗、荆芥、紫草、白茅根、甘草等。

5.2 湿热蕴结

主症：全身浮肿，乏力，腹胀，纳呆，口干咽燥，头晕耳鸣，心烦失眠，尿少色赤甚或血尿，大便干。舌质干，苔黄腻，脉濡数。

治法：清热化湿。

方药：甘露消毒丹加减。

常用药：滑石、茵陈、黄芩、制大黄、石菖蒲、川贝母、藿香、射干、连翘、薄荷、白花蛇舌草、板蓝根、六月雪、荷叶、仙鹤草、猪苓、竹茹等。

5.3 脾肾阳虚

主症：精神萎靡，面色㿠白，头晕纳呆，恶心呕吐，脘腹胀满，腰酸腰痛，尿少尿闭，甚则神昏抽搐。舌淡，苔薄白，脉沉细无力。

治法：温补脾肾。

方药：金匮肾气丸合温胆汤加减。

常用药：熟地黄、怀山药、山茱萸、泽泻、牡丹皮、肉桂、制附子、陈皮、枳实、竹茹、猪苓、制半夏、石菖蒲、茯苓、甘草等。

八、患者健康教育

患者应在绝对安静环境下卧床休息，低盐及优质低蛋白饮食。如果开始进行透析，可应用低盐优质蛋白饮食。注意维持和调整水与电解质平衡，积极纠正代谢性酸中毒和低钙血症等常见并发症。

九、护理与预防康复

急进性肾小球肾炎患者如果得不到及时治疗,病情往往会进行性恶化,短则数周,长则数月内死于尿毒症或者相关并发症。一般来说,本病的预后与肾脏病理学检查所见的肾小球内纤维上皮新月体数量及病变程度的关系极为密切。患者如果出现新月体肾小球占总数的50%以上,预后往往较差,多数患者无法完全恢复肾功能,需要长期接受透析治疗或者进行肾移植等治疗。

第三节 肾病综合征

肾病综合征是一个临床综合征,以大量蛋白尿、低蛋白血症、高脂血症和高度水肿为主要临床特点,以肾脏病理损害导致大量蛋白尿及低蛋白血症为诊断的必备条件,病因可能是肾脏本身,也可能是肾脏之外的病变累及肾脏所致。临床上定义大量蛋白尿的标准是24小时尿蛋白定量 >3.5 g;低蛋白血症的标准是血清白蛋白 <30 g/L。肾病综合征按照病因分为原发性和继发性两大类。肾病综合征的常见并发症是继发感染、血栓栓塞、蛋白质及脂肪代谢紊乱和肾功能损害等。原发性肾病综合征常见的病因包括各种类型的肾小球肾炎。继发性肾病综合征的常见病因包括自身免疫性疾病(如狼疮性肾炎)、血液性疾病(如紫癜性肾炎)、内分泌疾病(如糖尿病肾病)和传染病(如乙肝相关性肾炎)等。此外,先天性肾病综合征和遗传性肾炎以儿童患者多见。

一、病因及发病机制

肾病综合征是指由于肾小球滤过膜病变,血液中的蛋白从尿液中大量漏出引发的一种临床综合征。其主要临床表现为"三高一低",即大量蛋白尿、高度水肿、高脂血症和低蛋白血症。大量蛋白尿既是肾病综合征的标志,也是造成低蛋白血症、水肿和高脂血症的直接原因。蛋白尿的产生主要是由于肾小球滤过膜的分子屏障和电荷屏障病变导致其功能异常,血浆中的蛋白等成分从肾小球基底膜进入原尿所致。滤过膜病变可能是血液循环中的免疫复合物直接在基底膜沉积,也有可能是各种炎症或者病毒等损伤肾小球滤过膜所致。此外,高血压、糖尿病和肿瘤等病变也可以直接或者间接导致肾小球基底膜病变,从而引起大量蛋白尿。水肿的发生往往也与大量蛋白尿密切相关。蛋白的漏出使血浆蛋白浓度及胶体渗透压降低,低蛋白血症导致血管内的水分进入组织间隙形成水肿。水分在进入组织间隙的过程中会带走部分水溶性小分子物质如无机盐等,进而导致全身的血容量减少并激活肾素-血管紧张素-醛固酮(RAS)系统而使肾脏对钠、水的重吸收增加,导致水肿进一步加重。高脂血症主要是由于低蛋白血症导致机体的血浆胶体渗透压明显下降,继而刺激肝脏合成极低密度脂蛋白(VLDL)增加以提高胶体渗透压,并影响周围组织对脂蛋白的分解及(或)利用减少所致。这种生理性的代偿作用却在客观上导致血浆中脂蛋白明显升高和胆固醇代谢紊乱。

二、诊断要点

1. 临床诊断

① 大量蛋白尿(>3.5 g/24 h);

② 低蛋白血症(血浆白蛋白 <30 g/L);

③ 明显的水肿；

④ 高脂血症。

其中①②两项为诊断所必需。

2. 病因诊断

首先要进行诊断分析，特别是要排除继发性肾病综合征和遗传性疾病之后，才能诊断为原发性肾病综合征。

3. 病理诊断

如果原发性肾病综合征患者没有绝对的禁忌证，则建议尽快进行肾活检，以明确肾脏组织病理学诊断。

3.1 微小病变性肾病

光镜下肾小球基本正常，近端肾小管上皮细胞可见空泡变性；免疫病理学检查结果通常为阴性；电镜下肾脏组织病理主要表现为有广泛的肾小球脏层上皮细胞足突融合，这是本病的主要诊断依据。

3.2 系膜增生性肾小球肾炎

光镜下表现为肾小球系膜区弥漫性轻重不等的组织增生，早期以系膜细胞增生为主，后期则伴有系膜基质增多，可伴有灶状肾小管萎缩和肾间质纤维化。免疫病理学检查分为 IgA 肾病及非 IgA 系膜增生性肾小球肾炎。以 IgA 沉积为主的，称为 IgA 肾病；以 IgG 或 IgM 沉积为主的，称为非 IgA 系膜增生性肾小球肾炎，常伴有 C3 在肾小球系膜区或者系膜区及毛细血管壁呈颗粒状沉积。IgG、IgM 和 C3 可在系膜区呈颗粒状或团块状沉积。电镜下显示肾小球系膜细胞增生、系膜基质增多，云雾状和细颗粒状电子致密物在系膜区沉积，上皮细胞肿胀和节段性足突融合。

3.3 局灶节段性肾小球硬化

光镜下可见病变呈局灶性和节段性分布，主要表现为受累节段的系膜基质增多、毛细血管塌陷、基底膜皱缩和球囊粘连等，可见相应的小管萎缩和间质纤维化。免疫荧光病理表现为 IgM 和 C3 在肾小球受累节段呈粗颗粒状或团块状的局灶节段性沉积。电镜检查显示肾小球系膜基质增多、毛细血管塌陷、大块的细颗粒状电子致密物沉积和上皮细胞足突广泛融合。

3.4 膜性肾病

光镜下主要表现为肾小球呈弥漫性病变，早期肾小球基底膜上皮侧可见少量散在分布的嗜复红小颗粒（Masson 染色），随着病情的进展，钉突形成（嗜银染色），基底膜逐渐增厚。免疫荧光病理表现为 IgG 和 C3 弥漫性均匀一致的颗粒状物沿肾小球毛细血管壁沉积。电镜下早期可见基底膜增厚，上皮侧有排列整齐的电子致密物，并伴有广泛足突融合。

3.5 系膜毛细血管性肾小球肾炎

光镜下主要表现为系膜细胞和系膜基质弥漫性重度增生，可插入肾小球基底膜和内皮细胞之间，使毛细血管襻呈现"双轨征"；免疫荧光病理表现为 IgG 和 C3 呈粗颗粒状沿毛细血管壁和系膜区沉积。电镜下基底膜的内皮下可见插入的系膜细胞和系膜基质，并伴有大块电子致密物沉积、毛细血管管腔狭窄和上皮细胞足突融合。

三、鉴别诊断

肾病综合征最为重要的诊断是分析并明确其发病原因是原发性还是继发性,这也是临床确定是否需要做肾脏病理学检查和制订治疗方案的核心环节。原发性肾病综合征患者如果没有绝对禁忌证,建议尽快做肾活检以明确病理类型;继发性肾病综合征患者则需要明确原发病与肾损害之间的关系并积极治疗原发病,必要时需要做肾活检以了解肾脏受损情况,特别是要排除原发性和继发性肾脏病共存导致肾脏病发生的可能性。

1. 过敏性紫癜性肾炎

本病常好发于青少年,以皮肤紫癜为主要表现,也可伴关节疼痛、腹痛及黑便,常在皮疹发生后的 1～4 周出现肾脏病变。

2. 糖尿病肾病

本病在一定时期可以出现典型的肾病综合征临床表现,糖尿病病史多在 5 年以上。要鉴别是糖尿病肾病还是糖尿病合并原发性肾病综合征,需要做肾活检检查,以明确病理诊断。糖尿病肾病有其典型的病理学特征。糖尿病肾病好发于中老年人,糖尿病病史及特征性的眼底改变有助于鉴别诊断。

3. 多发性骨髓瘤肾病

多发性骨髓瘤肾病好发于中老年人,男性多见。其临床特点与原发性肾病综合征相似。部分患者伴有骨痛、血清单株免疫球蛋白增高、蛋白电泳 M 带及尿本周蛋白阳性等临床和实验室检查特征性表现。通过骨髓活检多可以直接明确诊断,该病的骨髓象表现为浆细胞异常增生,其比例占核细胞的 15% 以上且有明显的形态异常。

四、相关实验室检查

1. 尿常规及尿蛋白定量

尿常规检查结果多为尿蛋白定性(++)～(++++),伴或不伴尿红细胞,24 小时尿蛋白定量大于 3.5 g 或尿蛋白/肌酐比值大于 3.5。

2. 尿蛋白电泳检查

如果尿液中出现的主要是大分子量和中分子量蛋白,则往往提示病变在肾小球;如果是小分子量蛋白,则提示病变主要在肾小管和间质;如果是混合性蛋白,则提示病变累及肾小球、肾小管和间质。

3. 尿纤维蛋白降解产物

肾病综合征患者往往伴有血液高凝状态,患者血和尿中纤维蛋白降解产物(FDP)含量增加提示肾小球内有凝血及炎症性改变。必要时可以进行对症治疗,以减小血栓发生的风险。

4. 血浆白蛋白

血浆白蛋白降低是肾病综合征临床诊断的必要条件之一。肾病综合征患者的血浆白蛋白往往低于 30 g/L。

5. 血脂

血浆胆固醇和甘油三酯水平均明显增高,低密度和极低密度脂蛋白增加,高密度脂蛋白水平正常或稍下降。

6. 肾功能

注意定期检测患者血肌酐和尿素氮水平,并进行肌酐清除率的定期评价,结合肾功能检查结果确定治疗和用药方案。

7. 影像学检查

肾脏B超、双肾发射单光子计算机断层扫描（ECT）、CT和MRI等影像学检查有助于疾病的诊断，对判断肾病综合征的原因也有一定的帮助。

8. 肾活检

肾活检是确定肾组织病理类型的唯一手段，肾活检检查结果可为治疗方案的选择和预后评估提供可靠的依据。

五、诊断标准

① 大量蛋白尿（>3.5 g/24 h）；
② 低蛋白血症（血浆白蛋白<30 g/L）；
③ 水肿；
④ 高脂血症。

其中①②两项为诊断所必需。

六、中医辨病辨证要点

肾病综合征从中医学角度而言属于"水肿"和"虚劳"等疾病的范畴，其病因病机往往以脾肾亏虚为本，继而导致机体五脏六腑阴阳气血不足和水液代谢失调而致水液内蕴机体等症候；病变过程中往往会伴有水湿、湿热和瘀血等病理因素。随着病情的发展，临床上常表现为虚实夹杂之证而导致正气亏虚、邪气亢盛，日久迁延导致癃闭和关格等危重症候。

中医认为，本病发生的根本原因是肺、脾、肾三脏功能失调导致机体内水液代谢紊乱而使肺失通调、水津不能布散；脾失运化，水谷难以运化；肾失开阖，蒸化无权，导致水湿内停、泛溢肌肤、流溢四肢而为水肿。水湿久蕴体内可以酿生湿热，久病入络而生瘀血，三焦水道不利，易于导致本病病程迁延难愈。本病多为本虚标实之证，病变日久水肿不消可蕴结五脏而致关格危候。

七、治疗

1. 利尿消肿

① 噻嗪类利尿药：主要通过抑制肾小管对钠的重吸收并增加钾的排泄而利尿。常用药物如氢氯噻嗪，每次25 mg，每日2～3次，口服。长期服用此类利尿药的患者要注意防止电解质紊乱，特别是低钾和低钠血症的发生。

② 潴钾利尿药：具有排钠潴钾作用，可与噻嗪类利尿药或襻利尿药合用。常用螺内酯20 mg，每日3次。长期服用该类药物应注意预防高钾血症，肾功能不全特别是血钾偏高的患者应慎用。

③ 襻利尿药：对钠、氯和钾的重吸收具有较强的抑制作用。常用呋塞米20～120 mg/d，根据病情选择分次口服或静脉注射。

④ 渗透性利尿药：通过一过性提高血浆胶体渗透压，可使组织中的水分回吸收入血。此外，该药物经过肾小球滤过，造成肾小管内液的高渗状态，减少水、钠的重吸收而利尿。常用的药物如低分子右旋糖酐250～500 mL，静脉滴注，隔日一次。随后加用襻利尿药以增强利尿效果。但少尿（<400 mL/d）的患者应慎用此类药物，因其易诱发"高渗性肾病"，有发生急性肾损伤的风险。

⑤ 血浆或白蛋白等：通过静脉输注可提高血浆胶体渗透压，促进组织中的水分回吸收并利尿，如配合使用襻利尿药，可获得良好的利尿效果。但由于其易引起肾小球高滤过和肾小管高代谢而存在发生肾间质纤维化等损害肾脏功能的风险，故应严格掌握其适应证。

2. 减少蛋白尿

大量蛋白尿本身可导致肾小球损伤并具有促进肾小球硬化的作用，最终导致肾功能不全甚至衰竭。因此，有效地减少患者尿蛋白漏出是治疗肾病综合征的一个重要环节。减少蛋白尿可以有效地延缓肾功能的恶化。

血管紧张素转换酶抑制剂（ACEI）及血管紧张素Ⅱ受体拮抗剂（ARB）等降血压药物除了能够有效地控制高血压之外，还可以降低肾小球内压和直接影响肾小球基底膜对蛋白质等大分子物质的通透性，从而具有不依赖于降低全身血压所产生的减少尿蛋白的作用。

3. 糖皮质激素

糖皮质激素主要用于治疗原发性肾病综合征。其治疗作用包括两个方面：一方面是抑制肾脏的非感染性炎症反应和免疫反应，减轻肾小球滤过膜的病变，从而达到减少尿蛋白的作用；另一方面主要是通过抑制醛固酮和抗利尿激素分泌而发挥其利尿作用。糖皮质激素的使用须遵循"初始剂量要足、减药时间要慢"的原则开展治疗。"初始剂量要足"主要是指（以泼尼松为例）初始剂量 1 mg/（kg·d），连续口服 8～12 周；"减药时间要慢"主要是指在初始足量治疗后如果效果良好，应该按照每 2～3 周减少原剂量 10% 的速度缓慢减少药物剂量，当泼尼松减至 20 mg/d 左右时，症状最容易反复，需要更加缓慢地减少药物的剂量。患者病情完全缓解后需要结合情况，部分患者需要继续小剂量（5～10 mg/d）维持治疗 3～12 个月。一般而言，使用激素多采用早上一次性顿服的服药方式，以减轻激素在机体内分泌方面的不良反应。对于有肝功能损害或者不适宜服用泼尼松的患者，可更换为等效剂量的甲泼尼龙。长期使用激素的患者要注意观察可能出现的感染、药物性糖尿病、骨质疏松和胃溃疡等不良反应。

4. 雷公藤多苷片

雷公藤多苷片是中药青风藤的提取物，具有调节机体免疫功能的作用，主要用于肾脏病和风湿免疫性疾病。一般按照每天每千克体重 1 mg 的治疗剂量，每日分 3 次口服。该药具有减少尿蛋白的作用，多可单独或者配合糖皮质激素应用。该药主要通过抑制机体免疫功能和肾小球系膜细胞的增生来达到治疗肾脏病的目的。其主要不良反应是性腺抑制、肝功能和肾功能的损害以及外周血白细胞减少等，及时停药后，多数患者可以有一定程度的恢复。

5. 细胞毒药物

细胞毒药物主要用于原发性肾病综合征激素依赖型或激素抵抗型患者，也可以和糖皮质激素协同治疗。由于这类药物具有一定的毒副作用，因此若无激素禁忌，一般不作为首选或者单独治疗用药。

① 环磷酰胺。环磷酰胺是目前临床上最常用的细胞毒药物，可以口服或静脉注射使用。其中口服剂量为每日 50～100 mg，分 2 次服用；静脉注射一般每月 1～2 次，每次 0.2～0.8 g。疗程 3 个月到 1 年，累积使用的总剂量一般不超过每千克体重 150 mg。环磷

酰胺的主要不良反应是骨髓抑制及中毒性肝损害，并可出现性腺抑制（尤其是男性）、脱发、胃肠道反应及出血性膀胱炎。少数患者有发生恶性肿瘤的风险。

② 环孢素。其主要作用是选择性抑制 T 辅助细胞及 T 淋巴细胞的效应细胞，用于糖皮质激素和其他细胞毒药物治疗无效的难治性肾病综合征。常用剂量为每日每千克体重 3～5 mg，分两次口服，服药期间须监测并维持其血药浓度谷值为 100～200 ng/mL。服药 2～3 个月后缓慢减量，一般服用药物的时间为 6～12 个月。其主要不良反应是肝肾毒性，部分患者可出现高血压、高尿酸血症、多毛及牙龈增生等表现。

③ 吗替麦考酚酯（骁悉）。其主要作用是选择性地抑制 T、B 淋巴细胞增殖及抗体形成。常用量为每天 1.5～2 g，分 2～3 次口服。口服维持 3～6 个月后减量并维持 6 个月至 1 年。由于其作用途径与传统的细胞毒药物有一定的区别，因此出现骨髓抑制等不良反应的概率相对较小。本药广泛用于预防肾脏移植后的抗排异反应。

6. 并发症的防治

① 感染。肾病综合征患者因自身免疫功能异常导致免疫力下降而易发生感染，如果患者治疗时需要同时使用免疫抑制剂或者细胞毒药物，则感染的发生率会明显升高。患者一旦确定感染，应及时选用对致病菌敏感、强效且无肾毒性的抗生素积极地进行治疗。如果患者出现严重感染难以控制，应考虑减少或停用糖皮质激素和细胞毒药物。

② 血栓及栓塞并发症。肾病综合征患者往往伴有高凝状态和发生深静脉血栓的风险，存在发生肺栓塞等危重病变的风险。应该注意对患者凝血功能的监测，如果出现异常，需要根据病情及早进行预防性抗凝治疗，临床上多选用低分子肝素、华法林或抗血小板药物。对已发生血栓的患者，应尽早给予尿激酶或链激酶进行溶栓治疗。

③ 急性肾损伤。对肾病综合征并发急性肾损伤的患者如处理不当，往往会危及生命。一般采取改善肾脏循环、纠正水电解质紊乱和酸中毒、使用利尿剂等对症治疗措施并监测肾功能状况，必要时进行血液净化等治疗。

④ 电解质、蛋白质及脂代谢紊乱。应注意调整饮食量和饮食结构，注意监测患者的水与电解质水平，必要时对症使用降脂和促进蛋白合成的药物。

7. 中医药治疗

水肿的中医辨证要点包括"辨阳水和阴水""辨虚实""辨病因和病位"等。一般阳水起病急骤，肿势较重，多以颜面部水肿为先，然后发展到遍及全身，皮色光亮而薄，按之凹陷易于恢复，属实证；阴水起病缓慢，肿势较轻，大多晨起面浮，入暮肿甚，面色㿠白或萎黄，甚则晦暗色滞，按之凹陷不易恢复，证属虚证。水肿以颜面为主，恶风头痛者，多属风；水肿以下肢为主，纳呆身重者，多属湿；水肿而伴有咽痛溲赤者，多属热；因疮疡、猩红赤斑而致水肿者，多为湿毒。肿势甚，咳喘气急，不能平卧者，病位在肺；水肿日久，纳食不佳，乏力身重者，病位在脾；水肿反复，腰膝酸软，耳鸣神疲者，病位在肾；肿势轻，头晕目花，烦躁易怒者，病位在肝。

7.1 风水证

主症：外感后出现眼睑及面部浮肿，继则四肢及全身高度浮肿，往往有鼻塞、流涕及头痛等症状。舌质淡胖而润，舌边齿痕，舌苔白滑，脉沉紧或者弦紧。

治法：宣肺利水。

方药：防己黄芪汤合越婢汤加减。

常用药：防己、黄芪、白术、麻黄、生石膏、生姜、大枣、甘草、猪苓、桂枝、红枣、浮萍、泽泻、桑白皮、石苇、茯苓皮、车前子、五加皮、金银花、薄荷等。

7.2 阳虚水泛证

主症：全身水肿明显，按之凹陷且下肢最为明显，可伴有腹水、胸腔积液，小便不利，纳差便溏，面色㿠白，形寒肢冷。舌体胖大质嫩而润，舌边齿痕，舌苔白腻，脉沉细。

治法：温肾利水。

方药：真武汤合五皮饮加减。

常用药：炮附子、茯苓皮、白芍、赤芍、白术、桑白皮、生姜皮、大腹皮、陈皮、肉桂、仙灵脾、泽泻、车前子、牛膝、黄芪、补骨脂、猪苓、玉米须等。

7.3 阴虚湿热证

主症：面部及下肢浮肿，腰膝酸软，头晕耳鸣，心烦少寐，咽喉疼痛，咽干口燥，小便短涩，大便秘结。舌红少津，苔黄腻，脉滑数。

治法：清热利湿。

方药：知柏地黄汤加减。

常用药：知母、黄柏、生地、山茱萸、丹皮、山药、茯苓、泽泻、焦栀子、凤尾草、车前子、石苇、苦参、白术、桂枝、滑石、甘草、生姜皮、猪苓、白花蛇舌草等。

7.4 气滞水阻证

主症：全身水肿，甚者伴腹水或胸腔积液，腹胀胸满，肢体肿硬。舌质偏红，舌苔薄腻，脉象弦滑。

治法：行气利水。

方药：实脾饮加减。

常用药：炒白术、猪苓、黄芪、桂枝、大腹皮、广木香、生姜、草果仁、制附子、泽泻、车前子、木瓜、苏叶、肉桂、茯苓皮、桑白皮、陈皮、槟榔、砂仁、牛膝等。

7.5 瘀水互结证

主症：尿少水肿，面色黧黑或萎黄，口唇和肌肤有瘀斑瘀点，常伴腰痛如针刺，痛处固定不移，常伴有血尿。皮肤粗糙或肌肤甲错，舌质暗红或淡暗，或有瘀斑瘀点，舌苔薄腻，脉象弦细或沉涩。

治法：活血利水。

方药：桃红四物汤加减。

常用药：桂枝、茯苓、丹皮、桃仁、赤芍、益母草、泽兰、水蛭、当归、川芎、丹参、红花、葶苈子、黄芪、车前子等。

八、患者健康教育

1. 肾病综合征的病因

凡能引起肾小球疾病者，几乎均有发生肾病综合征的风险。原发性肾病综合征是由原始病变发生在肾小球所引起的。从临床理论的角度来看，急性肾小球肾炎、急进性肾小球肾炎和慢性肾小球肾炎等都可在疾病发展过程中出现肾病综合征。从病理学的角度来看，微小病变肾病、系膜增生性肾炎、膜性肾病、肾小球局灶节段性硬化和系膜毛细血管性肾炎等均可出现肾病综合征的临床表现。此外，继发性肾病综合征是由于继发于全身性疾病的患者所出现的问题，如糖尿病性肾病、系统性红斑狼疮性肾炎、肾淀粉样变、感染、药物性疾病、某些结缔组织病及遗传性疾病等均可引起肾病综合征。

2. 难治性肾病综合征

难治性肾病综合征是指糖皮质激素治疗无效或糖皮质激素依赖或反复发作，或者因为不能耐受激素的副作用而难以继续用药的原发性肾病综合征。此种类型的肾病综合征约占原发性肾病综合征的30%~50%，是目前临床慢性肾脏病中治疗最为棘手且预后较差的一种情况。

九、护理与预防康复

1. 休息

严重水肿和低蛋白血症患者需卧床休息，特别是下肢水肿的患者需要重视局部症状的护理，待病情缓解后可适当活动。注意气候变化的影响，特别是秋冬季节气候变化剧烈时，应及时增减衣被，注意保暖及防止外邪诱发疾病。

2. 饮食

以清淡饮食为主并适量摄入优质蛋白饮食，注意控制钠盐摄入和脂肪摄入等，忌辛辣厚味，戒烟酒。有水肿时，应低盐饮食并注意避免进食富含饱和脂肪酸（动物油脂）的饮食，鼓励患者多吃富含多聚不饱和脂肪酸（如植物油、鱼油）及富含可溶性纤维的饮食。

第四节　慢性肾小球肾炎

慢性肾小球肾炎简称慢性肾炎，是由多种原因所致的各种病理类型的肾小球疾病，临床表现以蛋白尿、血尿、水肿和高血压为特征，且肾功能缓慢进行性减退。本病起病呈慢性，是肾内科临床的常见病和疑难病，也是导致终末期肾病的最主要病因之一。本病病程多在一年以上，部分患者病程甚至迁延数年之久，病情进展快慢不一，部分患者治疗效果不佳，预后较差。目前临床上常见的原发性肾小球肾炎病理类型主要有肾小球微小病变、系膜增生性肾小球肾炎、膜增殖性肾小球肾炎、IgA肾病、膜性肾病和局灶节段性肾小球硬化等。

慢性肾小球肾炎多属于中医学"水肿""虚劳""癃闭""尿浊"等疾病的范畴。病变的发生不论原因如何均与机体的水液代谢密切相关。水液运行异常与肺、脾和肾三脏的功能密切相关，尤其是脾肾虚损。病变日久可累及肺、肝和心等脏腑，从而导致五脏功能受损、气血运行滞涩和水液精血失布，最终导致病情的发生和发展。故本病的病理特点总属本虚标实，本虚常见脾肾阳虚，标实则是外感、湿热、血瘀、热毒和水湿诸邪所致。

祖国医学认为肺、脾、肾三脏虚衰是慢性肾小球肾炎发病的内因，正如《素问·水热穴论篇》云，"故其本在肾，其末在肺，皆积水也"；《素问·至真要大论篇》又云："诸湿肿满，皆属于脾。"《诸病源候论·水病诸候》云："水病无不由脾肾虚所为，脾肾虚则水妄行，盈溢皮肤而令身体肿满。"另有《丹溪心法·水肿》云："惟肾虚不能行水，惟脾虚不能制水。"由此可见，肺、脾、肾三脏功能失调与水肿密切相关而为本病的内因；六淫之邪则多为本病发病的外因，如外感风寒湿热疫毒邪气多见于肺肾气虚而侵入人体，客而不去致发病。《素问·气交变大论》云："岁土太过，雨湿流行，肾水受邪……体重烦冤。""岁水太过，寒气流行，邪害心火……甚则腹大胫肿。"而《医学入门》又有"阳水多外因，涉水冒雨或兼风寒暑气而现阳证；阴水多内因，饮水及茶酒过多，或饥饱劳役房欲而见阴证"皆示内外因相互作用于机体而致水肿。

总之，慢性肾小球肾炎的病机多由肺、脾、肾三脏失调所致，早期治疗尚可稳定病情，若缠绵日久，则至脾肾衰败，发生浊邪内闭之危候。

一、病因及发病机制

慢性肾小球肾炎常被认为是由急性肾小球肾炎迁延不愈转化而来的，然而实际上我们发现仅有少数慢性肾小球肾炎患者来自链球菌感染后的急性肾小球肾炎。绝大多数慢性肾炎是由原发性肾小球疾病发展而来的，如系膜增生性肾炎（包括IgA肾病）、系膜毛细血管性肾炎、膜性肾病和局灶性节段性肾小球硬化等。慢性肾小球肾炎病理表现以弥漫性或局灶节段性病变为主。除肾小球病变外，尚可伴有不同程度的肾间质炎症及纤维化，肾小管间质的损害加重了肾功能损害。晚期肾小球肾炎往往肾皮质变薄、肾小球毛细血管襻萎缩并发展为玻璃样变或纤维化，残存肾小球可代偿性增大并伴有肾小管萎缩等。

二、诊断要点

① 起病缓慢，临床表现可轻可重。随着时间的延长和病情的发展，可有肾脏功能减退，病程的后期多伴随出现贫血、电解质紊乱和酸中毒等情况。

② 水肿、高血压、蛋白尿、血尿及管型尿等临床表现及检测异常的情况多种多样，可以出现肾病综合征或难治性高血压的临床表现。

③ 尿液检查结果异常，特别是出现长期且持续性蛋白尿，但是多数患者尿蛋白定量小于3.5 g/24 h，血尿中红细胞畸形所占的比例较高（在相差显微镜下多可见多形态改变的红细胞）。

三、鉴别诊断

1. 结缔组织疾病

系统性红斑狼疮所导致的肾脏损害的临床表现与慢性肾小球肾炎的临床表现比较相似，但是此类疾病多伴有全身或其他系统症状，如发热、皮疹、关节痛和肝大等。而实验室检查如血常规三系下降、血清中免疫球蛋白增高、抗核抗体阳性和双链DNA阳性等均可鉴别，肾穿刺检查肾脏组织免疫荧光镜下出现IgA、IgG和IgM等全部阳性的"满堂亮"特征性病理变化有助于鉴别诊断。

2. 急性肾小球肾炎

急性肾小球肾炎多见于儿童和青少年，发病前多有前驱感染表现，感染发生后1~3周才出现血尿、蛋白尿、水肿和高血压等表现，血中补体C3降低和抗"O"水平升高，通过肾脏组织病理学检查可进行鉴别。慢性肾小球肾炎急性发作多表现为短期内病情急剧恶化，血清补体C3一般无动态变化。

3. 慢性肾盂肾炎

慢性肾盂肾炎的临床表现可以是蛋白尿和高血压，多见于中老年女性且有反复泌尿系统感染病史者，肾功能损害多以肾小管间质损害为主且进展缓慢。静脉肾盂造影和肾脏B超检查发现两侧肾脏损害不对称且蛋白尿以肾小管来源为主等情况有助于诊断。尿沉渣中常有白细胞，中段尿细菌培养多呈阳性。

四、相关实验室检查

1. 尿液检查

大多为少量至中等量的蛋白尿，24 小时尿蛋白定量多为 1～3 g。随着病变的发展，可能出现肾脏功能减退甚至肾小球大量毁损，因为滤过膜病变导致尿蛋白排出减少。慢性肾小球肾炎常有程度不等的镜下血尿或肉眼血尿，病变活动时尿液中检出的红细胞数量增多。管型也是慢性肾小球肾炎的特征表现之一，可以出现红细胞、白细胞和上皮细胞等多种管型。

2. 血常规检查

早期患者的血常规一般没有特殊异常。随着病情的加重，特别是出现肾功能下降时，由于骨髓可能被抑制，因而出现轻中度贫血。如果肾功能恶化明显，则会出现较为严重的小细胞低色素性贫血。贫血与肾脏丧失产生促红细胞生成素的功能密切相关。

3. 生化检查

早期一般不出现肾功能异常，患者病情控制不佳则会导致内生肌酐清除率进行性降低。病变晚期除肾小球滤过率降低外，肾小管功能亦受损，并同时出现电解质紊乱、酸中毒和血钙降低等临床表现。

4. 其他检查

放射性核素肾图、肾脏 B 超和尿液特种蛋白检查等均有助于疾病的诊断和肾脏功能的判断。

五、诊断标准

凡是尿液检查异常（蛋白尿、血尿、管型尿）、伴或不伴水肿及高血压病史达到一年以上的，无论有无肾功能损害，均需要考虑本病，并在排除继发性肾小球肾炎和遗传性肾小球肾炎后，临床上即可诊断为慢性肾小球肾炎。

六、中医辨病辨证要点

本着"治病求本、标本结合"的原则，治疗确立"健脾益肾、活血通络"作为慢性肾小球肾炎的根本治疗大法。健脾益肾即健运中焦、维护肾气、扶正固本；活血通络即通利血脉、流畅气机、彰显肾气。

1. 辨虚实

病程长、身疲乏力者以虚证为主；病程短、无乏力者以实证为主；面色萎黄、少气乏力者以气虚为主；面色㿠白、畏寒肢冷者以阳虚为主；五心烦热、目睛干涩者以阴虚为主。

2. 辨病位

起病多在肺、脾两脏；久病多属脾、肾两脏。症状表现为腰脊酸痛、下肢水肿明显者，病在肾；纳少脘胀、大便溏者，病在脾；颜面浮肿、咽痛、易感冒者，病在肺；头晕耳鸣、视物模糊者，病在肝。

3. 辨阴阳

阴水者多见面色㿠白，少气懒言，形寒肢冷，腰以下水肿明显，可伴纳差和便溏，小便少或清长，舌质淡胖，苔白滑，脉沉滑或沉细；阳水者可见口干、咽痛、胸腹胀满或者胸闷、咳喘，五心烦热，小便短赤，大便干或黏滞不畅，舌苔黄腻或白腻，舌质暗红，脉滑数。

4. 辨脏腑气血

脏腑以肺、脾、肾为主,而又有气虚、阴虚和阳虚之别。标实者多可以分为水湿、湿热、瘀血和外感等不同的表现。

5. 辨血尿

发热、咽痛、咳嗽、苔薄脉浮为风邪上扰;腰酸膝软、五心烦热、口干咽燥、尿赤灼热感多为阴虚内热、血热妄行的表现;神疲乏力、面色少华、腹胀便溏多为脾不统血、血不归经的症状;病程长者,多夹有瘀滞症候。

七、治疗

1. 利尿消肿

慢性肾小球肾炎患者往往有水肿等临床表现,可以结合患者病情适当选用下列利尿药物对症治疗,注意监测患者电解质水平,不宜过多或者长期使用。

① 氢氯噻嗪:常用剂量为每次 25～50 mg,口服,每日 3 次。

② 呋塞米:常用剂量为每次 20～40 mg,口服或者静脉给药,使用次数根据水肿程度和电解质水平调整。

③ 螺内酯:常用剂量为每次 20 mg,口服,每日 3 次。

④ 氨苯蝶啶:常用剂量为每次 50 mg,口服,每日 3 次。

2. 控制血压

慢性肾小球肾炎患者往往伴有高血压,高血压也是导致慢性肾小球肾炎病变发展的重要因素,所以控制血压对于控制病情(如减少尿蛋白漏出)效果明显。一般将血压控制在 16.6/10 kPa(125/75 mmHg)比较理想,常用的降压药包括以下几种类型:

① 钙通道阻滞剂,如硝苯地平控释片、非洛地平缓释片和氨氯地平等。

② 血管紧张素转化酶抑制剂,如贝那普利等。

③ 血管紧张素Ⅱ受体拮抗剂,如氯沙坦和厄贝沙坦等。

④ β受体阻滞剂,如美托洛尔或者比索洛尔。

⑤ α受体阻滞剂。此类药物一般不单独使用,通常在患者血压控制不佳时联合使用。患者使用α受体阻滞剂期间容易出现直立性低血压,所以使用前需要和患者及家属充分沟通,以预防意外发生。

3. 抗凝血和血小板解聚药物

① 潘生丁:抗血栓形成和血小板聚集。

② 阿司匹林肠溶片:抗血小板凝聚。

4. 水与电解质及血糖水平调控药物

慢性肾小球肾炎特别是伴有大量蛋白尿的患者容易并发高凝、高脂血症、高血糖、低钙血症和高尿酸血症等,患者在治疗过程中也会出现上述并发症。因此,在积极治疗原发病的基础上,注意血脂、血糖和电解质水平的监测。

5. 糖皮质激素和免疫抑制药物

慢性肾小球肾炎一般在尿蛋白较多的情况下需要使用糖皮质激素或免疫抑制药物。国内的专家指南认为,24 小时尿蛋白定量超过 1 克且其他治疗措施效果不佳时,需要使用糖皮质激素或免疫抑制药物控制病情,以减小发生肾脏损伤的可能性。对于不同的肾脏病理表现,药物的使用方式基本相似。但是对于一些特殊的临床情况,主要是肾功能变化进展比较快的患者，多需要使用糖皮质激素单独或者与免疫抑制剂联合冲击治疗。

5.1 糖皮质激素

糖皮质激素主要用于针对原发慢性肾小球肾炎的治疗。糖皮质激素的使用须遵循"初始剂量要足、减药时间要慢"的原则。患者病情完全缓解后要结合具体情况调整用药，部分患者需要继续小剂量（10 mg/d）维持治疗 6～12 个月。

5.2 雷公藤多苷片

用量一般按照每千克体重 1 mg，每日 3 次，口服。

5.3 细胞毒药物

主要用于原发性肾病综合征激素依赖型或激素抵抗型患者，也可以与糖皮质激素协同治疗提高效果。由于这类药物具有一定的毒副作用，因此若无糖皮质激素使用禁忌证，一般不作为首选治疗用药。

5.4 冲击治疗

对于肾功能进展较快和肾脏病理表现较为严重的情况，建议使用短期冲击治疗稳定病情，然后再减少药物使用量。一般使用甲基泼尼松龙冲击治疗，使用剂量为 7～15 mg/（kg·d）（0.5～1.0 g/d），静脉滴注，每天一次，连续 3 天。如果病情需要，可以在 3 周后重复一个疗程的冲击治疗。然后给予甲基泼尼松龙 40～80 mg/d，8 周后逐渐减量，每周减 5 mg 至逐渐停用，总疗程大约半年。如果病情需要，可以使用甲基泼尼松龙联合环磷酰胺治疗。环磷酰胺剂量为 0.6～1.0 g/d，静脉滴注，每月 1 次，一般使用 6～12 个月。治疗过程中需要结合病情（特别是血常规和肝肾功能的情况）调整用药。由于糖皮质激素使用的剂量较大，特别是联合环磷酰胺等药物的患者容易出现感染、高血压和高血糖等副作用，应注意及时发现和防治。

6. 中医药治疗

6.1 脾肾气虚证

主症：腰酸腰痛，疲倦乏力，颜面及全身浮肿，纳少，腹胀便溏，夜尿多。舌质淡红，边有齿痕，苔薄白，脉沉细。

治法：健脾益肾。

方药：济生肾气丸加减。

常用药：熟地、山药、党参、生黄芪、炒白术、茯苓、制附子、杜仲、怀牛膝、甘草、山茱萸、泽泻、淫羊藿、肉桂、女贞子等。

6.2 肺肾气虚证

主症：颜面浮肿，疲倦乏力，少气懒言，易感冒，时有腰酸腰痛。舌淡，苔白润有齿痕，脉细弱。

治法：补益肺肾。

方药：玉屏风散加减。

常用药：太子参、党参、黄芪、白术、茯苓、山药、山茱萸、炙甘草、防风、金蝉花、黄精等。

6.3 脾肾阳虚证

主症：全身浮肿，面色㿠白，畏寒肢冷，腰背冷痛，纳少便溏或泄泻。精神萎靡，男性可有遗精、阳痿或早泄；女性可有月经失调或者闭经。舌嫩淡胖，苔白有齿痕，脉沉细无力。

治法：温补脾肾。

方药：附子理中丸加减。

常用药：附子、桂枝、党参、白术、肉桂、生黄芪、茯苓皮、猪苓、车前子、泽泻、干姜、炙甘草等。

6.4 肝肾阴虚证

主症：目睛干涩或视物模糊，头晕耳鸣，五心烦热，口干咽燥。舌红少苔，脉细数。

治法：滋养肝肾。

方药：麦味地黄丸加减。

常用药：太子参、党参、麦冬、五味子、熟地黄、山茱萸、山药、白术、泽泻、丹皮、茯苓、枸杞子、酸枣仁等。

八、患者健康教育

1. 心理指导

慢性肾小球肾炎是慢性疾病，多数患者会产生一定程度的心理负担且精神压力较大，出现焦虑、忧郁等症状，伴随尿化验结果反复异常而出现情绪波动，往往需要及时给予患者对疾病的必要分析指导，以解除患者的精神顾虑。

2. 指导患者自我监测

患者病程较长，多以接受门诊治疗为主，因此患者的自我监测十分重要。应指导患者定期监测液体出入量及体重变化，注意观察尿液的总量、性质和颜色变化，并监测血压等情况。

九、护理与预防康复

1. 饮食护理

主要是给予适合患者病情的饮食指导，特别是在水、电解质、血压、肾功能和体重变化时，要指导患者如何进行相应的调整。注意盐和水的摄入量，根据水肿的程度、血压、尿量及肾功能情况给予优质低蛋白饮食，肾功能损害时需要限制蛋白的摄入。

2. 用药指导

指导患者服药时间、剂量和方法。提醒患者尽量避免使用对肾脏有损害的药物，如氨基糖苷类抗生素和非甾体消炎药等。

3. 预防感染

由于慢性肾小球肾炎患者免疫力下降，特别是使用糖皮质激素或细胞毒药物的患者更加容易发生各种感染，所以患者应注意个人卫生，减少到公共场所和人群密集的地方活动，以预防呼吸道及接触所引发的感染。

4. 肾功能不全患者需要低蛋白和低磷饮食

如果患者肾功能低于正常水平，需要注意指导患者根据肾功能减退程度控制动植物蛋白的摄入量，一般限制为 $0.5 \sim 0.8 \text{ g/(kg·d)}$。

① 给予优质蛋白饮食：主要指瘦肉、鱼和牛奶等动物蛋白。

② 辅以开同（α-酮酸）：注意监测血钙水平，避免发生高钙血症。

③ 低蛋白饮食时要适当增加碳水化合物的摄入量，以达到机体基本能量的需要，防止出现负氮平衡。

第二章
临床常见的继发性肾脏病

第一节　高血压肾病

高血压肾病通常是指由于长期高血压导致血管老化缓慢发展而来的肾脏小动脉硬化病变，一般是指由原发性高血压所导致的肾脏小动脉或肾实质损害。高血压肾病又被称为良性小动脉性肾硬化或良性肾硬化症。本病中高血压的发病与肾脏的关系十分密切。病变的结果是产生肾脏缺血性改变，使肾小球或者肾小管功能受到损害。临床多以蛋白尿和肾功能减退为主要表现特点。病变早期往往表现为肾小管间质功能损害所引起的蛋白尿和夜尿增多，晚期则可出现严重蛋白尿和慢性肾衰竭。病变进程中，肾脏既是血压调节的重要器官，同时又是高血压损害的主要靶器官之一。本病所导致的终末期肾病的发病率仅次于糖尿病肾病。

高血压肾病在中医术语中无相应的病名，根据其临床特点属于中医学"眩晕""头痛""水肿""关格"等病变的范畴。《灵枢·海论》最早记载了眩晕的临床表现："髓海有余，则轻劲多力，自过其度；髓海不足，则脑转耳鸣，胫酸眩冒，目无所见，懈怠安卧。"《素问·至真要大论》中认为，眩晕的产生乃"诸风掉眩，皆属于肝"。水肿的产生在《素问·水热穴论》的论述为"其本在肾，其末在肺"；《素问·至真要大论》又指出："诸湿肿满，皆属于脾。"《证治汇补·癃闭》阐述关格的病机："若脉象既关且格，必小便不通，旦夕之间，陡增呕恶；此因浊邪壅塞三焦，正气不得升降，所以关应下而小便闭，格应上而生吐呕，阴阳闭绝，一日即死，最为危候。"结合上述相关论述我们认为，高血压肾病患者的主要病机是肾虚，病变责之肝肾两脏，随着病情的发展，肾病及脾，最终累及心肺。其发生发展过程与情志失调、脏腑失衡、饮食不节、气滞血瘀和肾气衰败导致血脉瘀阻及湿浊内蕴密切相关。病性总属本虚标实，病因多由肝阴亏虚和肾气不足致肝阳上亢或湿瘀交阻等。

一、病因及发病机制

高血压肾病的发病机制主要是由于高血压所致的血流动力性异常以及继发的血管内皮病变，随着病情的发展成为肾脏实质性病变。

1. 遗传因素

高血压的发病具有一定的遗传倾向和家族聚集现象，遗传相关的高血压患者出现高血压的年龄相对偏低，患者的血管和血流动力性方面存在先天性缺陷，由于患者长期高血压导致包括肾小球病变在内的多种血管病变，值得临床重视。此类患者的病情往往不易控制，预后相对较差。

2. 血流动力学因素

高血压导致肾小球内滤过压明显升高,肾脏血管压力负荷增加。肾脏血管自身多具有一定的调节功能,例如通过改变肾小球的出入球血管的舒张和收缩进而改变血管阻力,使肾小球内的血流量在一定程度上保持稳定。但是如果高血压时间较长且压力超出了肾脏自身的调节能力就会引起肾血管的硬化,导致高血压肾病的发生。

3. 细胞因子

持续的高血压使血管内皮承受较高的压力及切应力而导致血管内皮受损,继而引起机体释放转化生长因子-β、纤溶酶原激活物抑制剂-1和血小板活化因子等成分。同时肾小球内高压本身也会导致肾脏内花生四烯酸、一氧化氮和前列环素等物质的释放,从而被动地调节肾脏内血流状况。血压升高会作用于致密斑感受器,后者会调节肾素的分泌,从而引起肾素-血管紧张素-醛固酮系统的激活。这些因素共同作用并调节肾脏血流,如果血压不能得到较好的控制,上述因素长期在血液循环特别是肾小球内作用就会导致肾脏血管病变和细胞外基质增生,甚至发生肾脏组织纤维化。

总之,高血压肾病必须是继发于动脉血压升高所造成的继发性肾血管病变。肾小球血流动力性异常是造成高血压肾病的主要机制。细胞因子、血管活性物质及细胞外基质均参与了病变的发生和发展过程。

二、诊断要点

高血压肾病的诊断往往是根据临床病情来确定的,当然肾脏病理检查是诊断本病的金标准。如果患者确定为原发性高血压,病程多在5年以上且伴有持续性微量白蛋白尿或明显蛋白尿,特别是夜尿明显增多等肾小管病变,应考虑高血压肾病的诊断。患者蛋白尿的程度一般为轻至中度,24小时尿蛋白定量一般不超过2 g,有时可出现大量蛋白尿,而且随着病情的发展,患者肾脏功能指标(如肌酐清除率)开始下降,逐渐出现血肌酐和尿素氮水平升高。如果患者有高血压家族史或经心电图和心脏超声检查证实存在左心室肥厚/脑卒中病史/高血压眼底病变等更支持本病的诊断,临床确诊需要进行细致的鉴别诊断,排除遗传或先天性肾脏病等所导致的肾损害。

三、鉴别诊断

1. 慢性肾小球肾炎继发高血压

该病多以蛋白尿和肾功能异常起病,病变过程中随着时间的推移而逐渐表现出高血压、水肿和贫血等。本病发病之初一般无高血压,若病史中特别是慢性肾衰竭晚期患者出现高血压和尿常规异常,会导致鉴别诊断困难,必要时需要做肾脏病理学检查进行区分。

2. 慢性肾盂肾炎继发高血压

慢性肾盂肾炎往往以女性患者多见,特别是中老年女性。病变过程中随着时间的推移而逐渐表现出轻、中度蛋白尿和高血压,需要与高血压肾病相鉴别。前者多伴有长期的泌尿系感染反复发作史,往往尿常规异常在先而高血压在后,且尿液中的白细胞反复异常增多,部分患者伴有发热和肾区叩痛,B超提示双肾大小不等以及同位素肾图双侧不一致等情况。如果肾盂造影显示患者的肾盂及肾盏有扩张和变形等异常影像学表现,同时抗感染治疗有效,即可诊断为慢性肾盂肾炎。

3. 肾动脉粥样硬化

肾动脉粥样硬化是全身性动脉粥样硬化的一部分,但和全身其他部位的动脉粥样硬化程度未必一致。肾动脉粥样硬化多见于60岁以上的老年人，患者可出现少量蛋白尿，亦可出现肾功能不全。γ闪烁肾动态造影和肾动脉造影对诊断均有一定的帮助。

4. 尿酸性肾病

高血压肾病与尿酸性肾病的临床表现较为相似。多数尿酸性肾病患者先出现肾小管功能损害，之后才逐渐出现慢性肾衰竭，蛋白尿不多，病程中均可出现高血压和高尿酸血症。高血压和高尿酸血症的病史是疾病鉴别诊断的关键，阳性家族史可供参考。尿酸性肾病常伴痛风性关节炎及尿路结石等症状，而高血压肾病患者则较少出现这些症状。关于实验室检查，尿酸性肾病早期尿液中尿酸水平增高，而高血压所致继发高尿酸血症患者的尿液中尿酸减少。如果鉴别困难且有必要的情况下，肾脏组织病理学检查有助于鉴别。

四、相关实验室检查

1. 血常规

一般血常规指标正常。如果病变后期出现慢性肾衰竭，则可有不同程度的贫血表现。

2. 尿常规

轻度到中度蛋白尿，尿蛋白波动在（+）~（++），可以伴有红细胞、白细胞及颗粒管型等有形成分减少且尿比重降低。

3. 尿微量白蛋白测定

采用透射比浊法，正常值的参考范围是 0~22.5 mg/L。24 小时尿蛋白定量一般不超过 2 g。尿微量白蛋白排泄增多有助于高血压肾病的早期诊断。

4. 渗透压测定

可以出现晨尿渗透压降低，也可以出现夜尿增多和低比重尿等情况。

5. 尿蛋白圆盘电泳

尿蛋白以低分子蛋白为主，当病变影响到肾小球时，可出现中、大分子的尿蛋白。

6. 稀释浓缩试验

高血压肾病患者可以出现夜尿增多和低比重尿等情况。

7. 生化检查

早期患者血尿素氮和肌酐水平均在正常范围内，病情发展过程中这两项指标往往会有不同程度的升高。部分患者伴有血尿酸水平增高。

8. 尿特种蛋白检测

尿 β_2-微球蛋白（β_2-MG）和尿 N-乙酰-β-氨基葡萄糖苷酶（NAG）可作为早期肾小管功能损害的指标。尿液中 β_2-MG 和 NAG 排出增加提示患者肾小管功能受损。

9. 核素肾功能的测定

通过双肾发射单光子计算机断层扫描仪（ECT）检查，可测出肾小球滤过率（GFR）和有效血浆流量（ERPF），从而客观地反映肾血流动力学改变及肾功能情况。

10. B超检查

早期患者B超表现多无明显变化。患者有一定程度肾功能损害时，B超检查可见双肾体积缩小、皮髓质边界欠清晰和皮质光点增多等表现。

11. 肾活检

肾脏病理符合原发性高血压引起的良性小动脉性肾硬化，即小叶间动脉和弓状动脉内膜肥厚、入球小动脉玻璃样变等。肾小动脉硬化程度与肾小球缺血性硬化、肾小管萎缩和肾间质纤维化等病变的程度相一致。

12. 辅助检查

通过眼底检查可以鉴别肾性高血压和高血压肾病。通常高血压导致的肾病患者会出现眼底动脉硬化。

五、诊断标准

1. 病史

患原发性高血压一般5年以上，然后出现蛋白尿。并且多伴有以下情况：① 轻至中度持续性蛋白尿；② 视网膜动脉硬化的客观表现；③ 排除各种原发性肾脏疾病和其他继发性肾脏疾病。

2. 临床表现

本病无特异性临床表现，血压往往控制不良，多数患者出现合并脑、心和眼底等器质性损害和功能障碍病情，甚至出现高血压危象。

3. 辅助诊断

① 年龄在40岁以上。② 有高血压性左心室肥大、冠心病和心力衰竭等并发症。③ 有脑动脉硬化和（或）脑血管意外病史。④ 眼底血管病变。⑤ 血尿酸升高。⑥ 肾小管功能损害先于肾小球功能损害。⑦ 病程进展缓慢。

4. 病理诊断

鉴别诊断有困难时，应尽快进行肾脏组织活检。肾脏病理符合原发性高血压引起的良性小动脉性肾硬化，即小叶间动脉和弓状动脉内膜肥厚、入球小动脉玻璃样变等，肾小动脉硬化程度与肾小球缺血性硬化、肾小管萎缩和肾间质纤维化病变程度相一致。

六、中医辨病辨证要点

结合中医四诊和疾病特点来看，高血压肾病的病理性质属于本虚标实，其病机核心是肝、脾、肾气阴两虚为本，痰浊、瘀血、水湿和阳亢为标。病变脏腑主要责之肝肾，波及脾胃，最终累及心肺。肾虚为发病之本，湿浊、瘀血是病理产物，亦是病变进展之机。临证时应根据症候之标本缓急详加辨治。病变发生主要责之于以下几个方面。

1. 阴虚阳亢

长期忧郁恼怒而致肝气郁结化火，肝火旺盛耗伤肝阴，肝阴亏虚不能制约阳气而致肝阳上亢。肝阳上亢往往会出现下汲肾阴的情况，肾气耗伤不能闭藏精气，肾脏精微流失而出现蛋白尿。

2. 肾气不固

患者年老且病变日久，肾气亏耗导致肾脏固摄无权，引起尿中精微物质下泄而出现蛋白尿。

3. 痰瘀交阻

患者多有饮食不节或过食肥甘厚味导致脾胃受伤，病变往往导致脾胃健运失司、水谷不化而聚湿生痰。痰湿内阻更易于引起气机运行不畅，痰湿与气机交阻导致三焦气化不利，肺、脾、肾三脏功能障碍引起水液代谢失常，从而出现水肿。

4. 瘀毒内阻

年老肾阳虚衰或久病损伤，则肾气亏耗不能气化，脾失健运引起湿浊内留，瘀浊邪毒潴留体内引起胃失和降并出现恶心、呕吐。肾为胃之关，湿浊毒邪蕴蓄体内易引起胃的受纳失常，浊邪不降甚则格拒水谷而呈关格之候。

七、治疗

1. 适当运动

指导患者规律生活，特别是养成良好的生活习惯。避免过度劳累，可适当参加太极拳和气功等健身活动。

2. 宣教和饮食治疗

嘱患者戒烟、戒酒，饮食宜清淡，尽量低盐饮食，忌食肥甘厚味。如果出现肾功能不全，则应选择高热量、优质低蛋白及低磷饮食。

3. 限制食盐摄入

在膳食中应控制食盐摄入量，每日 3～5 g。限制钠盐摄入有助于提高利尿剂的降压效果，并减少利尿剂所引起的失钾。超体重者应减轻体重，控制每日摄入的热量，适当的体育运动有助于血压的控制。在饮食中给予充分的钙、钾、低动物脂肪，养成良好的生活习惯（包括戒烟戒酒等）可减轻或延缓并发症的发生。

4. 严格控制血压

高血压并发肾损害的患者在调整生活方式的同时需要使用药物控制血压，通常需要多药联合治疗，以达到目标血压。

不同种类的降压药物有各自不同的适应证。肾素-血管紧张素系统（RAS）阻滞剂（如 ACEI 和 ARB）是治疗高血压肾损害的首选治疗药物。由于 RAS 阻滞剂不仅有降压的作用，同时还有非血压依赖性的肾脏保护作用。因此，如无禁忌证，就首选 RAS 系统阻滞剂进行治疗。如果血压控制不理想，可以进一步联合利尿剂、β 受体阻滞剂或钙通道阻断剂等药物进行治疗。无论采用单药或联合用药治疗方案，血压控制达标都是第一位的目的。若能有效地控制血压，就能在一定程度上延缓肾小球动脉硬化的进展。

4.1 一般治疗

一般治疗主要包括保证睡眠质量、控制饮食（特别是脂肪类食物的摄入），将钠盐的摄入量控制在每日 3～5 g 范围之内。

4.2 降压药的选用

常用治疗高血压的一线药物有以下几个类型：利尿剂、β 受体阻滞剂、钙拮抗剂、血管紧张素转换酶抑制剂（ACEI）或血管紧张素受体拮抗剂（ARB）。无论是选用一种降压药还是联合使用多种降压药，只要能满意地控制血压，就能有效预防高血压性肾小动脉硬化的发生，但是从保护肾脏角度，应首选 ACEI 或 ARB。

4.3 预后判断

高血压肾病虽然最终可发展为终末期肾病，但若能早期诊断，积极地控制血压及其他可能的肾损害因素，则预后尚好。临床上只有少数患者发展为终末期肾病，多数患者在出现肾衰竭之前多已合并心脑血管病变或者在出现肾衰竭之前已死于心脑血管并发症。因此，有效的降压治疗是控制病变进展的关键。

5. 中医药治疗

中医药治疗本病的原则是护肾平肝、调整阴阳。可结合患者症状特点进行有针对性的辨证论治：虚证以滋补肾阴、补益肾气为主；实证以祛痰、活血、利湿、化浊为主。高血压肾病临床上多以本虚标实为多见，治法以滋养肝肾、健脾化湿为本，可以配合平肝潜阳、活血化瘀、泄浊利水而达到标本兼治的目的。

5.1 阴虚阳亢证

症候：眩晕耳鸣，每因烦劳或恼怒而头晕头痛，健忘，腰膝酸软，五心烦热，口干口苦，面色潮红。舌质红，苔薄或无苔，脉弦细数。

治法：滋阴潜阳。

代表方：天麻钩藤饮合六味地黄汤加减。

常用药：天麻、钩藤、石决明、栀子、淡豆豉、黄芩、茯神、夏枯草、丹皮、川牛膝、桑寄生、夜交藤、山药、煅牡蛎、煅龙骨、生地、菊花、山茱萸、麦冬、益母草等。

5.2 湿瘀交阻证

症候：面色晦暗，腰酸痛，面部肢体浮肿，乏力或腹胀，胸闷恶心，纳呆，口干不欲饮，唇舌紫暗或有瘀斑。苔白腻，脉濡或涩。

治法：活血化瘀利湿。

代表方：桃红四物汤合半夏白术天麻汤加减。

常用药：桃仁、红花、生地、川芎、当归、赤芍、白芍、黄芪、泽泻、佩兰、半夏、白术、天麻、陈皮、茯苓、猪苓、泽泻、甘草。

5.3 脾肾阳虚证

症候：身重困倦，形寒肢冷，动则加剧，劳累发作，神疲懒言，饮食减少，面色苍白，腰膝酸冷，面浮肢肿。舌质淡，体胖有齿痕，苔白厚腻，脉沉细弱。

治法：温补脾肾。

代表方：实脾饮加减。

常用药：白术、茯苓、党参、木香、草果、干姜、巴戟天、淫羊藿、黄芪、当归、木瓜、大腹皮、猪苓、桂枝等。

八、患者健康教育

1. 高血压肾病的发病机制

① 不合理的饮食，特别是过多摄入腌制食物和含盐量较高的食物。

② 伴随高血脂等影响因素。

③ 血压长期控制不佳。

2. 高血压肾病的诊断依据

高血压患病时间较长且伴有蛋白尿、浮肿甚至肾功能减退等症状的患者，应考虑高血压肾病的可能性。如果患者肾脏病理组织学表现典型，即可确诊为高血压肾病。

高血压肾病早期的诊断：高血压发病多年、有肾损害的客观依据且出现时间晚于高血压发病时间，患者往往血压控制不佳，病变后期即使服用多种降压药物，血压仍然控制不佳。

高血压肾病的临床诊断主要包括以下几个方面：① 患者确诊为原发性高血压，病程在 5 年以上且伴有持续性微量白蛋白尿或蛋白尿，特别是有夜尿明显增多等肾小管病变的表现时，应考虑高血压肾病的诊断。② 患者蛋白尿的程度一般为轻至中度，24 小时蛋白定量一般不超过 2 g。随着病情的发展，患者逐渐出现肾功能损害和肌酐清除率下降等表现。③ 如果患者有高血压家族史或本人经超声心动图或心电图检查证实存在左心室肥厚，则更支持本病的诊断，临床确诊需要做细致的鉴别诊断，排除遗传性或先天性肾脏病或其他疾病导致的肾损害。

九、护理与预防康复

1. 护理

劳逸适度，结合病情制定活动方式，如散步和慢跑等，避免重体力劳动和急剧运动。饮食上，结合活动量和体重等情况，掌握食物热量并合理安排每日膳食。如果患者肾功能异常，则除了须控制盐类外，还应严格控制蛋白质摄入量。

2. 预防康复

高血压肾病的控制分为三级预防：

一级预防：高血压肾病早期，主要是针对正常白蛋白尿至微量白蛋白尿期的防治。需要注意监测患者的血压，保证患者血压控制达到标准。

二级预防：高血压肾病中期，主要是针对高血压肾病伴有蛋白尿的阶段，控制血压和控制尿蛋白漏出相互配合进行。

三级预防：高血压肾病后期，主要是针对高血压伴有蛋白尿以及肾损害患者。临床上要慎重使用降压药物，宜选用血管紧张素转换酶抑制剂等肾脏损害作用小的降压药物，并严密监测肾功能情况。

第二节　糖尿病肾病

糖尿病肾病是糖尿病最常见的并发症，也是糖尿病患者的主要死亡原因之一。糖尿病可由不同途径损害肾脏，这些损害可以累及肾脏所有的基本结构，从肾小球、肾血管直到间质，可以有不同的病理改变和临床意义，包括与糖代谢异常相关的肾小球硬化症、肾小动脉性肾硬化、感染相关的肾盂肾炎和肾乳头坏死。据美国、日本及许多西欧国家统计资料表明，糖尿病肾病已经上升为终末期肾脏病的首位病因。在我国，近年来糖尿病肾病终末期肾衰竭患者的发病率呈快速上升趋势。糖尿病肾病临床表现为蛋白尿、水肿、高血压和肾功能进行性减退，开始多是间歇性蛋白尿，随着时间的延长，逐渐加重并变为持续性蛋白尿。由于长期的蛋白尿和糖尿病原因，机体蛋白质代谢长期失调，容易伴随出现低蛋白血症并产生肾病综合征的临床症状，也可以同时合并氮质血症。如果病情继续恶化，则可发展为尿毒症。

祖国医学中没有"糖尿病肾病"这个病名，从临床表现来看，本病可归属于消渴、水肿、虚劳和关格等疾病的范畴。《外台秘要·消渴·消肿门》中最早记载了本病尿甜的特点，书中言："消渴……每发即小便至甜。"《杂病源侯犀烛·三消源流》中"有消渴后身肿者，有消渴后面目足膝肿小便少者"更具体地描述了糖尿病肾病的水肿症状。从中医病因病机来看，本病主要是由于素体阴虚，五脏柔弱，复因饮食不节、过食肥甘、情志失调和劳欲过度等原因，导致肾阴亏虚、肺胃燥热。病机重点为阴虚燥热，阴虚为本，燥热为标，两者互为因果，相互影响，阴愈虚则燥热愈盛，燥热愈盛则阴愈虚。本病多是由于"消渴"缠绵不愈，致使津液亏耗；或者由于久病服用温燥之品，致使燥热内生，阴津不足，脏腑经络失去营养，机能日渐虚羸，日久"五脏之伤，穷必及肾"。肾脏虚衰则无力蒸化水液，从而导致水湿潴留和湿浊内蕴。本病属本虚标实之证，病变部位虽与五脏均有关联，但仍主要在肺、脾（胃）、肾三脏，尤以肾为重。

一、病因及发病机制

1. 遗传因素

在糖尿病患者中，只有一部分患者发生糖尿病肾病，其中男性患者的糖尿病肾病的发生比例较女性高。不同种族之间糖尿病肾病的发生率也不相同。糖尿病肾病发生的核心是糖尿病本身，糖尿病属于多基因疾病。目前的研究认为，机体内血管紧张素转换酶、醛糖还原酶及葡萄糖转运子等相关基因多态性与糖尿病肾病关系密切。这些均提示糖尿病肾病的发生与遗传因素有关。

2. 糖代谢异常

血糖过高是糖尿病肾病发生的关键因素。在高糖环境下，细胞内葡萄糖水平明显升高，从而激活多元醇通路等。大量山梨醇在细胞内蓄积会造成细胞内的高渗状态，水液向细胞内流动，从而导致细胞水肿和细胞结构破坏。二酰甘油合成增加，进而激活蛋白激酶C，产生多种短期或长期的生物学效应，如细胞外基质的沉积、血流异常、血管新生、血管通透性的改变和血管堵塞等。高血糖状态下，通过肾脏血流动力改变以及肾组织糖代谢异常引起肾脏损害。

3. 肾脏的血流动力异常

糖尿病肾病的早期即存在肾脏血流动力异常，表现为肾小球的"三高"现象（高灌注、高滤过和高毛细血管内压），"三高"现象发生的因素与生长抑素、胰岛素样生长因子和前列腺素 E_2 等有关。此外，高糖导致山梨醇产生过多、蛋白非酶糖基化以及糖尿病肾病时肾小球滤液在近端肾小管被重吸收增加，继而到达致密斑的滤过液相对较少而使入球小动脉经常处于扩张状态，从而导致管球反馈失常。上述因素均可引起糖尿病肾病患者的肾脏血流动力异常。由于患者一直处于肾脏血流动力异常的状态，持久的血管内高压可以导致其对 NF-κB 的激活，启动细胞核内 TGF-β 等细胞信号通路活跃，从而使细胞外基质成分增加、系膜细胞增生及表型改变，最终引起毛细血管硬化性病变。长期肾小球内滤过压过高还会导致肾小球内血流量的改变而导致应力改变，后者可损伤内皮细胞的舒张功能，造成 NO 的产生减少和内皮素表达过多；同时肾脏血管内膜粗糙还可进一步导致纤溶机制障碍，最终使毛细血管硬化性病变加剧。

4. 其他因素

其他因素包括环境因素和饮食习惯等，在具有糖尿病易感倾向的个体和家族中可能出现聚集现象。此外，肥胖、年龄以及运动量减少都会加速糖尿病的发生，糖尿病发病的危险因素增多和发病率较高且存在肾脏损害的风险而导致本病的发病率上升。

二、诊断要点

糖尿病肾病具有起病隐匿和进行性加重的特点。糖尿病肾病主要是根据糖尿病病史和尿蛋白排出量异常等实验室检查做出初步诊断。由于患者的知晓率较低且临床监测容易被忽视等因素，患者往往出现水肿或者体检发现尿常规异常才到肾内科就诊，而临床上能检测到尿微量白蛋白超过正常值时，患者的病变往往已经属于糖尿病肾脏病变的中后期，甚至终末期。此时，即使积极治疗也不能完全逆转肾脏已经存在的损害，错过了预防和早期治愈本病的时机。因此，应高度重视本病的早期诊断，根据病情程度及时进行肾脏组织病理学检查有助于对患者病情的早期诊断和及时治疗。近年来，以分子生物学技术为基础的基因诊断方法敏感而且高效，但大多仍处于实验研究阶段，未应用于临床。目前，对于糖尿病肾病的诊断主要是依据 Mogensen 分期标准。本分期标准主要是根据糖尿病肾病的病理生理特点和相关实验室检查结果制定。Mogensen 分期标准主要将糖尿病肾病分为 5 期。其中 1 期和 2 期是以肾脏高滤过为特点，此时尿微量白蛋白检查多为正常，肌酐清除率正常甚至升高，可以作为重要参考指标。有家族性糖尿病和高血压病病史的患者应在糖尿病确诊之初就定期监测尿微量蛋白等指标，以便及时发现并进行有针对性的治疗。

1 期：肾小球高滤过期。以肾小球滤过率（GFR）增高和肾体积增大为特征，GFR 可高达 150 mL/min，尿白蛋白排出率（UAE）正常（<20 μg/min，或 <30 mg/24 h），血压正常。肾脏病理检查显示肾小球肥大，基底膜和系膜正常。糖尿病肾脏受累的初期改变与高血糖水平一致，病情是可逆的，如果及时发现并经过治疗可以恢复，但不一定能完全恢复正常。此期多没有病理组织学损害。

2 期：正常白蛋白尿期。GFR 增高或正常，UAE 正常（<20 μg/min，或 <30 mg/24 h），血压可正常或轻度升高。肾脏病理检查显示肾小球毛细血管基底膜增厚和系膜基质增加。

3 期：早期糖尿病肾病期。GFR 大致正常，UAE 持续 20～200 μg/min 或 30～300 mg/24 h，初期 GFR 开始下降或接近正常，血压轻度升高，降低血压可部分减少尿微量白蛋白的排出。肾脏病理检查显示 GBM 增厚和系膜基质增加更明显，已有肾小球结节型和弥漫型病变以及小动脉玻璃样变，并已开始出现肾小球荒废。此期多发生在病程超过 5 年的糖尿病患者。

4 期：临床糖尿病肾病期或显性糖尿病肾病期。GFR 平均每月下降 1 mL/min，大量白蛋白尿（UAE >200 μg/min 或 24 h 定量尿蛋白 >0.5 g）且为非选择性蛋白尿，约 30% 的患者可出现典型的糖尿病肾病特征性的肾病综合征，即大量尿蛋白、水肿和高血压。肾脏病理检查显示 GBM 明显增厚，系膜基质增宽和荒废的肾小球增加（平均占 30%～40%），残余肾小球代偿性肥大。

5 期：肾功能衰竭期。GFR 进行性下降（<10 mL/min），尿蛋白量增多或者因肾小球荒废而减少，血尿素氮和肌酐水平增高；出现高血压、低蛋白血症、水肿和代谢性酸中毒症状。肾脏病理检查显示肾小球广泛硬化、荒废，肾小管萎缩及肾间质纤维化。

患者早期多无肾脏病变的临床依据，只有多饮、多尿、多食及身体消瘦等糖尿病特征表现，2 期之后开始出现微量白蛋白尿，易被忽视。病变初期出现临床蛋白尿，蛋白定量轻度高于正常值，部分患者呈间歇性且多为选择性蛋白尿。随着病情的进展而出现持久性蛋白尿，此时蛋白尿转变为非选择性蛋白尿，病人有高血压、水肿及高脂血症，但出现典型肾病综合征者不多见，仅占 10% 左右的比例。

三、鉴别诊断

1. 功能性蛋白尿

功能性蛋白尿主要是指人们在剧烈运动、发热和心功能不全等特定条件下出现的尿蛋白增加，尿蛋白的发生主要表现为一过性，往往可以通过详细询问病史、观察临床表现和分析实验室检查等协助鉴别。

2. 原发性肾病综合征

糖尿病引起的肾病综合征与糖尿病合并原发性肾病综合征很难鉴别，而两者在治疗上却有根本的不同，故必须做好鉴别诊断。两者的鉴别诊断主要是从以下几个方面进行分析：① 糖尿病合并肾病综合征的患者糖尿病病史多在 10 年以上，而糖尿病合并原发性肾病综合征的时间可长可短；② 前者往往伴有微血管病变如眼底改变，必要时进行荧光眼底造影可见微动脉瘤等糖尿病眼底病变，后者不一定有；③ 前者病史相对较长，往往同时可能合并多发性神经炎、动脉硬化和冠心病等并发症，后者不一定有；④ 前者尿常规或者尿沉渣检查通常无红细胞，后者多伴有红细胞畸形比例较高的情况；⑤ 肾活检是鉴别两者的最为确切的手段。

3. 急性肾小球肾炎

糖尿病患者在病情稳定和血糖控制良好的情况下出现浮肿和尿蛋白异常时，不管是否有肾功能恶化的情况，均须与急性肾小球肾炎相鉴别。急性肾小球肾炎患者在发病前 1～2 周多有上呼吸道感染病史，临床上表现为急性起病、浮肿和血压升高且尿常规检查显示尿蛋白和红细胞阳性，常常伴有血清补体 C3 一过性下降。而糖尿病肾病多无感染病史，血清补体 C3 多在正常范围。

4. 高血压

老年性糖尿病患者合并高血压和肾动脉硬化时也可有蛋白尿。高血压引起的蛋白尿，一经控制血压，则蛋白尿减少，且早期以肾小管功能损害为主。而糖尿病肾病患者控制血压后蛋白尿减少的程度多不明显。

四、相关实验室检查

患者表现为典型的"三多一少"临床症状，可伴有皮肤瘙痒，特别是波及其他器官的糖尿病微血管损害，如眼底、周围神经炎、冠心病和白内障等。实验室理化检查和肾脏病理学检查是明确诊断的重要手段。

1. 尿微量白蛋白测定

收集 24 小时尿液或白天规定时间段内收集患者的尿液，早期糖尿病肾病即可见到尿微量白蛋白升高。尿微量白蛋白即尿液中白蛋白的排泄在 30～300 mg/24 h。尿微量白蛋白检测是诊断早期糖尿病肾病的主要实验室检查方法之一。正常人的尿液中蛋白质排泄量为每日 40～120 mg，其排泄量如果超过每日 150 mg，临床多表现为显性蛋白尿。尿微量白蛋白比尿常规和肾功能检测更加敏感，能在常规方法检测出尿蛋白和肾功能异常之前发现早期肾小球疾病。但由于白蛋白的排泄率在正常人和糖尿病患者中均有昼夜波动，所以对微量蛋白尿的诊断应在 6 个月内至少 3 次出现异常升高才能确定。

2. 尿常规检查

糖尿病肾病患者的蛋白定性检测结果阳性。空腹尿糖可阴性，餐后多为阳性。病情中晚期患者可有肾小球硬化，肾糖阈下降时空腹和餐后尿糖均为阳性。

3. 24 小时尿蛋白定量检测

常规方法持续阳性，蛋白定量 >0.5 g。

4. GFR 检测

GFR 是糖尿病肾病 1 期诊断的唯一指标，GFR 水平升高表明进入了糖尿病肾病阶段。

5. 血常规检查

疾病早期，血常规检查结果正常；出现肾功能损害后，血常规检查结果显示贫血。

6. 肾功能检测

疾病早期，同位素检测可见肾血流量增加；随着病变的进展，肌酐清除率开始下降，随后出现肾功能异常。

7. 糖化血红蛋白检测

糖化血红蛋白是人体血液中红细胞内血红蛋白与血糖结合的产物。血糖和血红蛋白的结合生成糖化血红蛋白是不可逆反应，并与血糖浓度成正比，且保持120天左右，所以糖化血红蛋白水平通常可以反映患者近8~12周的血糖控制情况。

8. B超检查

疾病早期B超显示肾脏体积增大；肾功能不全时则表现出慢性肾脏病的影像学特点，即肾脏体积缩小、结构模糊和皮髓质边界不清晰。

9. 肾脏病理学检查

早期即可行肾活检，光镜下如果出现特征性的Kimmelstiel-Wilson（K-W）结节性病变，则诊断明确；电镜下多可见到基底膜增厚；免疫组织化学检查显示IgG和补体C3等在肾小球基底膜和肾小球囊内沉积。肾脏病理学检查对于早期诊断有重大意义。

① 弥漫性肾小球硬化：见于多数糖尿病肾病患者，主要表现为肾小球毛细血管壁和系膜基质增多，呈玻璃样变，基底膜增厚，管腔狭窄，最终完全闭塞，可累及全部肾小球而发生小球硬化。

② 结节性肾小球硬化：见于部分糖尿病肾病患者，其病理学特点是肾小球内出现直径20~200 nm的圆形K-W结节。HE染色呈浅粉色，PAS镀银染色可见结节的分层结构。K-W结节的出现是由于肾小球外周毛细血管系膜基质弥漫增生所致。一个肾小球可有多个结节，对糖尿病肾病有特异的诊断意义。免疫荧光检查可见IgG、IgM和纤维蛋白原沿肾小球毛细血管基底膜呈连续的线性荧光，并在结节中心沉积。

③ 肾小球渗出性病变：在糖尿病肾病中较少见，缺乏特异性，通常由均质嗜酸性或有空泡的圆形或新月体形沉积物组成，多见于严重的结节型和弥漫型损害的患者。

10. 眼底检查

眼底病变可分为两类，即非增殖型和增殖型。糖尿病患者一旦出现视网膜病变，就表明发生包括肾小球病变在内的微血管病变的可能性较大。

五、诊断标准

① 有明确的糖尿病病史，病程常在5年以上。

② 尿白蛋白排出率（UAE）在6个月内连续2次均大于20 μg/min（或大于30 mg/24 h），甚至出现明显的蛋白尿（>0.5 g/24 h）或符合肾病综合征的实验室诊断标准。此外，如有以下情况，须排除其他肾脏疾病，必要时做肾穿刺病理活检明确诊断：1型糖尿病病史不足10年，出现蛋白尿；无明显诱因下肾功能急剧恶化；无糖尿病视网膜病变；有明显血尿。

六、中医辨病辨证要点

患者在疾病早期主要表现为口干、多饮和多尿，症状出现的时间较长且尿中泡沫增多时，部分患者以颜面和（或）双下肢浮肿为主症；病情进展可出现恶心、呕吐、便秘、浮肿、尿少甚至无尿。患者发病之初，多以阴虚为主，病位在肝肾；病变后期，则阴损及阳，伤及心脾导致脾肾阳虚；同时，气虚血瘀可贯穿于疾病治疗的始终。

糖尿病肾病患者因疾病发展阶段不同而临床表现不一。从病因学来看，患者饮食不节、情志失调、房劳伤肾、先天禀赋不足或失治误治等是导致疾病发生和发展的重要原因。本病的病机主要是肾虚不足、阴津亏损甚至阴损及阳。临证时，我们要从三个方面进行辨证。首先，辨其发病原因、病变脏腑及不同发病阶段。本病初期多为燥热阴虚或气阴两虚，随着病程的进展，则以阴阳两虚（脾肾两虚）为主，终末期糖尿病肾病则以机体肾元衰竭和湿浊瘀阻于内为主要临床表现。由于病变（消渴病）长年累月留存于体内，病变日久往往可以累及多个脏腑而出现心悸、水肿、喘证和虚劳等危候终至正衰邪实，阴竭阳亡。此外，还要注意病变过程中是否兼夹瘀血，特别是面色晦暗、舌黯紫、身痛有定处且痛如针刺等症状。患者病变过程中气虚血瘀的特点可贯穿疾病病程始终。糖尿病肾病发展过程中，各证型可能发生转变或者兼加，故在辨证论治时应权衡标本虚实，推敲补益与清利的主次先后。

七、治疗

早期诊断和早期治疗对于糖尿病肾病的预后意义重大。特别是在疾病的早期，如果能够引起重视并严格地控制血糖和血压，就可以在很大程度上延缓糖尿病肾病的发展进程，甚至逆转。如果疾病进入中后期，即使积极治疗，也只能一定程度地延缓病变进程，然而肾脏本身的损害不可逆转。

1. 适当运动

早期适当参加运动，如打太极拳和散步等均有助于控制和降低血糖，改善机体循环并有利于疾病的康复。

2. 宣教和饮食治疗

引发本病的主要原因是基础疾病控制不佳，也就是血糖控制不佳。因此，对患者进行有针对性的宣教非常重要。宣教的主要目的是让患者认识到糖尿病相关并发症特别是糖尿病肾病的危害，对于已经出现糖尿病肾病的患者也需要宣教，掌握一些预防和保健措施以延缓病情进展。其中，饮食是最基本的措施，严格控制饮食才可使血糖降低，也才有利于血脂和血压的控制，还要限制蛋白质摄入量并改善肾功能和蛋白尿。在糖尿病肾病早期，患者如果尚未出现微量白蛋白尿，严格控制血糖则是该阶段最重要的治疗手段，此类患者对于饮食要求与普通糖尿病患者相同。患者出现微量白蛋白尿时，需要适当限制高生物效价蛋白摄入，从而减少尿微量白蛋白，延缓肾脏损害甚至肾衰竭发生的风险。指导患者优质低蛋白饮食［蛋白摄入量为 $0.8\ \mathrm{g/(kg \cdot d)}$］。如果患者出现血肌酐清除率下降，则应在严格控制并减少蛋白摄入［蛋白摄入量为 $0.6\ \mathrm{g/(kg \cdot d)}$］的同时服用 α-酮酸等进行治疗。

3. 血压的控制

糖尿病肾病患者因常常伴有血管病变而多并发高血压。目前的研究和治疗指南建议糖尿病肾病患者的目标血压为 125/75 mmHg，系统血压降低达到此水平可有效地延缓肾功能下降的速率。

对于高血压而言，治疗药物首选血管紧张素转换酶抑制剂（ACEI）或血管紧张素转换酶受体拮抗剂（ARB），但是要注意 ACEI 有导致干咳的可能性以及 ACEI 和 ARB 有升高血钾水平的风险。

ACEI 和 ARB 具有降低肾内血流动力和抑制 TGF-β 等细胞因子产生的作用，从而有效地抑制系膜细胞、成纤维细胞和巨噬细胞活性，改善滤过膜通透性并减少尿蛋白排出等。因此，ACEI 或 ARB 是糖尿病肾病的首选治疗药物。特别是对 4 期糖尿病肾病患者，如果能够有效地减少微量白蛋白尿，则可以明显延缓肾功能损害的病变进展。这种改善或减轻肾损害的作用是其他降血压药物无可比拟的。

常用药物：贝那普利 10～20 mg，口服，每日1次。氯沙坦 50～100 mg，口服，每日1次。缬沙坦 80～160 mg，口服，每日1次。

4. 高脂血症的治疗

糖尿病患者多伴有高脂血症，后者可以促使动脉粥样硬化和糖尿病肾病的病情发展，临床上结合患者病情和血脂分析结果经常使用他汀类、贝特类或其他血脂调节药物。血脂调节的目标值：总胆固醇＜4.5 mmol/L，甘油三酯＜1.5 mmol/L。

5. 控制血糖

糖尿病肾病患者导致病变发生的直接原因和影响病情进展的因素均是血糖升高，因此治疗上首先要积极地控制和监测血糖水平。对于血糖水平轻度异常或者发病时间较短的患者，应该先进行糖尿病的宣教工作，让患者了解糖尿病肾病的危害，养成健康的生活习惯，如适当的体育锻炼、学习必要的食品和营养学知识、调整膳食结构等。如果在上述干预方式下患者的血糖水平仍然不能得到有效的控制，就需要使用药物进行干预。治疗糖尿病多用口服降血糖药物，但是糖尿病肾病患者由于病程较长，甚至发现病情时患者已经出现肾功能异常，原则上应优先选择胰岛素皮下注射治疗。胰岛素皮下注射一方面可以较好地控制血糖，另一方面不会增加肾脏的代谢负担。胰岛素治疗本身也有助于防止肾脏损害的发生，除非血糖控制不好，否则不建议在病情稳定的情况下再口服降糖药。如果已经进入肾功能不全阶段，由于胰岛素代谢需要在肾脏中进行，胰岛素在体内的作用时间延长。这时如果不调整使用剂量，就有出现低血糖的风险，因此往往需要通过监测肾功能状况来调整用药。

5.1 口服降糖药物

口服降低血糖的药物主要包括以下几类药物：磺脲类、双胍类、α-葡萄糖苷酶抑制剂、胰岛素增敏剂、二肽基肽酶（DPP）-4抑制剂和胰高血糖素样肽（GLP）-1受体激动剂等。

① 磺脲类药物：主要是作用于胰岛β细胞表面受体，促其胰岛β细胞释放胰岛素，并能增强靶细胞对胰岛素的敏感性。目前临床上主要使用第二代磺脲类药物，如格列喹酮控释片、格列吡嗪。

② 双胍类：为口服降糖药，不促进胰岛素的分泌，其降血糖作用是通过促进组织无氧糖酵解，使肌肉等组织利用葡萄糖的作用加强，同时抑制肝糖原的异生，减少肝糖的产生而使血糖降低。例如，二甲双胍主要用于单纯饮食控制及体育锻炼无效的2型糖尿病患者。此类药物不适合糖尿病肾病患者。

③ 胰岛素增敏剂：此类药物是通过与不同的受体结合以关闭β细胞膜中ATP依赖性钾通道，使β细胞去极化，从而打开钙通道，使钙的流入增加。此过程诱导β细胞中胰岛素的分泌。极少通过肾脏代谢，代谢产物无降糖活性，肾脏安全性好。

④ α-葡萄糖苷酶抑制剂：主要用于降低餐后血糖高峰，与磺脲类药物合用可增强降血糖效果。此类药物主要通过抑制小肠黏膜上的α-葡萄糖苷酶，从而延长碳水化合物的吸收和降低餐后高血糖。

⑤ 二肽基肽酶（DPP）-4抑制剂：其作用机制是抑制机体内DPP-4，升高内源性胰高

血糖素样肽（GLP）-1 水平。GLP-1 可以葡萄糖浓度依赖的方式促进胰岛素分泌。本药安全性较高，且单独使用不增加低血糖风险，对体重的作用为中性或增加。沙格列汀、阿格列汀不增加心血管病变、胰腺炎及胰腺癌发生的风险。

⑥ GLP-1 受体激动剂：其作用机制是激动 GLP-1 受体，单独使用时低血糖发生风险增加不明显，显著降低体重和改善甘油三酯水平，降低血压。常见胃肠道不良反应。

5.2 胰岛素治疗

早期患者主要是通过调整饮食和运动控制血糖，进一步可以使用不同类型的口服降糖药物进行有针对性的治疗。如果上述治疗不能降低患者的血糖或出现明显的尿蛋白增多的情况，特别是肾功能不全的糖尿病肾病患者，应考虑改用胰岛素治疗。必要时使用胰岛素泵可在短期内将患者血糖控制在正常范围，以减少高糖对肾脏的损害。注意加强在此状态下的血糖监测，特别是老年人及肾功能减退的患者，其体内胰岛素在肾内降解减少，血中胰岛素半衰期延长，机体对胰岛素的需要量减少而易发生低血糖反应。

6. 血液净化与移植

糖尿病肾病患者如果病情控制不佳，肾功能进行性恶化达到一定程度时，需要进行血液净化治疗。如果患者出现以下情况，即使肾功能未达到需要进行血液净化治疗的标准也应予紧急血液透析或血液滤过治疗：① 无法控制的高钾血症（血钾 >6.5 mmol/L），对利尿和碱化治疗反应差或有禁忌证者。② 严重水钠潴留合并急性左心衰竭，对治疗不敏感或者不能耐受的患者。

糖尿病肾病恶化的最终结局是出现尿毒症。通常患者的肌酐清除率降低到 15 mL/min 以下和（或）血肌酐水平超过 442 μmol/L 时，均需要尽快为肾脏替代治疗做准备。肾脏替代治疗方式主要包括血液透析、腹膜透析和肾移植。对于糖尿病肾病患者而言，临床上需要进行胰肾联合移植代替单纯的肾移植。

糖尿病肾病患者由于存在全身血管硬化，其血管通路的建立和长期保留使用均不如非糖尿病患者，因此糖尿病肾病患者血液透析开始时多存在轻重不一的心、脑血管并发症风险，其长期预后较非糖尿病患者的情况差。临床上血液净化也可以使用非卧床持续腹膜透析的血液净化模式，腹膜透析的优点是能较好地维持细胞外液容量的稳定，不增加心脏负荷和应激反应。但是，由于目前国内的透析液多以葡萄糖为渗透溶质，会使患者的血糖难以控制。肾移植是糖尿病肾病患者终末期的另一选择，由于单纯肾移植后糖尿病未得到控制，其并发症仍会继续进展，故多采用胰肾联合移植。胰肾联合移植者如果能够较好地度过排异反应阶段，则肾功能和糖基化血红蛋白均可恢复正常，有利于提高患者的生存质量和延长寿命。但是从卫生经济学角度评价，上述三种方式的优劣差异并不明显。

7. 糖尿病肾病患者肾病综合征的治疗

由于糖尿病肾病患者存在血糖问题，所以要慎用糖皮质激素；对于血脂异常和水肿明显的患者，一般多给予对症处理，需要注意定期监测患者的血糖和电解质。必要时，尽量早期进行肾脏病理学检查，然后结合肾脏病变的类型选择有针对性的药物。但是如果合并原发性肾病综合征且肾活检病理结果提示激素使用有效，则应在积极控制和监测血糖的情况下使用糖皮质激素，同时配合选择中药制剂、免疫抑制剂和细胞毒药物。

8. 中医药治疗

糖尿病肾病从中医的角度分析，早期辨证多为阴虚与燥热并存，后期则多为阴阳两虚与湿热血瘀并存的情况。糖尿病肾病患者往往病程较长，本虚与标实并存。因此在治疗上需要结合患者具体情况标本兼治。下面主要列出典型症候的治疗原则及对应的治疗方剂，结合患者具体症候来看，临床上我们以此为基础，进行个体化辨证论治。

8.1 阴虚燥热证

症候：烦渴喜饮，多食善饥，形体消瘦。舌边尖红，少苔，脉细数。

治法：养阴清热润燥。

方药：消渴方加减。

常用药：当归、川芎、牛膝、赤芍、石膏、知母、太子参、沙参、麦门冬、生地黄、玄参、玉竹、天花粉、桃仁、金蝉花、制大黄、葛根等。

8.2 气阴亏虚证

症候：口渴多饮，小便频数而多，多汗，形体消瘦，疲乏无力，心慌气短，头晕眼花，大便秘结。舌尖红，苔薄，脉细数无力。

治法：益气养阴。

方药：生脉饮加减。

常用药：太子参、生地黄、麦冬、五味子、党参、白术、茯苓、山茱萸、山药、丹参、桃仁、黄精、金樱子、玄参、覆盆子等。

8.3 阴阳两虚

症候：小便频数或清长，浑浊如脂膏，面色黧黑，耳轮焦干，腰膝酸软，甚则阳痿，面足微肿。舌质淡，苔白，脉沉细无力。

治法：益阴温阳，补肾固涩。

方药：金匮肾气丸加减。

常用药：熟地、白芍、赤芍、牛膝、当归、川芎、党参、白术、制附子、炙甘草、肉桂、山茱萸、山药、黄芪、白术、石韦、桃仁、益母草等。

8.4 阳虚水泛

症候：面浮肢肿，腰以下为甚，按之凹陷不起，头晕心悸气促，腰部冷痛酸重，尿量减少，甚或无尿，四肢厥冷，怯寒神疲，腹胀食少，时或腹中冷痛，肠鸣便溏或者腹泻，口淡不渴，舌质淡胖，苔白，脉沉细。

治法：温肾健脾，化气行水。

方药：济生肾气丸合真武汤加减。

常用药：制附子、肉桂、黄芪、当归、川芎、牛膝、白术、茯苓、猪苓、山药、干姜、仙灵脾、杜仲、丹参、白芍、桂枝、益母草等。

八、患者健康教育

1. 糖尿病肾病的发病机制

① 不合理的饮食误区。糖尿病患者由于严格限制碳水化合物的摄入，如果不适当地增加高蛋白食物供给，容易顾此失彼，致使蛋白分解产物及磷的负荷过度和积聚，从而加剧了肾脏负担和肾脏本身的病理损害。

② 伴随有高血压和高血脂的影响。糖尿病患者由于脂质代谢紊乱和动脉粥样硬化等诸多原因，合并高血压和高血脂者为数不少，且发生尿微量白蛋白升高的比例较大，表明此类患者更容易出现肾损害。

③ 血糖控制不佳。血糖超出正常水平且短期内不会发现明显异常，但是从微观来看，高血糖会导致机体内肾小球毛细血管通透性增加，血浆蛋白外渗，引起肾小球基底膜损害、肾小球硬化和肾组织萎缩。

2. 糖尿病肾病的诊断依据

糖尿病患病时间较长且临床出现蛋白尿、浮肿甚至肾功能减退等问题时，要考虑糖尿病肾病的可能性。如果患者肾脏病理组织学表现典型，可确诊为糖尿病肾病。

2.1 糖尿病肾病早期的诊断

主要根据尿微量白蛋白排泄率增加（正常值应小于 30 mg/24 h）。如果患者 6 个月内连续尿液检查有 2 次微量白蛋白排泄率超过 200 μg/min，同时排除泌尿系感染、运动和急性应激状态等原因，如果尿白蛋白排泄率仍超过 200 μg/min，则考虑早期糖尿病肾病的诊断。

2.2 糖尿病肾病的临床诊断

① 明确的糖尿病病史且病程多在 5 年以上；

② 排除其他原因的间歇性或持续性蛋白尿（尿蛋白阳性）或 24 小时尿蛋白定量超出正常水平；

③ 伴或不伴有明确的肾功能不全（如肌酐清除率下降或者肌酐水平升高）；

④ 有小血管病变（如伴发眼底视网膜病变等）是有力的佐证；

⑤ 经肾脏病理活检证实。

九、护理与预防康复

1. 护理

劳逸适度，结合病情制定活动方式，如散步、慢跑等，避免重体力劳动和急剧运动。饮食上要结合活动量、体重和食物热量合理安排每日膳食。如果患者肾功能异常，则除了要限制碳水化合物摄入外，还要严格控制蛋白质摄入量。

2. 预防康复

糖尿病肾病的血糖控制分为 3 级预防。

2.1 一级预防

糖尿病肾病早期，主要是针对正常白蛋白尿至微量白蛋白尿期间的防治。正常白蛋白尿期间主要是糖耐量减退期，需要注意控制餐后血糖。一旦经临床确诊为糖尿病，就需要严格控制血糖，以延缓或阻断发生微量白蛋白尿。此阶段可以配合中药辨证治疗，以利于调整血糖并保护肾脏，减少尿蛋白。

2.2 二级预防

糖尿病肾病中期，主要是针对糖尿病肾病 1 期发展到糖尿病肾病 3 期的防治。控制血糖仍可延缓微量白蛋白尿向显著蛋白尿的发展趋势。可以配合中药辨证治疗，以利于保护肾脏并有针对性地应用药物，减少尿蛋白。

2.3 三级预防

糖尿病肾病后期，主要是针对糖尿病肾病 4 期至 5 期的防治。此阶段的患者蛋白尿明显并伴有肾损害，需要使用血管紧张素转换酶抑制剂（注意血钾和肌酐的监测）等药物才能有效地控制肾小球病变进展。可以配合中药辨证治疗，以保护肾脏，加快毒素排出体外。

第三节　自身免疫性疾病肾损害（狼疮性肾炎）

系统性红斑狼疮（SLE）是一种多因素（遗传、性激素、环境、感染、药物等）参与的自身免疫性疾病，是一种病变累及多系统和多器官的常见结缔组织病。患者往往表现为多种自身抗体异常并通过免疫复合物等途径造成全身多脏器病变。发热、关节炎、皮疹及肾脏损害为其主要临床表现。我国系统性红斑狼疮发病率为30/10万～70/10万，好发于青中年女性，女性更年期之前的发病率较高，男、女发病比例为1∶9。更年期后女性发病率明显下降，说明雌孕激素等性激素在体内的水平可能与系统性红斑狼疮的发病密切相关。狼疮性肾炎（LN）是系统性红斑狼疮严重的并发症之一，约50%以上的系统性红斑狼疮患者临床上有肾脏受累，肾脏病变程度可直接影响系统性红斑狼疮的预后。系统性红斑狼疮导致的肾脏病变，称为狼疮性肾炎，其临床表现主要为蛋白尿和（或）肾功能减退。

中医学上无"系统性红斑狼疮"的病名，从中医辨证的角度来分析，狼疮性肾炎多属于中医"阴阳毒""温毒发斑""日晒疮""红蝴蝶疮""水肿""腰痛"等范畴。从症状来看，以关节症状为主者多属"痹证"，以水肿症状为主者多属"水肿"等。

一、病因及发病机制

系统性红斑狼疮的基本病理变化是结缔组织黏液样水肿、纤维蛋白样变性和坏死性血管炎。肾脏是系统性红斑狼疮最易受累的内脏器官。一般情况下肾小球先受累，而后出现肾小管病变，主要是肾小球毛细血管壁发生纤维蛋白样变性或局灶性坏死，内有透明血栓、苏木素小体或毛细血管伴基底膜呈灶状增厚，严重时弥漫性增厚并形成典型的"铁丝圈"变化。肾小球也可见系膜细胞增生，肾小球囊壁上皮细胞形成新月体。晚期，肾小球纤维组织增多，血管闭塞甚或与囊壁粘连而纤维化。

1. 遗传因素

人类白细胞抗原基因与系统性红斑狼疮的发生有密切关系，而狼疮性肾炎是一种免疫复合物性肾炎，肾小球内沉积的免疫复合物激活补体系统，导致肾小球内产生炎症反应，从而引起组织损伤。补体系统对清除免疫复合物起关键作用。系统性红斑狼疮患者的补体系统多见异常，易于导致免疫复合物异常沉积。对于先天性补体缺陷的患者，如C1q、C1r/C1s、C4或C3缺乏的人群中系统性红斑狼疮发生率明显升高，C2缺乏者中有半数以上的人发生系统性红斑狼疮。这类患者缺乏抑制免疫复合物沉积的机制。

2. 性激素水平

女性的系统性红斑狼疮发病率明显高于男性，妊娠及分娩后的女性如果有SLE病史，则狼疮性肾炎病情有加重的风险，绝经后女性发病率明显下降，这与雌激素代谢产物水平升高及血浆雌激素水平的降低有关。这些问题也许是今后认识和治疗本病的重要突破口。

3. 环境因素

部分系统性红斑狼疮患者对紫外线敏感（光敏感），接触紫外线可使病情发作或加重，也有部分患者由于感染或者某些药物诱发而加重病情。

二、诊断要点

1. 系统性红斑狼疮的诊断标准

国际上公认的是1997年美国风湿病学会（ACR）推荐的系统性红斑狼疮分类标准（表3-2-1）。

表3-2-1 ACR推荐的系统性红斑狼疮分类标准

分类	定义
1. 颊部红斑	固定红斑，扁平或者高起，在两颧突出部位。
2. 盘状红斑	片状高起于皮肤的红斑，黏附有角质脱屑和毛囊栓，陈旧性病变可发生萎缩性斑痕。
3. 光过敏	对日光有明显的反应，引起皮疹，从病历中得知或医生观察到。
4. 口腔溃疡	经医生观察到的口腔或鼻咽部溃疡，一般为无痛性。
5. 关节炎	非侵蚀性关节炎，累及2个或更多的周围关节，有压痛、肿胀或积液。
6. 浆膜炎	胸膜炎或者心包炎。
7. 肾脏病变	蛋白尿定量>0.5 g/24 h或定性+++，或者管型（红细胞、血红蛋白、颗粒管型或混合管型）。
8. 神经病变	癫痫发作或精神病，排除药物或已知的代谢紊乱。
9. 血液学疾病	溶血性贫血或白细胞减少，或淋巴细胞减少，或血小板减少。
10. 免疫学异常	抗双链DNA抗体阳性，或抗Sm抗体阳性，或抗磷脂抗体阳性（包括抗心磷脂抗体、狼疮抗凝物、至少持续6个月的梅毒血清实验假阳性三者中具备一项阳性）。
11. 抗核抗体	在任何时候和未用药物诱发"药物性狼疮"的情况下，抗核抗体滴度异常。

2. 确定狼疮性肾炎的诊断

以上11项分类中有4项或以上符合即可确立系统性红斑狼疮的诊断。狼疮性肾炎的诊断标准需要有4项或以上符合同时合并肾脏损害才可确诊。肾脏病理的特异性免疫荧光（"满堂亮"）改变有助于本病的确诊和制订治疗方案。

3. 确定狼疮性肾炎的病理分类

2003年，国际肾脏病学会/肾脏病理学会（ISN/RPS）成立由肾脏病学家、风湿病学家和肾脏病理学家组成的专家组，制定了狼疮性肾炎病理组织学分型的新标准，将狼疮性肾炎分为六个类型（表3-2-2）。

表3-2-2 狼疮性肾炎的病理组织学分型（ISN/RPS分型）

分型	病理学改变
Ⅰ型	微小病变性狼疮性肾炎：光镜下肾小球形态正常，仅在免疫荧光和/或电镜下见系膜区免疫复合物沉积。
Ⅱ型	系膜增生性狼疮性肾炎：光镜下仅出现系膜细胞增生或系膜区基质增生。系膜区免疫复合物沉积；免疫荧光或电镜下可有少量上皮下或内皮下沉积。
Ⅲ型 Ⅲ（A） Ⅲ（A/C） Ⅲ（C）	局灶性狼疮性肾炎：活动性或非活动性病变，呈现局灶性、节段性或球性肾小球内增生甚至新月体形成（病变累计肾小球范围小于50%），伴有局灶性内皮下免疫复合物沉积，伴或不伴系膜改变。 活动性病变：局灶增生性狼疮性肾炎。 活动性叠加慢性病变：局灶增生和硬化性狼疮性肾炎。 慢性非活动性病变伴肾小球硬化：局灶硬化性狼疮性肾炎。

续表

分型	病理学改变
Ⅳ型 Ⅳ-S（A） Ⅳ-G（A） Ⅳ-S（A/C） Ⅳ-G（A/C） Ⅳ-S（C） Ⅳ-G（C）	弥漫性狼疮性肾炎：狼疮性肾炎最为常见且病情相对较重的类型。病理学表现主要是光镜下可见肾小球病变的数量超过50%，表现为肾小球弥漫性内皮下免疫复合物沉积，肾小球毛细血管基底膜增厚僵硬呈"金属圈"样改变，免疫荧光可见大量免疫球蛋白和补体在系膜区和毛细血管沉积。电镜下可见电子致密物存在于肾小球内皮细胞的胞浆内。本型在光镜下往往可见新月体形成。 活动性病变：弥漫性节段性增生性狼疮性肾炎。 活动性病变：弥漫性球性增生性狼疮性肾炎。 活动性叠加慢性病变：弥漫性节段性增生性和硬化性狼疮性肾炎。 活动性叠加慢性病变：弥漫性球性增生性和硬化性狼疮性肾炎。 慢性非活动性病变伴硬化：弥漫性节段性硬化性狼疮性肾炎。 慢性非活动性病变伴硬化：弥漫性球性硬化性狼疮性肾炎。
Ⅴ型	膜性狼疮性肾炎：在光镜、免疫荧光镜或电镜下均可观察到球性或节段性上皮下免疫复合物沉积且同时伴系膜改变。Ⅴ型狼疮性肾炎可合并于Ⅲ型或Ⅳ型狼疮性肾炎，往往需要结合病变情况做出相应的诊断，如Ⅳ+Ⅴ、Ⅲ+Ⅴ。
Ⅵ型	本型的病理学特点是硬化性肾小球数目≥90%，肾小球结构毁损，呈玻璃样或纤维化病变。

三、鉴别诊断

1. 功能性蛋白尿

功能性蛋白尿主要是指人们在剧烈运动、发热和心功能不全等特定条件下出现的尿蛋白增加。尿蛋白的发生主要表现为一过性，往往可以通过详细询问病史、观察临床表现和实验室检查等协助鉴别。

2. 原发性肾病综合征

狼疮引起的肾病综合征与原发性肾病综合征的治疗方法有着根本的不同，故必须做好鉴别诊断：① 系统性红斑狼疮引起的肾病综合征患者多为育龄期女性，尿蛋白产生的原因和病情发展与系统性红斑狼疮密切相关；而原发性肾病综合征则与性别无关，病变不会伴有血液三系明显下降、面部红斑或关节炎等SLE的病变特点。② LN往往伴有结缔组织的典型病变表现，特别是抗双链DNA抗体阳性或抗Sm抗体阳性，或抗磷脂抗体阳性等情况；原发性肾病综合征则没有。③ 肾活检是鉴别两者最为确切的手段。

四、相关实验室检查

1. 抗核抗体（ANA）

抗核抗体是对各种细胞核成分抗体的总称。抗核抗体检测的敏感性高但特异性较差。除系统性红斑狼疮外，其他结缔组织病、慢性活动性肝炎或慢性感染等均可表现为ANA阳性。一般情况下，如果患者的抗核抗体滴度较高（>1∶64阳性），往往可以作为判定系统性红斑狼疮的标准之一。

2. 抗双链脱氧核糖核酸（ds-DNA）抗体

ds-DNA抗体是诊断系统性红斑狼疮的特异性抗体之一。ds-DNA抗体高滴度仅见于活动期系统性红斑狼疮，经治疗病情缓解后滴度亦随之下降。因此，ds-DNA抗体可以作为系统性红斑狼疮病情控制程度的重要指标，对SLE的诊断及活动性判断都很有意义。系统性红斑狼疮患者ds-DNA抗体检测的阳性率为40%，特异度在90%以上。

3. 抗可提取核抗原（ENA）抗体

细胞核中可提取的抗原有 20 余种，临床上具有诊断价值的主要有以下几种：

① 抗 Sm 抗体。抗原为酸性非组蛋白，抗体为系统性红斑狼疮的标志性抗体之一，特异性高但敏感性低且与疾病活动性无关。本项指标的检查有助于早期或者症状不典型患者的诊断。

② 抗 RNP 抗体。抗原为核糖核酸蛋白，抗体主要用于诊断混合性结缔组织病，但在 SLE 中有超过三分之一的患者表现为阳性。

③ 抗 SSA 与抗 SSB 抗体。两种抗体阳性多见于系统性红斑狼疮和干燥综合征。干燥综合征患者的阳性率较高，且有鉴别诊断价值。

4. 血清补体

补体下降是诊断狼疮性肾炎活动期的重要参考依据，大约 80% 的患者在病变活动期会出现血清中补体 C3 水平明显下降。如果病情得到控制，则血清补体 C3 水平恢复正常。补体 C3 可以作为病变活动性和判断病变治疗效果的一项参考指标。

5. 尿蛋白定量

病变活动时，尿蛋白定量往往持续阳性，24 小时尿蛋白定量超过正常值甚至达到肾病综合征的程度。如果病变能够得到控制，则尿蛋白定量值会逐渐降低。

五、诊断标准

1. 符合狼疮性肾炎的诊断标准

结合 1997 年美国风湿病学会（ACR）推荐的系统性红斑狼疮分类标准，患者符合系统性红斑狼疮的诊断标准。

2. 确定狼疮性肾炎的诊断

符合狼疮性肾炎诊断标准的同时具有肾脏损害的客观依据，基本可诊断为本病。肾脏病理的特异性改变，特别是肾脏病理免疫荧光的典型表现有助于本病的确诊和进一步制定治疗方案。

六、中医辨病辨证要点

本病以阴阳为辨证大纲，虚实为辨证条目。发病早期可见肌肤发斑和颜色紫红，多有壮热口渴、烦躁、关节疼痛或尿血、小便短赤、大便干结等症状，舌质红绛或紫暗，苔黄腻，脉弦，多为热毒炽盛；中期出现腰膝酸软或疼痛、低热、颧红盗汗、五心烦热、溲赤便结等症状，舌嫩红苔少或光剥，脉细数，多为阴虚之象；若全身浮肿，腰以下肿甚，怠倦懒言，甚则畏寒肢冷，腰膝酸软，舌质淡胖，苔白腻，脉沉细，为脾肾阳虚；病变后期气阴耗损，倦怠乏力，少气懒言，低热盗汗，五心烦热，舌红少津，脉细，为气阴两虚。除此之外，尚须注意结合病变过程中肾气的虚实和气血的虚实来辨瘀、浊、毒等兼夹之邪。

七、治疗

狼疮性肾炎的西医治疗方法主要是用药物控制系统性红斑狼疮病情及减轻肾脏病变，临床上多使用免疫抑制剂和细胞毒药物，同时重视常见并发症的支持治疗。中医药治疗主要是结合病情进行辨证论治。

1. 免疫抑制治疗

① 轻微肾脏病变：对 24 小时尿蛋白定量小于 1.0 g、尿沉渣镜检阴性、肾功能与血压

正常、肾活检为轻微系膜病变者，暂时不必考虑免疫抑制剂治疗。可以采取对症治疗措施，并使用中药方剂进行辨证治疗，以减少蛋白尿和保护肾功能。同时注意监测相关临床指标。

② 局灶节段增生性肾炎：如果没有狼疮活动的临床依据而且肾脏组织病理学表现较轻，则可只给予对症治疗，同时使用小剂量糖皮质激素或细胞毒药物抑制免疫活跃并减小发生肾脏损害的风险。对于有弥漫节段性肾脏病理改变的患者，一般给予中等剂量糖皮质激素（如泼尼松龙 30～40 mg/d）治疗。如果病情较重，考虑大剂量糖皮质激素联合细胞毒药物对症治疗。

③ 系膜增生性狼疮肾炎：对蛋白尿明显者，一般给予中等剂量糖皮质激素（如泼尼松龙 30～40 mg/d），并根据临床和血清学的活动情况进行减量。治疗无反应者可进展为更严重的临床类型。

④ 重症局灶或弥漫增生性狼疮肾炎：Ⅲ型和Ⅳ型狼疮肾炎相对较重，如果不进行积极治疗，会很快发展为慢性肾衰竭。因此，常用甲泼尼龙联合环磷酰胺或霉酚酸酯治疗。甲泼尼龙起始剂量为 0.8～1.0 mg/(kg·d)，结合病情逐渐减量，一般每周减量 2.5～5 mg。如果病情得到控制，用药后的 3～6 个月后可减量到 10～20 mg/d。霉酚酸酯（骁悉）起始剂量为 1.5～2 g/d，每日分 2 次口服，根据病情逐渐减量，维持时间 6～24 个月。环磷酰胺用量为每月每平方米体表面积 0.5～1 g，维持 12～18 个月，使用总剂量一般不超过 8 g。

病变进展时，需要联合应用激素和环磷酰胺，使病情尽快缓解，并尽可能保护患者的肾脏功能。如果病情缓解（也就是维持阶段时），激素开始减量。使用免疫抑制剂的目标是控制病情、防止疾病复发和肾脏功能进行性损伤，同时注意尽量减少药物的副作用。对于病理改变程度较重的狼疮性肾炎，使用激素联合环磷酰胺的治疗方案较单用激素能更好地保护肾脏功能，获得更长期的缓解。

注意环磷酰胺等免疫抑制剂可引起出血性膀胱炎、生殖功能严重损害（如永久闭经和精子损伤）以及骨髓抑制和致癌风险等情况，使用前应与患者及家属充分沟通。

⑤ 膜性狼疮肾炎：单纯膜性狼疮肾炎（Ⅴ型）患者如果仅仅表现为蛋白尿且狼疮活动指标不明显，则发生肾衰竭的风险较低。但是如果肾脏病理检查提示合并毛细血管内增生和（或）襻坏死，则患者发生肾衰竭的风险较高，狼疮活动相关的血清学指标明显异常。此时需要使用糖皮质激素联合细胞毒药物积极治疗，以控制病情发展。临床上有些患者的临床症状和病理学表现不吻合，出现症状轻而病理改变重的情况，病变过程中存在发生肾功能急剧恶化的风险。因此，对于年纪较轻且狼疮明显活跃的患者，如果没有手术禁忌证，应尽快进行肾活检以明确病理诊断。

2. 对症治疗

① 抗血小板聚集药物：双嘧达莫 50～100 mg，口服，每日 3 次。

② 抗凝药物：常用华法林口服或低分子肝素皮下注射，也可以使用小剂量尿激酶加入生理盐水中缓慢静脉滴注，但需要注意排除患者存在出血倾向并严密监测凝血功能。

③ 降压药物：一般多选用 ACEI 或 ARB 类药物，可以控制血压并具有减少蛋白尿的作用。

④ 降脂治疗：对于高脂血症或表现为肾病综合征的患者，可给予降脂药物减轻肾脏

损害和减少心血管并发症的发生。

⑤ 中成药治疗：中药雷公藤制剂、火把花根制剂和昆明山海棠制剂均有免疫抑制作用，可以用于本病的治疗。中成药的具体使用方法参见本书第四部分相关章节。

3. 清除抗体的治疗

可以使用大剂量丙种球蛋白冲击治疗，一般每次 20 g，静脉滴注，连续 5 天，达到封闭抗原而控制病情的目的。这种治疗方法的缺点是费用较高并需要较多的血液制品。

此外，血浆置换也可以针对免疫复合物、炎症介质和抗体进行清除，还可以使用免疫吸附治疗，甚至可以在条件允许的情况下通过骨髓抑制重建患者的造血系统和免疫内环境达到治疗的目的。但是这些治疗方法存在风险高和费用昂贵等缺点，尚未在临床上广泛使用。

4. 狼疮性肾炎终末期的治疗

狼疮性肾炎终末期的治疗主要包括血液净化和肾移植。

5. 中医药治疗

本病的中医药治疗原则是结合患者病情特别是系统性红斑狼疮的发病时间和肾脏本身病变的情况综合分析，发挥中医药的特色开展个体化辨证治疗。病变早期多邪毒亢盛、病变凶险且病情瞬间变化快，治疗原则主要是解毒驱邪和益肾扶正。随着时间的推移，患者逐渐出现气血亏虚和阴阳两虚，治疗原则主要是驱邪扶正和补肾固本。在病变过程中，应结合是否伴有瘀血、痰浊和水湿等兼夹症候，辨证施治。

5.1 热毒炽盛证

主症：壮热口渴，心烦易怒，全身乏力，关节疼痛，肌肤发斑，多有血尿或蛋白尿，小便短赤，大便干结甚至神昏谵语。舌质红绛或暗紫，苔黄腻或黄干，脉弦数。

治法：清热凉血，解毒消斑。

方药：犀角地黄汤合五味消毒饮加减。

常用药：水牛角、黄芩、黄连、黄柏、栀子、生地、赤芍、牡丹皮、金银花、紫花地丁、野菊花、蒲公英、蝉蜕、紫背天葵等。

5.2 肝肾阴虚证

主症：两目干涩，五心烦热，咽干口燥，发脱齿摇，腰膝酸软，血尿或蛋白尿，或长期低热，颧红盗汗，头晕耳鸣，溲赤便结。舌红少苔或光剥，脉细数。

治法：滋阴清热，补益肝肾。

方药：知柏地黄丸加减。

常用药：熟地黄、黄精、女贞子、旱莲草、枸杞子、山药、山茱萸、怀牛膝、菟丝子、知母、黄柏、蝉蜕、大蓟、小蓟、芡实、金樱子等。

5.3 脾肾阳虚证

主症：眼睑或全身浮肿，腰以下肿甚，怠倦懒言，甚则畏寒肢冷，血尿或蛋白尿，腰膝酸软，纳少，腹胀便溏，小便短少不利。舌质淡胖有齿痕，苔白腻，脉沉细。

治法：益气健脾，温肾助阳。

方药：金匮肾气丸合四君子汤加减。

常用药：制附子、龙眼肉、生地黄、泽泻、山药、淫羊藿、肉桂、川牛膝、车前草、党参、黄芪、白术、炙甘草等。

5.4 气阴两虚证

主症：倦怠乏力，少气懒言，恶风，低热盗汗，五心烦热，口燥咽干，大便溏结不调。舌红少津，脉细或结代。

治法：益气养阴。

方药：生脉饮加减。

常用药：太子参、黄芪、黄精、生地黄、枸杞子、山茱萸、茯苓、牡丹皮、泽泻、熟地黄、麦冬、五味子、甘草。

八、患者健康教育

1. 狼疮性肾病的发病机制

系统性红斑狼疮是一种多因素（遗传、性激素、环境、感染、药物等）参与的系统性自身免疫性疾病，病变往往累及多个系统、多个器官。临床检测多种自身抗体阳性，体内通过免疫复合物等途径造成全身多系统受累，以发热、关节炎、皮疹及肾脏损害症状为主要临床表现。

2. 狼疮性肾病的诊断依据

系统性红斑狼疮患者起病时可能就伴随肾脏损害，如果时间较长且临床出现蛋白尿、浮肿甚至肾功能减退等问题，则要考虑狼疮性肾病的可能性。如果患者肾脏组织病理学表现典型，即可确诊为狼疮性肾病。

3. 狼疮性肾病临床常见症状

① 全身症状。乏力、体重下降和发热是超过80%的系统性红斑狼疮患者的早期症状，一般发生在皮损和关节肿痛等症状之前。经糖皮质激素治疗后，乏力程度减轻或消失。病情加重时，乏力常再度出现，乏力可能是狼疮活动的先兆症状。

② 皮肤黏膜表现。系统性红斑狼疮的皮肤损害多种多样。除皮疹外，还有光过敏和血管性皮肤病变等。此外还有脱发和口腔黏膜损害等表现。

③ 骨、关节和肌肉表现。骨、关节和肌肉症状常与系统性红斑狼疮的病情活动有关，主要临床表现包括关节痛和关节炎，部分患者可伴发肌病。关节病变常常是SLE最早出现的临床症状。此外，患者临床常见关节疼痛，疼痛多呈游走性和多发性，亦可伴红、肿、热、痛。此外，无菌性骨坏死、肌痛、肌无力和肌压痛等临床表现也比较多见。

④ 呼吸系统表现。系统性红斑狼疮患者也常出现呼吸系统损害，大约有50%的患者表现为明显的肺部受累。其病变包括肺脏实质浸润性病变，如肺间质纤维化、胸膜炎、肺动脉高压及肺功能障碍等。大多为间质性肺炎和多种类型的胸膜炎，症状主要是咳嗽、胸痛、呼吸困难和发绀等。

⑤ 心血管表现。系统性红斑狼疮患者合并心脏病变的发病率为50%～55%，包括心包炎、心肌炎、心瓣膜病变、冠状动脉病变、心律失常和高血压等，其中心包炎最常见。此外，患者还可以出现血管炎，病变多累及小血管，较少累及大血管。因累及的血管不同，所以临床表现多种多样，如甲周红斑、网状青斑、雷诺现象、荨麻疹、血栓闭塞性脉管炎和游走性静脉炎等。

⑥ 消化系统表现。大约30%的患者可出现胃肠道症状，如食欲缺乏、恶心、呕吐、腹痛、腹泻等。部分患者肝脏也会受累，出现肝大和黄疸等。

⑦ 神经系统表现。中枢神经系统受累的比率可达50%以上，部分神经系统受累的患

者病情严重甚至可以导致死亡。神经系统的病变可以是局灶性的，也可以是弥散性的。狼疮性脑病往往导致癫痫发作等表现，病情较重，是引起系统性红斑狼疮死亡的主要原因之一。

⑧ 血液系统表现。患者常可出现血液系统异常，活动期更为多见。可以表现为血象三系异常，也有患者表现为某一项指标异常。须注意与血液系统疾病导致的异常进行鉴别。

⑨ 眼部病变。主要病变是视网膜损害，往往是继发于小血管闭塞引起的视网膜神经变性。也有部分患者出现玻璃体内出血和巩膜炎等。

⑩ 肾脏表现。肾脏受损是系统性红斑狼疮常见的临床表现。肾脏受损见于急慢性肾脏病变的各种时期。最严重的肾脏受累表现是尿毒症。

第四节　紫癜性肾炎

紫癜性肾炎主要是指继发于过敏性紫癜的肾脏损害。它是过敏性紫癜最常见的并发症之一，也是影响病情预后的主要因素之一。过敏性紫癜导致肾脏受累者男性多于女性。本病大多数患者预后良好，尤其是儿童患者。

从中医学的角度来看，过敏性紫癜性肾炎可被纳入"水肿""葡萄疫""尿血""尿浊""肌衄"等疾病的范畴。

一、病因及发病机制

过敏性紫癜是一种由免疫复合物介导的系统性免疫复合物疾病。其致病机制和IgA肾病相似，主要病理变化为IgA循环免疫复合物相关的小血管炎及毛细血管损害。肾脏病变的病程和抗体的滴度大致平行，下列因素与疾病的发生和发展密切相关。

1. 感染

多为上呼吸道感染，由细菌和病毒等感染引起，包括β-溶血链球菌、葡萄球菌、分枝杆菌、嗜血杆菌等。

2. 食物或药物过敏

最常见的是食物过敏。食物过敏原主要是乳制品、鱼、虾、蟹等；药物过敏原主要是抗生素、磺胺类、异烟肼、巴比妥、奎宁类及碘化物等。

3. 其他

植物花粉、虫咬、蜂蜇和寒冷刺激等均有可能成为过敏的发病原因。

二、诊断要点

1. 临床表现

大多数患者以皮肤出血性斑疹为首发症状，这也是诊断本病的主要依据。紫斑最常见于双下肢伸侧和踝关节，常呈对称性分布，有的可融合成片，甚者皮肤坏死。部分患者同时出现镜下血尿或间断性肉眼血尿，也可出现蛋白尿、水肿和高血压等，甚至出现肾病综合征的临床表现。

2. 临床诊断

符合过敏性紫癜和肾脏病变两个方面的临床特点，即可考虑紫癜性肾炎的可能性。本病往往具有特殊的皮肤、关节、胃肠道及肾脏受累表现，肾脏组织的病理学表现主要是以 IgA 沉着为主的系膜增殖性病变。免疫学检查结果显示血清中 IgA 及 IgM 升高的情况多见。

三、鉴别诊断

1. IgA 肾病

紫癜性肾炎的肾脏病理特点与 IgA 肾病的十分相似，两者的区别主要是临床上的差异。紫癜性肾炎多见于儿童，起病年龄小，病变过程中同时出现皮肤改变、血管炎以及腹痛等过敏性紫癜的常见症状；而 IgA 肾病临床上多见于成年人，以血尿为主要表现。临床上两者不难鉴别。

2. 小血管炎

如果患者临床表现以皮疹及肾炎综合征为主，则应注意与小血管炎相鉴别。原发性小血管炎主要是显微型多动脉炎和韦格纳肉芽肿等；而继发性小血管炎如系统性红斑狼疮和冷球蛋白血症等的表现除血管炎本身外，还应具有雷诺现象、特征性肺部病变影像或抗核抗体阳性等特点。两者不难鉴别。

3. 血液病所致紫癜

血液病所导致的紫癜的发生原因主要与凝血功能和凝血因子缺乏密切相关，而紫癜性肾炎患者的凝血功能和凝血因子除出血时间可能延长之外，一般在正常范围之内。临床上两者不难鉴别。

4. 急腹症

腹型过敏性紫癜易发生肾炎，尤其在紫癜出现之前，应与急腹症常见的疾病如急性阑尾炎、肠穿孔或急性胰腺炎等相鉴别。后者多有剧烈腹痛、血象明显升高和发热等临床表现。两者不难区别。

5. 急性肾小球肾炎

如果紫癜性肾炎患者的皮疹等肾外症状不明显，需要与急性链球菌感染后的急性肾小球肾炎相鉴别。急性肾小球肾炎患者水肿、高血压和血尿等症状明显，且在发病 6~8 周内血中补体 C3 水平降低而抗"O"水平可升高；紫癜性肾炎则无此特征。

6. 狼疮性肾炎

紫癜性肾炎与狼疮性肾炎在皮疹、关节疼痛和肾脏损害等临床表现方面很难鉴别。临床上需要注意观察有无典型面部红斑、血清补体 C3 水平下降、抗核抗体和抗 DNA 抗体阳性等特点。鉴别诊断并不困难。

四、相关实验室检查

1. 尿常规检查

尿常规检查结果主要表现为肉眼血尿和（或）大量红细胞，一般蛋白尿不严重，24 小时尿蛋白定量通常在 3 g 以内。

2. 尿微量白蛋白检查

尿微量白蛋白一般会明显升高，主要是肾小球方面的指标，如尿视黄醇蛋白和 β_2-微球蛋白等明显升高。

3. 血液检查

患者出血时间延长，凝血功能正常，凝血时间和血小板计数均正常，但毛细血管脆性试验阳性。如果出凝血时间异常，则需要排除血液疾病。患者红细胞沉降率通常正常或稍快，血肌酐和尿素氮水平通常在正常范围内。如果肾脏损害明显或者持续时间较长，则多可出现血肌酐、尿素氮等相关指标明显升高的情况。免疫学检查通常显示血清补体 C3 正常，IgA 升高。

4. 肾脏组织病理学检查

如果患者肾脏病变明显且一般治疗效果不佳，在没有明显禁忌证的情况下，应尽快进行肾脏组织活检，以了解肾脏病变的类型和程度。

五、诊断标准

目前尚无确切的诊断标准，依据临床典型的皮肤、关节、胃肠和肾实质受累的尿液改变（血尿、蛋白尿）可做出诊断。

1. 皮肤紫癜

过敏性紫癜的特征性皮疹多出现在四肢皮肤伸面，以踝、膝关节部最常见，臀部及躯干部少见。出血性、对称性的特征且加压不褪色。病变的初期为红色斑点状，逐步变为出血性紫红色皮疹，稍高出皮肤。发病前常有上呼吸道感染、药物或食物过敏史，秋冬季节是本病的高发期。

2. 关节受累表现

患者关节肿痛约占一半以上，病变部位多在膝、踝关节等大关节，发生在腕和手指等关节的患者相对少见。症状主要是关节疼痛和关节周围红肿，不遗留关节畸形。

3. 肾脏受累的表现

肾脏受累最常见的临床表现为镜下血尿或间断肉眼血尿。儿童患者出现肉眼血尿较成人多。出现血尿的同时常常伴有蛋白尿。多数患者肾脏病变症状较轻，少数患者可表现为肾病综合征，肾功能急剧恶化者甚至可以出现尿毒症。

六、中医辨病辨证要点

本病属于中医学"斑疹"和"血证"的范畴。病因多与风、湿、热等病邪密切相关。病机表现多为患者素体血热内蕴，不慎摄取风动之品而导致体内外风热相搏，热毒灼伤血络而迫血妄行，外溢肌肤，内迫及肾，从而导致皮肤紫癜和血尿。患者也有可能被毒虫咬伤，虫毒浸淫机体而致毒热进入脉络，迫血妄行而出现紫癜，甚则尿血。病变多为本虚标实和虚实夹杂。初期为风湿热邪袭表灼血，中期为血分湿热灼伤津血化为瘀血，后期为气阴两虚，脾肾不足，湿热之邪蕴结。特点是：初期以实为主，后期以虚为主，虚实互见。

七、治疗

一般防治方法主要是避免接触已知或者潜在的过敏原。如果患者有发热症状，要慎重选择治疗用药，特别是抗生素。指导患者对症治疗，服用维生素 C 及维生素 B 等药物改善毛细血管壁的脆性等问题。

1. 抗组织胺药物

常用的抗组织胺药物有氯雷他定和咪唑斯汀等。也可以结合病情对症使用 10% 的葡萄糖酸钙、异丙嗪或者糖皮质激素等药物进行对症抗过敏治疗。

2. 止血药

患者大多表现为皮下出血点，较少见活动性出血和大量出血，所以通常不需要使用止血药。除非伴有严重咯血和消化道大出血等活动性出血，可对症使用卡络磺钠和巴曲酶等药物进行对症治疗，并监测血常规和凝血功能的变化。

3. 糖皮质类激素

过敏性紫癜的发生与患者机体免疫反应紊乱直接相关，病变发生的核心问题是机体本身的高敏状态。因此，应用肾上腺皮质激素和免疫抑制剂对控制过敏性紫癜患者的皮疹、胃肠道症状和关节肿痛疗效肯定，同时对肾脏也有一定的保护作用。糖皮质激素的用量需要结合患者肾脏病理学情况确定。如果肾脏病变表现为急进性肾炎，特别是出现广泛新月体形成时，需要采用大剂量激素冲击治疗。成人用量如甲泼尼龙 0.5～1 g/d，加入 5% 的葡萄糖 250～500 mL 中静滴，1 小时滴完，连续 3 天为一疗程，2 周后可重复使用。冲击间期及冲击以后使用中等剂量的甲泼尼龙 30～40 mg/d 维持。如果患者肾脏病理损害程度较轻，多选择中等剂量糖皮质激素对症治疗，待病情稳定后逐渐减量。

4. 细胞毒药物

对于病情较重或者治疗效果不佳的过敏性紫癜或者紫癜性肾炎患者，单纯使用糖皮质激素效果较差，往往需要联合使用细胞毒药物。由于这类药物本身具有一定的毒副作用（包括肾脏毒性），因此在使用前要充分告知患者相关问题并在使用过程中严密监测患者的生化和血液常规等指标。临床上常用的细胞毒药物有环磷酰胺、硫唑嘌呤、骁悉和长春新碱等。具体用量用法需要结合患者的年龄、体重、体表面积等计算需要使用的剂量。

5. 抗凝治疗

过敏性紫癜患者常有纤维蛋白沉积、血小板沉积和血管内凝血，而凝血异常也是导致肾脏病发生和发展的重要病因。结合患者病情对症使用低分子肝素皮下注射或者口服潘生丁等药物对症治疗。

6. ACEI 和 ARB 的临床应用

对于紫癜性肾炎患者而言，肾脏病变的治疗和肾功能的保护是重要的环节。临床上常常使用 ACEI 和 ARB 类药物改善肾内血流动力，其作用包括抑制系膜细胞、成纤维细胞和巨噬细胞增殖，减少尿蛋白并改善肾小球滤过膜的通透性，从而保护肾功能。因此，临床上伴有肾脏病变（如血尿和蛋白尿）的患者不论有无高血压，只要患者没有使用禁忌证，均可使用此类药物保护肾脏功能。

7. 血液净化与移植

紫癜性肾炎属于免疫复合物性疾病，如果患者临床上表现为急进性肾脏病变，特别是肌酐快速升高的患者，则应在经济条件允许和血浆充足的情况下尽早采用血浆置换疗法。该疗法对部分患者可获得较好的治疗疗效。如果患者已经出现肾衰竭的情况，则需要进行血液净化治疗或者肾移植。但是由于患者自身免疫功能异常，移植后肾脏病变复发概率比较高，因此肾移植不作为该病的首选治疗方式。

8. 中医药治疗

根据本病的表现，特别是症候符合本虚标实、虚实夹杂的病机特点，治疗原则为实则祛邪、虚则扶正，祛邪不忘扶正、扶正勿要留邪。邪实以风、热、湿、毒、瘀为主，本虚则以脾肾气阴两虚为主。初期祛风清热利湿；中期疏风利湿，凉血化斑；后期则以扶助正气为主，兼以祛邪。临床常见的虚实夹杂证，尤其患者久病不愈或失治误治，更可形成邪实未去、正气已虚之势。治疗时应标本兼顾，不可偏颇。

8.1 风热搏结证

症候：初起可有发热、微恶风寒、咽痛口渴、心烦、舌红和苔薄黄等症，继则风热伤络而有下肢紫癜，甚则尿血。舌质红，苔黄，脉浮数。

治法：祛风解毒，凉血清热。

方剂：银翘散合小蓟饮子加减。

常用药：金银花、大蓟、小蓟、茜草、紫草、水牛角、白茅根、连翘、生地、薄荷、生甘草、桔梗、淡竹叶、麦冬、丹皮、藕节等。

8.2 热盛迫血证

症候：热毒致盛，病情较重，出血倾向亦重，肢体可见大片紫癜，肉眼血尿明显，口干喜冷饮，烦躁不安，甚则神昏谵语。舌质红绛，脉数。

治法：清热解毒，凉血化瘀。

方剂：清营汤加减。

常用药：犀角（或水牛角）、丹皮、连翘、生地、赤芍、紫草、茜草、金银花、白茅根、玄参、夏枯草、大蓟、小蓟、黄芩、栀子等。

8.3 肝肾阴虚证

症候：虚火灼络亦可出现下肢紫癜及尿血，兼见手足心热，口干喜饮，大便干结。舌红少津，脉细数。

治法：滋养肝肾，凉血散瘀。

方剂：知柏地黄丸加减。

常用药：知母、黄柏、生地、山药、赤芍、马鞭草、紫草、熟地、丹皮、山萸肉、当归、大蓟、小蓟、益母草、白茅根、生侧柏、茜草、黄精等。

8.4 湿热内阻证

症候：湿热阻络，迫血妄行，伴见紫癜及尿血，兼见口苦口黏，口干不欲饮水，胸闷痞满。舌苔黄腻，脉滑。

治法：清热利湿，活血化瘀。

方剂：四妙散合六一散加减。

常用药：薏苡仁、苍术、黄柏、厚朴、蒲黄、生地榆、泽兰、马鞭草、猪苓、滑石、通草、黄连、白蔻仁、丹参、赤芍、荷叶、藿香、佩兰等。

8.5 寒凝血滞证

症候：素体阳虚、寒邪外侵、内滞血络可以引起皮肤紫癜或尿血，兼见畏寒肢冷、神疲乏力、语声低微、口淡不渴。舌体胖大而润，脉沉迟。

治法：温经散寒，固摄止血。

方剂：济生肾气丸加减。

常用药：当归、肉桂、茯苓、细辛、白芍、黄芪、川牛膝、党参、太子参、炒白术、制附子、车前子等。

8.6 脾虚不摄证

症候：脾气亏虚、气不摄血亦能血溢成斑，或有尿血。同时伴有气短乏力、食少懒言、心悸、头晕、面色萎黄。舌质淡白，舌体胖大有齿痕，脉细弱。

治法：健运中焦，益气摄血。

方剂：补中益气汤加减。

常用药：黄芪、党参、白术、茯苓、当归、远志、桂枝、赤芍、丹参、太子参、茜草、仙鹤草等。

八、患者健康教育

1. 紫癜性肾病的发病机制

① 过敏反应。

② 遗传因素。

③ 自身免疫功能障碍。

2. 紫癜性肾病的诊断依据

患者具有过敏性紫癜的临床特点，同时出现血尿、蛋白尿、浮肿甚至肾功能减退等表现时，应考虑紫癜性肾病的可能性。患者肾脏组织病理学表现典型，是确诊紫癜性肾病的金标准。

九、护理与预防康复

1. 护理

劳逸适度，结合病情制定活动方式，如散步、慢跑等，避免重体力劳动和剧烈运动。合理安排每日膳食，避免摄取容易引起过敏的食物。如果患者肾功能异常，则除注意上述问题之外，还应指导患者控制蛋白质特别是植物性蛋白的摄入量。

2. 预防康复

中医药在紫癜性肾炎的康复方面发挥了重要作用，特别是配合西药开展辨证分型治疗对减轻糖皮质激素和免疫抑制剂的毒副作用、改善患者症状及促进康复的效果显著。

第五节　多发性骨髓瘤肾损害

多发性骨髓瘤（MM）是骨髓内浆细胞异常增生性疾病，主要表现为骨髓中有大量恶性浆细胞即骨髓瘤细胞异常增殖，骨髓瘤细胞的分布呈现弥漫性增生，往往引起广泛的骨髓破坏和骨髓功能抑制。本病起病缓慢且临床症状多，肾脏受累常见，常常可见贫血、骨痛、低热、出血、感染和肾功能不全等表现。随着病情的进展，血清检查多出现 M 球蛋白比例异常增高，髓外组织浸润，从而导致肝脾肿大、淋巴结肿大、反复感染、出血、高黏滞综合征和肾衰竭等，危及患者生命。本病临床上并不很少见，国内发病率与欧美国家的发病率相似，为（2～3）/10 万人。发病年龄大多在 40 岁以上，常见的发病年龄为 50～60 岁，青少年发病相对少见。本病在中医学上归属于"骨痹""虚劳""痹证"等疾病的范畴。

一、病因及发病机制

本病的病因不明，目前研究认为其发生原因是多个方面的，特别是与遗传、放射和化学物质刺激等因素有关。

骨髓瘤细胞的核型分析表明，本病大约 80% 的患者有非整倍体，其中超二倍体最多见，约占所有非整倍体的 70%，二倍体约占 20%。关于多发性骨髓瘤的发病过程，有些学者推测起源于骨髓的肿瘤前体细胞，一部分循环于外周血中，另一部分因黏附因子的作用重新"归巢"于骨髓内继续分化为浆细胞，并可于疾病晚期自骨髓溢于外周血中。

二、诊断要点

① 骨髓涂片浆细胞所占比例超过15%且存在畸形浆细胞,组织活检为浆细胞瘤。
② 血清M蛋白IgG>35 g/L,或IgA>20 g/L,或IgD>2.0 g/L,或IgE>2.0 g/L;尿中出现M蛋白>1.0 g/24 h。
③ 溶骨性病变或广泛的骨质疏松。
④ 在此基础上伴有蛋白尿和肾功能不全等肾脏损害。

三、鉴别诊断

患者有以下表现时应注意鉴别是原发性肾脏病还是多发性骨髓瘤肾损害:
① 年龄在40岁以上且不明原因出现肾衰竭,尤其是男性患者。
② 贫血和肾功能损害程度不成正比。
③ 多发性骨痛与病理性、自发性骨折以及高血钙。
④ 尿液本周蛋白阳性。
⑤ 高球蛋白血症。

四、相关实验室检查

1. 血细胞分析

贫血程度轻重不一,晚期常较重。白细胞计数可以正常、增多或减少。血小板计数多正常,有时可减少。血液涂片可见红细胞形成缗钱状,多出现于血浆球蛋白很高的患者。约20%的患者外周血中可出现少量骨髓瘤细胞。红细胞沉降率大多很高。

2. 骨髓检查

疾病初期,骨髓病变可呈局灶性和结节性分布。一次骨髓检查阴性不能完全排除本病,对于高度怀疑本病的情况需要多次且多部位穿刺做骨髓检查排除本病。骨髓有核细胞多呈增生活跃或明显活跃。当浆细胞在8%以上并伴有形态异常时,应考虑骨髓瘤的可能。

3. 血清异常球蛋白检测

高球蛋白血症和M蛋白可以出现在绝大多数患者,血清总蛋白质水平多高于正常且球蛋白增多,白蛋白正常或减少,白蛋白与球蛋白比例倒置。应用免疫电泳时按M蛋白成分的不同可分为IgG型、IgA型、凝溶蛋白或轻链型、IgD型(常伴有λ轻链)、IgE型和IgM型。此外,尚有1%的多发性骨髓瘤患者血清或尿液中不能分离出M蛋白,称为非分泌型骨髓瘤。少数患者血清中尚存在冷球蛋白,在患者血液4 ℃的低温条件下可自行沉淀,但在37 ℃下又重新溶解。

4. 尿本周(凝溶)蛋白检测

本周蛋白是由多余轻链所构成的,分子量小,且可通过肾小球基底膜从尿中排出。大约半数的骨髓瘤患者尿本周蛋白可呈阳性。在本病初期,本周蛋白常间歇出现,晚期才经常出现。故本周蛋白阴性时不能排除本病,应反复查尿液本周蛋白,最好查24小时尿液或者将尿液浓缩后方可提高本周蛋白检测的阳性率。

5. X线检查

① 弥漫性骨质疏松。
② 溶骨破坏。
③ 病理性骨折。

6. 肾脏组织病理学检查

① 轻链蛋白质管型肾病。远曲小管和集合管均可见轻链蛋白管型，有时也可在近曲小管见到。管型大小不一且呈多层断裂状。偶尔在管型内可见针状或菱形结晶，管型周围有单核细胞、多核巨细胞和退变细胞。肾小管细胞呈扁平状，有退行性变、坏死或萎缩。肾小管基膜轻度增厚，可有断裂。

② 肾小管坏死。少数仅有轻度间质纤维化，小管坏死并偶见管型，无巨细胞反应。

7. 其他

患者由于骨质被广泛破坏，多有高钙血症。血磷主要由肾脏排出，故患者肾功能正常时血磷水平正常，但晚期患者（尤其是肾衰竭时）血磷可显著升高。骨髓瘤患者由于骨质破坏而无新骨形成，所以血清碱性磷酸酶大多正常或轻度增高，这点与骨转移癌显著不同。由于瘤细胞的分解，糖蛋白破坏可出现高尿酸血症，严重时引起尿酸结石。

五、诊断标准

多发性骨髓瘤的分期目前仍以 Durie-Salmon 分期为标准。

1. Ⅰ期

符合下列条件：① 血红蛋白 >100 g/L；② 血钙正常；③ 骨骼 X 线摄片正常或呈孤立性溶骨病变；④ M 球蛋白 IgG <50 g/L，IgA <30 g/L，尿轻链蛋白 <4 g/d，骨髓瘤细胞总数 $<0.6 \times 10^{12}/m^2$。

2. Ⅱ期

处于 Ⅰ、Ⅲ 期之间。按肾功能正常与否可将本病分为 A、B 两组。A 组：肾功能正常，血清尿素氮 <10.71 mmol/L，肌酐 ≤176.8 μmol/L。B 组：肾功能明显损害，血清尿素氮 >10.71 mmol/L，肌酐 >176.8 μmol/L。

3. Ⅲ期

须符合下列一项或多项：① 血红蛋白 <85 g/L；② 血钙 >0.26 mmol/L；③ 明显多发性溶骨损害；④ M 球蛋白明显增多 IgG >70 g/L，IgA >50 g/L，尿轻链蛋白 >12 g/d，骨髓瘤细胞数 $>1.2 \times 10^{12}/m^2$。

六、中医辨病辨证要点

中医理论认为，本病的发病原因往往是先天禀赋不足、肾精亏虚而致五脏失养、病邪容易侵袭入脏而内搏于骨，以致毒入骨髓，瘀毒内结，精髓不生。本病根源在肾，病变表现以肾虚为本，邪毒内蕴骨髓为标，本虚标实。故本病病位在骨，病变根本在肾。

中医症候表现：全身浮肿，面色萎黄或黧黑，腰胀痛或刺痛，舌质暗紫或有瘀点瘀斑，苔白腻，脉沉滑或弦滑，多为水瘀互结；气短懒言，倦怠乏力，多为气虚；口干咽燥，手足心热，口苦口黏，小便短赤，大便干结，舌质红或有瘀点瘀斑，苔微腻或花剥，脉细数，多为瘀热伤阴之象。后期亦可致气血阴阳俱虚的症候。

七、治疗

目前认为，化学治疗和干扰素治疗可以使部分患者的病情有效缓解，但不能根治疾病。骨髓移植是可以选择的治疗手段之一，由于患者多为老年人，不适宜进行异基因骨髓移植。

1. 对症治疗

对症酌量输血及皮下注射促红细胞生成素可以纠正贫血，从而使患者的血红蛋白维持在接近正常的水平。临床上要注意控制感染和防止病理性骨折等。可使用中等剂量糖皮质激素或静注呋塞米等药物治疗或者增加补液量的方式等治疗高钙血症。口服别嘌呤醇（需要排除过敏可能）等药物对症治疗高尿酸血症。对血黏滞度增高者，可考虑应用低分子肝素，必要时使用血滤的方式进行血浆分离。常规采用碱化尿液的药物和血管紧张素受体拮抗剂等联合治疗。

2. 化学治疗

目前常采用联合化疗方案，对于经化疗后缓解的患者应继续维持治疗，目前意见尚不一致。标准化疗多采用 MP 方案，主要是美法仑联合泼尼松，新的化疗方案采用硼替佐米、沙度利胺和来那度胺等药物，联合地塞米松治疗为原则，缓解率较高。

3. α 干扰素治疗

干扰素和化疗药物联合应用可明显增加早期缓解率和延长缓解时间。α 干扰素用量一般为每次 300 万单位，隔日 1 次，疗程 3～6 个月。

4. 血液净化与移植

对于临床上表现为急进性肾损害的患者，如果经济条件允许和血浆充足，可以采用血浆置换疗法，部分患者可获得令人满意的疗效。如果患者已经出现肾衰竭的情况，则往往需要尽快开展血液净化治疗。肾移植需要在骨髓移植的基础上进行，但是存在骨髓和肾脏供体的双重限制，而且费用较高。

5. 中医药治疗

本病的治疗首当辨别虚实，虚证责之脾肾亏虚，实证多表现为热毒、痰浊和血瘀络阻等情况。临床上往往表现为虚实夹杂，临证时应当分清孰轻孰重，决定治疗的主次先后。

本病的治疗应抓住"虚""湿""痰""瘀"四个方面进行辨治。其中以虚为主因，始以气虚为先，继则脾肾气虚，津液不归正途而化为水湿痰浊，而致阴津亏少，故有阴虚表现；病久则命火虚衰，遂致脾肾阳虚或阴阳两虚。水湿、痰浊和瘀血三者多因虚而生，病变一旦形成，又可因实致虚导致虚实夹杂，形成恶性循环。治疗上实多虚少，当以泻实为主，兼补其虚；病久则虚多实少，治以补虚为主，兼泻其实。扶正固本与祛邪解毒是治疗本病的重要原则。

5.1 痰瘀交阻证

主症：全身浮肿，面色萎黄或黧黑，胸脘痞闷，心悸头眩，胁下痞块，腰胀痛或刺痛，尿少，大便不畅。舌体胖大，舌质暗紫或有瘀点瘀斑，苔白腻，脉沉滑或弦滑。

治法：健脾益肾，祛瘀化痰。

方剂：桃红四物汤合二陈汤。

常用药：桃仁、红花、炒白术、竹茹、胆南星、山药、赤芍、白芍、当归、川芎、薏苡仁、半夏、陈皮、茯苓、荷叶、天竺黄、泽兰、甘草等。

5.2 脾肾气虚证

主症：面浮肢肿，面色萎黄，少气乏力，脘痞纳呆，腰酸刺痛。舌质黯淡或有瘀斑，苔白，舌边有齿痕，脉细弱。

治法：健脾益肾。

方剂：无比山药丸加减。

常用药：党参、太子参、巴戟天、肉苁蓉、鹿角胶、炒白术、山药、山茱萸、菟丝子、杜仲、怀牛膝、炙甘草、茯苓、泽泻、黄芪等。

5.3 肾阴亏虚证

主症：轻度浮肿，口干咽燥，手足心热，口苦口黏，腰酸刺痛，小便短赤，大便干结。舌质红或有瘀点瘀斑，苔微腻或花剥，脉细数。

治法：滋阴益肾。

方剂：六味地黄丸加减。

常用药：知母、黄柏、生地、熟地、黄精、麦冬、猪苓、枸杞子、山药、山茱萸、泽泻、赤芍、白芍、茯苓、丹皮等。

5.4 气阴两虚证

主症：肢体微肿，面色无华，神疲乏力，易感冒，心悸气短，咽干口燥，腰酸刺痛，或有血尿。舌质暗红有瘀点、瘀斑，苔白微腻，脉细或弱。

治法：益气养阴。

方剂：生脉饮合二至丸加减。

常用药：太子参、党参、女贞子、旱莲草、阿胶、麦冬、五味子、黄芪、猪苓、生地、山药、山茱萸、丹皮、赤芍等。

5.5 阴阳两虚证

主症：肢体浮肿，按之如泥，精神萎靡，疲惫不堪，面色黧黑，畏寒肢冷，头晕目眩，手足心热，腰酸腰痛，纳呆便溏，小便清长。舌质黯淡，舌体胖大有齿痕，苔白腻，脉沉细无力。

治法：滋阴益肾。

方剂：金匮肾气丸加减。

常用药：熟地黄、生地黄、牛膝、仙灵脾、菟丝子、覆盆子、韭菜子、山药、山茱萸、制附子、大芸、六神曲、肉桂、茯苓、泽泻等。

八、患者健康教育

1. 多发性骨髓瘤肾病的发病机制

① 环境因素。

② 遗传因素。

③ 生物化学因素。

2. 多发性骨髓瘤肾病的诊断依据

多发性骨髓瘤肾病患者主要表现为蛋白尿、浮肿甚至肾功能减退等，同时伴有骨质疏松、骨痛甚至血象明显异常，并可能伴有高血钙、不明原因的骨质疏松和球蛋白明显升高等。如果患者骨髓病理和肾脏组织病理学表现典型，即可确诊。

① 符合多发性骨髓瘤的诊断标准，特别是骨髓穿刺结果支持诊断。

② 肾脏组织出现刚果红染色阳性的特征性病理表现，结合肾功能和蛋白尿等异常结果可明确诊断。

九、护理与预防康复

1. 护理

劳逸适度，结合活动量、体重和血钙以及根据食物热量安排每日膳食。如果患者肾功能异常，则应严格控制蛋白质特别是植物蛋白的摄入量。

2. 预防康复

预防主要包括预防多发性骨髓瘤的复发和保护肾脏功能两个方面。注意定期监测血常规，使用药物碱化尿液和保护肾功能。

第六节　乙型肝炎相关性肾脏病

乙型肝炎病毒相关性肾炎是乙型肝炎病毒（hepatitis B virus，HBV）感染后的一种主要肝外病变，可发生于任何年龄，但多见于儿童和青壮年，尤以男性多见。本病的预后与肾脏的病理类型有关。膜性肾炎的肾功能衰退速度较慢，患者多长期生存；膜增生性肾炎进展较快，最终出现肾衰竭。部分乙型肝炎患者血清 HBeAg 阳性或 HBsAg 阳性转为抗 HBeAb 阳性或抗 HBsAb 阳性后，其肾脏病变可自行缓解。中医对乙型肝炎病毒相关性肾炎主要是根据其胁肋疼痛、神疲乏力、纳少便溏和水肿等临床症候，分别归属于"胁痛""虚劳""臌胀""水肿"等范畴来辨证治疗。

一、病因及发病机制

1. 乙型肝炎病毒的特点

乙型肝炎病毒是一种复合型 DNA 病毒，HBV 基因呈环状，部分是双链 DNA（乙肝病毒核酸）和一段长度可变的单链 DNA。HBV 进入人体后可产生抑制性抗体，这种抗体有中和病毒的作用。但有时机体对 HBV 不能产生足够的抑制性抗体。有人认为，机体是否能产生识别 HBV 的抑制性抗体与遗传有关。HBV 感染肝细胞需要有一个媒介来介导，人血清聚合白蛋白（PHSA）可能起到这种媒介作用。不少研究者发现，HBsAg 具有 PHSA 受体，肝细胞表面也具有这种相似的 PHSA 结合点，这样 PHSA 就起到了介导 HBV 黏附到肝细胞表面的作用。HBV 可进一步进入肝细胞，在肝细胞内繁殖。肝细胞破裂后进入血液形成完整或不完整的病毒颗粒。乙型肝炎病毒潜伏期 40～180 天，平均约 75 天。

2. 乙型肝炎病毒感染与肾小球肾炎发病之间的关系

目前认为，乙型肝炎病毒相关性肾炎的发病机制包括以下几个方面：

① HBV 由于其泛嗜性直接感染肾脏，感染 HBV 的肾细胞由于病毒的杀细胞效应（病毒致细胞破坏、死亡的作用）而致病。

② HBV 抗原和宿主抗体形成的免疫复合物在肾脏组织沉积，诱发免疫复合物性肾炎。

③ HBV 诱发的特异性免疫作用致病，诸如特异性 T 淋巴细胞和抗体的作用。

④ HBV 诱发的细胞因子和介质对肾组织的损伤不可忽视。值得注意的是，不同病理类型的乙型肝炎病毒相关性肾炎的发病机制可能存在差异。

二、诊断要点

① HBV 感染的血清学证据，即血清 HBV 抗原阳性。

② 确诊肾小球肾炎，并可排除狼疮性肾炎等继发性肾小球疾病。

③ 肾组织切片中证实有乙肝病毒标志物沉积。

其中，肾小球中找到 HBV 抗原为诊断的必备条件。但在肾组织切片上 HBV 检出率差别很大，这种差别可能与检测技术或抗血清的质量有关，应做多种抗原的检测，以提高诊断率。

三、鉴别诊断

1. 狼疮性肾炎

狼疮性肾炎可根据其临床表现、生化检查及肾脏病理检查结果进行确诊。狼疮性肾炎患者肾脏组织中可见 HBsAg 沉积，但患者并无肝脏疾病的临床证据。HBsAg 的沉积是非特异型滞留病毒，或者是导致狼疮性肾炎的病因。

2. 特发性膜性肾病

特发性膜性肾病与乙肝相关性膜性肾病（HBV-MN）的临床表现不尽相同，肾脏病理表现也不完全一致。电镜下系膜区及内皮下沉积物是鉴别二者的方法之一。HBV-MN 患者在系膜区及内皮下有沉积物，而特发性膜性肾病患者则无系膜区及内皮下沉积物。HBV-MN 常伴有肾小球系膜细胞节段性增殖，电镜下可见内皮细胞中有小管网状结构，有时可见病毒颗粒。

四、相关实验室检查

1. 常用的乙型肝炎相关血清学标志物检测

① HBsAg：是血液循环中乙肝病毒的主要抗原，感染后在血清中首先出现，通常在接触感染后 3～5 周检出。临床上 HBsAg 出现 1～7 周（平均 4 周）时开始出现肝脏病变的相关症状。

② HBeAg：稍后于 HBsAg 出现，是病毒复制的标志，是高水平病毒量和高度感染性的血清学标志。HBsAg 阳性的同时 HBeAg 阳性代表有极强的传染性。

③ 抗 HBc：高滴度的抗 HBc 提示肝细胞持续损害。

④ 抗 HBcIgG：代表新近或过去感染 HBV，持续很久，可作为流行病学调查标志。

⑤ DNA 多聚酶：一般与 HBeAg 同时存在，是病毒复制的标志。

⑥ 抗 HBe：在 HBeAg 消失后产生。

⑦ 抗 HBs：恢复期才出现，是保护性抗体，能维持很久。

2. 肾脏组织病理学检查

HBV 相关肾炎的组织病理学改变以膜性肾炎居多，其次是膜增生性肾炎，其他如系膜增生性肾炎、局灶节段性肾小球硬化和微小病变等。

五、诊断标准

本病的诊断需要具备以下三个要点：

① 血清 HBV 抗原阳性。

② 临床表现：肾小球肾炎并排除狼疮性肾炎等继发性肾小球疾病。多数患者表现为蛋白尿或肾病综合征，大多数患者就诊时肾功能正常，高血压相对少见。尿沉渣多无异常，少数可见镜下血尿。转氨酶正常或轻度升高，非流行区患者常有急性肝炎病史。患者几乎均可检测到 HBsAg 及抗 HBe 抗体。部分患者血清 C3 降低。

③ 肾脏组织切片：血清 HBV 抗原阳性，同时肾脏组织切片显示确有 HBV 抗原，则可诊断为 HBV 相关性肾炎。

六、中医辨病辨证要点

本病的辨证重点首先是辨别病位，病位有肝、脾和肾。结合主要临床表现，判断归属于中医何种疾病范畴，并提出相应的中医病名，再根据具体情况辨证论治。其次是辨清虚实。乙型肝炎病毒相关性肾炎的病机特点为本虚标实、虚实夹杂。虚证可有肝肾阴虚、脾肾阳虚；实证包括湿热、热毒、淤血等。此外，本病的特点为虚实夹杂，故在疾病发展的过程中病证多虚实错杂。

七、治疗

1. 免疫抑制剂和激素

免疫抑制治疗不仅不能有效地缓解蛋白尿，而且还有可能加速病毒复制，导致肝炎病情恶化。干扰素抗病毒治疗对 HBV 相关性肾炎可能有益，尤其对儿童患者及非流行区成人患者。激素治疗大多无效，且可促进病毒复制。只有在复制指标阴性且大量蛋白尿时，才可试用。

2. 阿糖腺苷及胸腺提取物

阿糖腺苷及胸腺提取物主要用于治疗病毒感染及增强免疫功能，可以起到使患者病毒活动度降低和蛋白尿消失的目的。

3. 血液净化与移植

如果患者已经出现肾衰竭的情况，则需要进行血液净化治疗或者肾移植。但是由于本病存在病毒活跃的问题，有可能出现血源性感染和使用免疫抑制剂导致病毒暴发。因此，目前多采用血液透析的治疗方法。移植后肾脏病变复发概率比较高，不作为首选治疗方法。

4. 中医药治疗

乙型肝炎病毒相关性肾炎致病的内因多是正气不足，外因则是湿热疫毒。本病病情的发生和发展包括以下几个方面：第一，外感湿热，内蕴脏腑；第二，饮食不洁，湿热内伤；第三，素体虚弱，劳累过度；第四，情志内伤导致其他疾病损伤元气，湿热乘虚而入。本病初期为湿热蕴结于肝，下汲于肾，中期则多为湿热瘀毒互结，后期则肝肾阴虚或脾肾阳虚多见，病位主要在肝、脾和肾。湿热疫毒始终贯穿于整个病程。

本病的临床特点为邪实渐进、正气虚损，故而治疗原则为祛邪扶正。早期以邪实为主，渐至虚实夹杂；后期多正虚邪实，以正虚为主。祛邪以清热解毒、行气利水和祛湿化瘀为主；扶正以益气健脾和滋补肝肾为本。治疗当注意治病求本，祛邪不伤正，扶正不留邪。病性不同则治疗有别，或先攻后补，或攻补兼施，或先补后攻。结合病情和症候灵活辨证施治。

4.1 气滞湿阻证

主症：胸胁胀痛，脘腹痞满，纳食减少，食后胀甚，嗳气，小便短少，甚则肢体浮肿，大便不爽。舌苔白腻，脉弦滑。

治法：疏肝理气，健脾祛湿。

方剂：柴胡疏肝散合五苓散加减。

常用药：柴胡、制香附、木香、栀子、茵陈、佛手、炒麦芽、猪苓、泽泻、白术、藿香、佩兰、川芎、苍术、茯苓、桂枝等。

4.2 湿热蕴结证

主症：胁痛口苦，渴不欲饮，胸闷纳呆，恶心呕吐，烦热，小便短赤且有泡沫，大便黏腻。舌苔黄腻，脉弦滑数。

治法：清热利湿，通利三焦。

方剂：连朴饮合中满分消丸加减。

常用药：黄芩、知母、泽泻、黄连、黄柏、银花、连翘、猪苓、茯苓、栀子、淡豆豉、荷叶、六神曲、虎杖、枳壳、厚朴、制半夏、陈皮、茵陈等。

4.3　脾肾阳虚证

主症：神疲乏力，腰酸膝软，面肢浮肿，下肢按之凹陷难起，纳少便溏，腹胀不适，面色苍白，小便清，夜尿频。舌淡胖边有齿痕，苔白，脉沉细无力。

治法：运脾化湿，行气利水。

方剂：真武汤或实脾饮加减。

常用药：制附子、白术、肉桂、大腹皮、生姜皮、冬瓜皮、薏苡仁、白扁豆、木瓜、牛膝、猪苓、藿香、车前子、泽泻、白芍、防己、党参等。

4.4　肝肾阴虚证

主症：头晕目眩，腰酸腿软，五心烦热，头晕耳鸣，两目干涩，口干咽燥，盗汗。舌红少津，苔薄黄，脉细数。

治法：滋补肝肾，利水消肿。

方剂：知柏地黄丸合二至丸加减。

常用药：知母、黄柏、丹皮、猪苓、阿胶、枸杞子、山茱萸、山药、生地、黄精、旱莲草、茯苓、泽泻、熟地、女贞子等。

4.5　气虚血瘀证

主症：病程日久，面色晦暗，形体消瘦，腹部胀满，神疲乏力，纳差便溏，尿色黄赤或夹泡沫。舌质暗边有瘀点，苔白，脉沉涩。

治法：益气健脾，软坚化瘀。

方剂：桃红四物汤合六君子汤加减。

常用药：太子参、党参、白术、茯苓、当归、黄芪、川芎、赤芍、郁金、丹参、甘草、桃仁、红花、当归、生地黄等。

八、患者健康教育

1. 乙型肝炎相关肾炎的发病机制

① 乙型肝炎病毒感染。

② 机体免疫功能异常。

2. 乙型肝炎相关肾炎的诊断依据

对有明确的乙型肝炎病毒感染病史并伴有蛋白尿、浮肿甚至肾功能减退等表现的患者，要考虑乙型肝炎相关性肾炎的可能性。如果患者肾脏组织病理学表现典型，肾脏病变且病毒抗原在肾脏组织被确定，可确诊为乙型肝炎相关性肾炎。

九、护理与预防康复

1. 护理

劳逸适度，结合病情制定活动方式，避免重体力劳动和急剧运动。饮食上，结合活动量和体重等情况，并根据食物热量合理安排每日膳食，以清淡、易消化的饮食为主。

2. 预防康复

① 一级预防：积极预防乙型肝炎病毒感染。注意饮食卫生，家庭成员中如有乙型肝炎患者，则在日常生活中需要注意防护，特别是母子垂直感染，新生儿广泛接种乙肝疫苗并为乙肝防治创造条件。

② 二级预防：防止病情的发展，主要是在补充适宜能量的基础上，注意减轻肝肾负担，限制蛋白质的摄入，摄入的膳食应以优质蛋白为主；限制胆固醇和饱和脂肪酸的摄入，适当食用植物油、鱼类等含不饱和脂肪酸丰富的食物；多食用膳食纤维，既有利于保持肠道通畅，也有利于体内毒素的排除；注意增加维生素丰富的食物，以弥补肝脏合成的不足；肾功能受损明显的患者还应限制食盐的摄入量。

③ 三级预防：注重肝肾功能的保护，也就是保持情志舒畅，适当休息与活动，血尿、水肿和高血压明显者需要卧床休息，以防加重病情。预防和及时治疗继发性感染，避免使用对肝、肾有毒性的药物，定期复查，接受医疗及护理指导。

第七节 药物性肾损害

本节主要介绍非甾体类药物所引起的肾损害。非甾体抗炎药所引起的肾损害主要是指继发于长期使用非甾体抗炎药（nonsteroidal anti-inflammatory drugs，NSAID）基础上的肾脏病变。通常认为该类药物十分安全，有很好的耐受性，其最常见的副作用是消化道溃疡或出血，因此非甾体抗炎药所引起的肾损害发生率相对比较低。然而，由于该类药物的应用越来越广泛，其肾毒性也是肾脏内科常见的临床问题之一，值得引起重视。NSAID 的肾脏损害有多种情况，主要包括药物代谢过程中导致肾脏血流动力改变引起的急性肾损伤和小管间质性肾炎。主要临床表现是蛋白尿和高血压，病情严重者可以引起急性肾损伤和慢性肾脏病。

祖国医学文献并无"药物相关性肾病"这一病名，但根据其临床表现，本病属于中医学疾病中"腰痛""关格""水肿""虚劳"等范畴。病因多为脏腑虚损，药毒伤肾。病机以患者素体虚弱、肾气不充为本，药毒伤肾、损及元阴元阳而致肾失开合、湿浊内蕴为标。或因素体虚弱，加之服用肾毒性药物，精血亏耗，损及脏腑，湿浊内生所致；或肾被毒物所伤，热毒壅滞，气机逆乱，元气大伤，闭阻里窍，肾失开合，膀胱不得气化而致水液泛溢机体。

一、病因及发病机制

1. 传统 NSAID 对肾脏的影响

传统的 NSAID 对肾脏的效应与其抑制环氧化酶、阻断肾内前列腺素合成有关。前列腺素是花生四烯酸的衍生物，后者是一种由膜磷脂乙酰化产生的二十碳四烯酸。肾脏所产生的前列腺素主要是前列环素、血栓素及前列腺素 E_2。前列腺素是由肾间质细胞、皮质动脉和肾小球合成的。前列腺素对肾脏血流动力的影响可以包括以下几个方面：

① 在体液容量正常的情况下，前列腺素的合成率非常低，因此很难证实前列腺素（prostaglandin，PG）在肾功能维持中有何作用。

② 当前列腺素合成增加时，往往机体内部循环已失平衡。此时，前列腺素通常起中和或缓冲作用，以拮抗导致其合成增加的因素对肾脏的影响。

生理条件下，血管紧张素 II 和肾血管舒张物质前列腺素 I_2 和前列腺素 E_2 相互作用。前列腺素（特别是前列环素和前列腺素 E_2）在基础肾小球疾病、肾功能不全、高钙血症和血管收缩剂（如血管紧张性 II 和去甲肾上腺素）作用时释放增加。此外，当慢性心功能不全或大出血等导致容量耗竭时，前列腺素释放增加，前列腺素通过降低肾小球的血管紧张性来保护肾血流量和维持肾小球滤过率稳定。而当使用 NSAID 时，补偿的舒血管作用被阻断，血管收缩作用占主导地位，导致肾血流下降和肾功能下降。

对于肾小球性疾病患者，当肾小球内毛细血管通透性显著下降时，前列腺素的产生增加，可维持相对正常的肾小球滤过水平。此外，前列腺素也有一定程度的利尿效应，NSAID 可以通过其对肾血管舒缩紧张性的调节作用部分减弱某些利尿剂的利尿效应。应用 NSAID 可能会损害肾脏的水排泄，从而导致水潴留和低钠血症。前列腺素还可能对维持控制肾素释放的动脉压力感受器和致密斑的正常功能有重要作用。临床应用 NSAID 导致的低肾素和低醛固醇症状态可以导致钾潴留和高钾血症。因此，前列腺素在肾脏血液循环中担任十分重要的角色。非甾体抗炎药可强有力地阻断前列腺素合成，引起血管紧张性增高、抗尿钠排泄效应、抗肾素效应以及抗利尿效应。

2. 特异性环氧合酶（COX）抑制剂对肾脏的影响

COX 有两种同工酶：COX-1 和 COX-2。为了特异地阻断病理条件下前列腺素的合成，减少严重的胃肠道不良反应，已研制出特异性 COX-2 抑制剂。研究显示，COX-1 和 COX-2 均参与肾内前列腺素的合成。人的肾脏皮质中 COX-2 在致密斑有低水平表达，主要表达于肾小球内的足细胞，因此，COX-2 的作用可能是通过收缩足细胞来调节肾小球的血流动力改变。特异性 COX-2 抑制剂的肾脏副作用也可能跟传统的 NSAID 相同，但临床上 COX-2 抑制剂引起肾间质和小管病变相对较为少见。

二、诊断要点

1. 病史

有长期使用非甾体抗炎药等相关药物的病史。

2. 尿常规

无菌性白细胞尿，伴有白细胞管型、镜下或肉眼血尿，轻度或重度蛋白尿。大多数患者 24 小时尿蛋白定量有轻度至中度蛋白尿，晚期甚至可出现大量蛋白尿。

3. 肾功能

短期内出现近端或远端肾小管功能损害及肾小球功能损害，肾功能轻中度下降。

4. 尿液

有突然少尿、无尿或者夜尿增多，以及血尿、蛋白尿或管型尿和不明原因的水肿或高血压等临床表现。

三、鉴别诊断

1. 急性肾小球肾炎

急性肾小球肾炎感染史一般是以上呼吸道感染居多，并以肾小球功能障碍为主。患者多无长期服用非甾体抗炎药的病史。临床主要表现为水肿、高血压和尿液检查异常，肾功能轻度异常，肾活检显示以肾小球病理改变为主。

2. 过敏性紫癜性肾炎

过敏性紫癜性肾炎多是由细菌、病毒感染引起的变态反应性疾病，也有部分患者由于药物、食物、花粉和冷刺激引起过敏性紫癜，其临床表现为皮肤紫斑、腹痛、关节疼痛、血尿和蛋白尿。但肾脏损害多发生在过敏性紫癜发病后 2～3 周，可出现不同程度的水肿及低蛋白血症、高血压和肾功能减退。肾活检显示以 IgA 为主在肾小球内弥漫性沉积。无长期服用非甾体抗炎药的病史。

3. 急性肾小管坏死

尿液改变以颗粒管型为多，尿液检查可见小管细胞，血清 IgE 和嗜酸粒细胞正常，偶可见高氯性酸中毒。无长期服用非甾体抗炎药的病史。

四、相关实验室检查

1. 尿常规检查

尿中少量蛋白尿，但非类固醇抗炎药物所致者常为大量蛋白尿，一般蛋白尿呈肾小管性蛋白（以溶菌酶、N-乙酰-β-D-葡萄糖苷酶和 $β_2$-微球蛋白等小分子蛋白为主），尿沉渣中含有少量红细胞和白细胞。嗜酸粒细胞增多超过白细胞的 10% 是诊断急性间质性肾炎的重要依据。

2. 24 小时尿蛋白定量检测

大多数患者 24 小时尿蛋白定量不超过 1.5 g。

3. 尿蛋白电泳试验

以低分子区带为主，属肾小管性蛋白。尿蛋白分析以肾小管性蛋白尿（如 $β_2$-微球蛋白和 $α_1$-微球蛋白等小分子量蛋白）为主，尿视黄醇结合蛋白异常增高。

4. 尿渗透压试验

低比重尿，尿渗透压持续降低，且多有肾小管浓缩功能障碍。

5. 肾功能检查

本病可引起不同程度的肾功能减退，出现肾小球滤过率下降，血肌酐和尿素氮水平异常升高。肾小管功能损害较严重，近端肾小管功能障碍者可出现糖尿、氨基酸尿、磷酸盐尿和高氯性酸中毒；也可呈远端肾小管功能障碍，如尿液酸化功能减退者可出现等渗尿、失钠性肾病和排钾障碍等。这些都为诊断药物性间质性肾炎提供了重要线索。

6. 血液检查

血常规可有嗜酸粒细胞明显增高，但持续时间短，可有轻度贫血。可有血清免疫球蛋白 IgE 异常升高。血气分析往往提示因肾小管酸化功能障碍而引起的代谢性酸中毒。肾功能测定则因肾小管功能障碍出现低钠血症、高钾血症等电解质紊乱，晚期可出现尿素和血肌酐水平升高以及酸中毒等。

7. CT 扫描

肾脏 CT 扫描较超声检查更为敏感。通过 CT 扫描可以发现是否存在肾乳头钙化和肾脏缩小等情况。

8. 肾组织病理检查

病理表现以肾间质和肾小管病变为主。急性间质性肾炎伴肾病综合征，肾小球病变常轻微，多为微小病变，也可以是膜性肾病，间质主要有 T 淋巴细胞浸润和局灶性间质纤维化。免疫荧光检查结果常无特异性，但少数患者肾间质可以出现 IgG、IgA、IgM 和 C3 染色弱阳性。

五、诊断标准

1. 病史

有长期使用非甾体抗炎药的病史。

2. 尿液异常

无菌性白细胞尿，镜下或肉眼血尿，以及轻度或重度蛋白尿。大多数患者24小时尿蛋白定量达到轻度至中度蛋白尿，晚期可出现大量蛋白尿。

3. 肾功能损害

以近端或远端肾小管功能损害为主。

六、中医辨病辨证要点

本病辨证以少尿或夜尿增多以及腰痛为主。症见面色无华，腰酸乏力，夜尿增多，舌质红，苔薄黄，脉沉细，多属气阴两虚；症见发热，斑疹隐隐，腰痛尿少或有尿血，舌红苔薄黄，脉浮数，多属热毒内陷；症见尿黄尿热，或尿赤痛，小便淋漓不畅或不通，腰痛如绞，大便秘结，舌质暗红，苔黄腻，脉弦或涩，多属湿热内蕴；症见精神疲倦，腰背酸痛，尿频，夜间多尿，食欲减退，四肢无力，舌淡苔腻，脉沉弱，多属脾肾两虚；症见头晕耳鸣，咽干口燥，腰膝酸软，烦躁易怒，舌偏红少苔，脉细数，多属肝肾阴虚；面色无华，少尿或尿多而清，或水肿，食欲不振，甚或恶心呕吐，舌淡胖苔白腻或黄腻，脉细，多属湿浊内蕴；症见腰痛，痛有定处，痛处拒按，不能转侧，尿血或尿中有血块，舌质紫暗，脉细涩，多属瘀血阻滞。

七、治疗

1. 病因治疗

停用非甾体抗炎药，针对潜在的间质性肾炎的致病因素加以鉴别并进行针对病因的治疗。

2. 增加补液和纠正水电解质平衡紊乱

结合患者的病情增加补液量，并注意观察患者尿量。若每小时尿量超过40 mL，则说明血浆容量基本恢复。针对间质性肾炎常出现的低钠、低氯、低钾或高钾进行对症治疗。对于少尿或无尿者，应尽早应用血管扩张剂和利尿剂。呋塞米对早期少尿患者有一定疗效。

3. 维持酸碱平衡

该病的临床特点为肾小管功能不全，常出现肾小管性酸中毒，临床上应针对其具体情况进行相应治疗。

4. 糖皮质激素

如果对症治疗效果不佳，则可以选择使用肾上腺皮质激素。轻症患者可口服泼尼松龙 20～40 mg/d；重症患者可选用冲击治疗，即将地塞米松10 mg或甲泼尼龙0.5～1.0 g加入250 mL葡萄糖注射液中，静滴，连用3天，然后改为泼尼松口服，可以有效地改善炎症反应。

5. 免疫抑制剂

对肾上腺皮质激素治疗反应较差的患者可加用环磷酰胺或环孢素治疗，但用药时间不宜过长。

6. 血液净化

对于合并急性肾损伤患者，应及早进行血液净化治疗。

7. 中医药治疗

本病的治疗以补肾健脾、利湿清热和泄浊祛邪为大法，重点在早期发现和治疗。药毒致病者有明确的用药史，症见发热、肌肤发斑、尿血、少尿甚至恶心呕吐等。中医药治疗首当明辨虚实、标本之主次，急性发作时当以祛邪为先，平时则以扶正为主。

7.1 气阴两虚证

主症：面色无华，腰酸乏力，口干多饮，咽干低热，手足心热，五心烦热，盗汗。舌质红，苔薄黄，脉细弱或细数。

治法：益气养阴，补肾利水。

方药：生脉饮加减。

常用药：太子参、沙参、白术、生地、五味子、天门冬、麦冬、山萸肉、山药等。

7.2 湿热内蕴证

主症：尿黄尿热，小便淋漓涩痛甚至有血尿，大便秘结，恶心呕吐。舌苔黄腻，舌质红，脉弦数。

治法：清利湿热，利水通淋。

方药：小蓟饮子加减。

常用药：大蓟、小蓟、茜草、丹皮、黄柏、积雪草、紫草、白花蛇舌草、瞿麦、萹蓄、车前草、白茅根、甘草、山栀子、制大黄、滑石、藕节等。

7.3 脾肾两虚证

主症：面色晦暗，神疲乏力，腰背酸痛，夜间多尿，纳差甚或恶心呕吐，四肢无力。舌淡苔白腻，脉沉弱。

治法：健脾补肾，温阳化气。

方药：济生肾气丸加减。

常用药：制附子、肉桂、熟地、生地、山药、山茱萸、丹皮、牛膝、车前子、黄芪等。

7.4 肝肾阴虚证

主症：头晕耳鸣，咽干口燥，腰膝酸软，烦躁易怒。舌红少苔，脉细数。

治法：滋补肝肾。

方药：知柏地黄丸加减。

常用药：知母、黄柏、枸杞子、生地、杜仲、牛膝、五味子、麦冬、山药、桑寄生、山茱萸等。

7.5 湿浊内蕴证

主症：神疲乏力，面色无华，小便黄赤或者血尿，大便黏腻，食欲不振，甚或恶心呕吐。舌苔黄腻，脉弦数。

治法：健脾和胃，化湿祛浊。

方药：蒿芩清胆汤加减。

常用药：陈皮、制半夏、黄芩、栀子、淡豆豉、茵陈、青蒿、滑石、枳实、竹茹、白蔻仁、茯苓、甘草、黄连、制大黄等。

7.6 瘀血阻滞证

主症：腰痛痛有定处，转侧不利，甚则不能转侧，血尿或尿中有血块，舌质紫暗且有瘀斑瘀点，脉细涩。

治法：活血化瘀，理气止痛。

方药：桃红四物汤加减。

常用药：桃仁、红花、当归、川芎、赤芍、香附、熟地黄、仙鹤草、藕节、蒲黄炭、五灵脂、丹参、地龙、茜草、三七粉等。

八、患者健康教育

该病主要是由于长期过量服用非甾体抗炎镇痛剂所致。长期过量服用镇痛剂是指服用阿司匹林等非甾体抗炎药物 3 年以上或者总剂量已经达到 2 kg 以上的患者。如果患者出现下列常见的症状，要警惕发生本病的可能。

1. 肾脏表现

突然尿少或者无尿，亦可夜尿增多。有肾乳头坏死的患者可能出现肉眼血尿和肾绞痛等症状。尿蛋白为中等量，不超过 2 g/24 h。晚期则出现慢性肾衰竭，部分患者可以无任何症状地突然发现蛋白尿及肾功能损害。

2. 肾外表现

消化道症状和消化性溃疡可能导致腹痛，亦可出现贫血等表现。

九、护理与预防康复

药物性肾损害患者一般预后较好，病因去除后病情好转较快。例如，药物性急性间质性肾炎患者及时停用相关药物后，一般症状均可缓解。但若误诊误治或延误病机，则可致病情恶化而出现不可逆的肾脏损害，主要是肾小管和间质损害，最终可能进展为终末期肾衰竭。

在服用有可能导致本病发生的药物时，应及早发现和治疗，并注意休息，避免劳累，避风寒，防外感。饮食应以清淡为主，忌食辛辣厚味。

第三章
急性肾损伤和慢性肾衰竭

第一节 急性肾损伤

急性肾损伤主要是指以肾小球滤过率迅速下降,同时患者的血肌酐及尿素氮水平上升为特点的一个临床综合征。本病病变发展迅速,如果得不到及时处置,则患者的肾功能会进行性恶化甚至危及生命。患者由于肾脏功能急剧减退,导致机体内的毒素快速增加,出现水、电解质和酸碱平衡紊乱等相关临床症状。引起急性肾损伤的原因包括肾前性、肾源性及肾后性三种类型。肾前性急性肾损伤的主要原因是心功能衰竭、大出血及中暑等导致机体有效循环血容量不足,继而引起肾脏血液灌注量明显下降。肾源性急性肾损伤的原因包括急进性肾小球肾炎、急性肾小管或急性肾间质性病变等,导致这些病变的原因与肾脏本身病变或使用某些有肾损伤作用的药物或食物相关,如造影剂或有毒菌类等情况。肾后性急性肾损伤多是由于各种病变导致输尿管或者尿道梗阻,肾盂压力异常增高,继而导致肾脏损害,如输尿管结石、前列腺肥大、肿瘤阻塞或压迫输尿管等引发的病变。本病部分患者病情较重且变化迅速,如果能够及时诊断和治疗,可以最大限度地减轻肾脏病变,保护肾功能,从而使肾功能获得最佳的恢复。近年来,我们强调对这一综合征早期发现、早期诊断和早期治疗的重要性。

急性肾损伤属于祖国医学中"癃闭""关格""水肿"等疾病的范畴,以少尿、无尿和水肿等为突出表现。《伤寒论·平脉法》言:"寸口脉浮而大,浮为虚,大为实,在尺为关,在寸为格。关则不得小便,格则吐逆。"明确提出了少尿或无尿并伴有呕吐是关格的主要表现。《景岳全书·癃闭》曰:"小便不通,是为癃闭,此最危最急症也。水道不通,则上侵脾胃而为胀,外侵肌肉而为肿,泛及中焦则为呕,再及上焦则为喘,数日不通,则奔迫难堪,必致危殆。"指出了小便不通是癃闭的主要见证以及癃闭的严重伴随症状。本病的病位主要在肾,病情重时可能导致五脏六腑变证多端而危及生命。《素问·五常证大论》言:"其病癃闭,邪伤肾也。"本病起病急,病程短,多属实证,如果病情得不到有效控制,则往往迁延日久致肾脏衰竭而无法痊愈。治疗方面,《证治准绳》和《医门法律》中均认为"关格"为难治之证。"急则治标,缓则治本"。治疗本病时需要因势利导,不可过用攻下,以免损伤正气。

一、病因及发病机制

1. 病因

1.1 肾前性急性肾损伤

肾前性急性肾损伤主要见于各种原因导致的失血和体液丢失等,如严重的外伤、烧伤、腹泻和大量应用利尿剂等;也可以见于多种疾病导致的循环功能不全,如充血性心力衰竭、心源性休克和严重心律失常等；还可能是由于肾脏本身血流动力调节异常，如血管紧张素转换酶抑制剂或前列腺素抑制剂等的应用导致的肾血流灌注不足。

1.2 肾源性急性肾损伤

肾脏本身病变导致急性肾损伤的病因主要有以下几个方面：

① 肾小管疾病：其中急性肾小管坏死最常见。多由肾毒性物质或肾缺血引起。肾毒性物质分外源性和内源性，包括药物、造影剂、重金属、有机溶剂、肌红蛋白尿和轻链蛋白等。

② 肾小球疾病：各种原因导致的原发性或继发性急性或急进性肾炎综合征。

③ 急性肾间质疾病：由药物过敏、严重感染或肿瘤等因素引起。

④ 肾小血管和微血管疾病：如原发或继发性坏死性血管炎、恶性高血压肾损害、妊娠高血压综合征、溶血性尿毒症综合征和产后特发性急性肾损伤等。

⑤ 肾大血管急性病变：见于肾脏血栓形成、主动脉夹层、动脉粥样硬化斑块和大动脉炎等。

⑥ 肾移植排异反应。

1.3 肾后性急性肾损伤

肾后性急性肾损伤的主要病因是各种导致肾盂至输尿管任何部位的梗阻性疾病，如结石、前列腺增生、神经源性膀胱、肿瘤以及肿瘤压迫等。

2. 发病机制

肾前性急性肾损伤主要是由于多种原因引起机体循环血流量明显下降或者肾脏本身原因导致的肾脏血流量明显下降，从而导致肾脏血流动力异常继而引发肾功能急性进行性损伤。肾源性急性肾损伤的主要原因是肾脏组织本身的病变，包括肾小球和肾小管急性损伤两个方面。其中，急性肾小管坏死所占比例较大。急性肾小管坏死致急性肾损伤的原因主要是肾脏血流动力改变或肾小管上皮细胞损伤导致肾小球滤过率急性进行性下降。肾后性急性肾损伤则主要是由于各种原因导致输尿管梗阻，继而引起肾小球滤过的压力差发生改变，导致肾小球滤过率明显下降；另外，输尿管梗阻可以直接导致肾小管上皮细胞转分化和功能损伤，从而导致肾功能直接受影响。

二、诊断要点

急性肾损伤的临床表现包括原发病和急性肾损伤病变导致的一系列相关并发症。根据病因、肾功能急性减退的程度和影像学检查结果等方面做出诊断。

2012 年改善全球肾脏病预后组织（KDIGO）制定的急性肾损伤临床实践指南提出的诊断标准是：48 小时内血肌酐升高 ≥26.5 μmol/L 或者 7 天之内血肌酐较基础值升高 ≥50%，或者尿量减少 [<0.5 mL/(kg·d)，持续时间超过 6 小时]。急性肾小管损伤导致的急性肾损伤临床上最为多见，根据其病程特点，我们一般将其分为三期，但是三期之间并没有绝对的区别，需要结合每位患者的临床特点制订个体化的治疗方案，不能机械化地套用。

1. 初始期

患者病变初期，主要受肾毒性物质或者缺血的影响，此时肾脏组织尚未遭受实质性损害，如果治疗及时，则可以快速恢复正常。肾脏病变多发生在数小时和数天之内，由于患者机体具有一定的代偿能力，所以临床症状不明显。早期诊断，特别是具有高度敏感的生物学指标的检测十分重要。

2. 维持期

维持期又称少尿期，病变如果在初期未能得到及时诊治，患者出现了实质性肾脏组织损伤，肾功能明显下降，GFR 甚至达到 5～15 mL/min 以下，病情多持续数天甚至数周。此时患者肾功能明显下降，机体出现明显的少尿和氮质血症甚至尿毒症的表现。常常伴随水电解质紊乱、心功能衰竭、肺水肿和代谢性酸中毒等病变的相关症状。病情持续进展，如果得不到及时控制，可危及患者的生命。此期患者病情重且病死率较高，需要加强治疗和临床护理。

3. 恢复期

恢复期又称多尿期，此期患者肾小管功能逐渐修复和再生，肾小管完整性恢复，肌酐清除率逐渐恢复至正常水平。尿量逐渐增加是此期的标志性特点，患者肾小管功能未完全修复，往往尿液浓缩功能未恢复而尿量明显增加。此期患者易出现水电解质紊乱等相关临床问题，因此应注意监测电解质和相关指标。

三、鉴别诊断

急性肾损伤患者的鉴别诊断意义重大。鉴别诊断不仅需要明确区别与其他类似疾病的诊断，而且由于急性肾损伤本身包括肾前性、肾源性或肾后性三种类型，不同类型的治疗及预后十分不同，所以明确病因才是获得最佳治疗效果的关键因素。

1. 慢性肾衰竭

有慢性肾脏病病史，B 超检查显示双肾缩小且皮髓质分界不清和结构紊乱，而急性肾损伤患者肾脏体积一般正常或者增大；慢性肾脏病患者常伴有贫血，贫血的程度与病变时间相关，多表现为小细胞低色素性贫血，且红细胞比积明显下降；慢性肾脏病患者往往有心血管病变、代谢性酸中毒和皮肤瘙痒等代谢紊乱表现或者毒素长期在体内蓄积所导致的并发症。

2. 区分肾前性、肾源性、肾后性急性肾损伤

① 肾前性：往往是由肾外原因引起的，多种因素导致肾脏血流灌注不足而引起肾小球滤过率急剧下降。

② 肾后性：往往是由尿路阻塞引起的，如能及时解除梗阻，则多数患者肾功能可以迅速得到改善。常见的梗阻原因包括结石、骨盆内癌肿、前列腺肥大、外伤导致的尿路畸形和糖尿病神经源性膀胱等。如果高度怀疑是这些因素导致病变发生，则应及时做相关影像学检查，确诊后及时采取对应的治疗措施可以明显提高治疗效果并减小发生肾脏功能下降的风险。

③ 肾脏本身病变：急性肾损伤的诊断成立并排除肾前性和肾后性的病因后，可以确诊为本病。对于本病的治疗，在患者没有禁忌证的情况下，需要尽快做肾脏组织病理活检，明确疾病的类型，以便针对病情用药。急性肾损伤由于病变进展较快，快速诊断和鉴别诊断显得尤为重要。肾前性与肾源性急性肾损伤患者的尿液鉴别要点见表 3-3-1。

表 3-3-1 肾前性急性肾损伤与肾源性急性肾损伤患者的尿液鉴别要点

尿检项目	肾前性	肾源性
尿沉渣	透明管型	颗粒管型
尿比重	>1.020	<1.010

续表

尿检项目	肾前性	肾源性
尿渗透浓度（mmol/L）	>500	<350
尿钠浓度（mmol/L）	<20	>40
尿钠排泄分数	<1%	>1%
肾衰指数	<1	>1

四、相关实验室检查

1. 尿量变化

患者早期最为直接和明显的症状是尿量急骤减少（尿量 <400 mL/24 h 称为少尿，尿量 <100 mL/24 h 称为无尿），但也有部分患者无少尿的临床表现。

2. 水液潴留

由于尿液不能正常排出体外，水液积聚在机体内可出现全身水肿。合并肺水肿者可见胸闷、端坐呼吸和咯泡沫痰；合并脑水肿者可导致神经系统病变，颅内压升高而引起嗜睡、躁动甚至昏迷。

3. 电解质及酸碱平衡紊乱

患者多伴有高钾血症和代谢性酸中毒。高钾血症可以影响心脏电生理导致心律失常，因而患者出现胸闷、肢体麻木、心率缓慢甚至心室纤颤、心脏停搏而猝死。发生代谢性酸中毒时，血二氧化碳结合力下降，患者可出现恶心、呕吐和呼吸深大等临床表现。

4. 肾功能

病变初始阶段，肾功能每天变化明显，每日血肌酐升高 44.2～88.4 μmol/L，血尿素氮升高 3.6～10.7 mmol/L；或者 24～72 小时内血肌酐值相对增加 25%～100%。血肌酐和尿素氮短期快速上升时，患者可出现不同程度的乏力、食欲缺乏、口中有氨味甚至胸闷和烦躁等症状。

5. 尿常规

尿蛋白（+）～（++），常有颗粒管型。肾前性急性肾损伤时，尿比重 >1.025；急性肾小管坏死时，尿比重 <1.015。肾前性急性损伤时，尿渗透浓度 >500 mmol/L；急性肾小管坏死时，尿渗透浓度 <350 mmol/L。

6. 尿钠及钠排泄分数（FE_{Na}）

$$FE_{Na} = \frac{尿钠浓度 \times 血肌酐浓度}{血钠浓度 \times 尿肌酐浓度} \times 100\%$$

（注：尿钠、血钠浓度单位为 mmol/L，尿肌酐、血肌酐浓度单位为 μmol/L）

肾前性急性肾衰时尿钠多小于 10 mmol/L，肾前性急性损伤时尿钠多大于 20 mmol/L。肾后性急性肾衰、急性肾小球肾炎和血管炎时 FE_{Na} 小于 1%；急性肾小管坏死（acute tubular nerosis，ATN）及肾后性急性肾衰时 FE_{Na} 多大于 1%。

7. 肾衰指数（RFI）

$$RFI = \frac{尿钠浓度}{尿肌酐浓度/血肌酐浓度}$$

一般认为，肾前性急性肾衰 RFI <1，而 ATN 时 RFI >1。

五、诊断标准

按照美国 2002 年急性透析组（ADQI）和 2005 年 AKI 网络制定的 RIFLE 标准（表 3-3-2）或 AKI 标准（表 3-3-3）进行诊断；2012 年全球肾脏病预后组织（KDIGO）制定的急性肾损伤临床实践指南提出的诊断标准为：48 小时内血肌酐升高 26.5 μmol/L，或者 7 天之内血肌酐较基础值升高超过 50%，或者尿量减少 [<0.5 mL/(kg·h)，持续时间超过 6 小时]。

表 3-3-2　急性肾损伤分层诊断 RIFLE 标准

分层	肾小球功能指标	尿量
高危阶段	Scr 升高超过 1.5 倍，或 GFR 下降超过 25%	<0.5 mL/(kg·h) 持续 6 小时
损伤阶段	Scr 升高超过 2 倍，或 GFR 下降超过 50%	<0.5 mL/(kg·h) 持续 12 小时
衰竭阶段	Scr 升高超过 3 倍，或升高至大于 354 μmol/L，或 GFR 下降超过 75%	<0.3 mL/(kg·h) 或无尿持续 12 小时
丢失阶段	肾功能丧失持续 4 周以上	
终末期肾脏病	肾功能丧失持续 3 个月以上	

表 3-3-3　AKI 的分期标准

分期	血清肌酐	尿量
Ⅰ期	绝对升高 ≥26.5 μmol/L，或相对升高 50%~100%	<0.5 mL/(kg·h) 持续 6~12 小时
Ⅱ期	相对升高 1~2 倍	<0.5 mL/(kg·h) 持续 12~24 小时
Ⅲ期	升高至高于 354 μmol/L，或相对升高超过 2 倍，或开始肾脏替代治疗，或小于 18 岁，eGFR 低于 35 mL/(min·1.73 m^2)	<0.3 mL/(kg·h) 持续时间超过 24 小时，或无尿持续时间超过 12 小时

六、中医辨病辨证要点

根据患者临床表现为尿少、恶心、呕吐和头昏肿胀等，中医诊断为"关格""癃闭""水肿"。我们根据病情的不同和临床特点差异进行详细的辨证治疗。少尿期以邪实为主，常见邪热、湿毒和血瘀等症候；病机主要为邪热和湿毒内蕴，阻滞三焦，热邪日久，耗伤气津而见津亏气脱；治疗以通为原则，常常使用通腑泄热、解毒祛瘀和活血泄浊等治法。多尿期则余邪渐清，津气亏耗。多尿期和恢复期以虚为主，多见脾肾两虚、肝肾阴虚或气阴两虚之候，治疗上多以补益脾肾为主，兼以解毒祛邪，攻伐之药不宜过多，以防伤正。必须时刻注意调补脏腑气血及扶助正气，这样临床上才能达到事半功倍的治疗效果。

七、治疗

1. 一般治疗

病变尚未控制的时候需要注意休息，严密监测患者的生命体征，特别是做好尿量的记录。饮食上尽量以清淡流质或半流质食物为主，注意结合电解质等相关指标限制水分和盐的摄入。

2. 水、电解质和酸碱平衡的控制

① 维持水平衡：严格计算 24 小时出入水量，每日补液量＝显性失液量＋不显性失液量－内生水量。

② 高钾血症的处理：最为及时有效的方法是血液净化治疗。非透析治疗主要包括葡萄糖酸钙缓慢静脉注射、5% 的碳酸氢钠静脉滴注、静脉滴注葡萄糖及胰岛素、口服阳离子交换树脂。

③ 纠正代谢性酸中毒：5% 的碳酸氢钠静脉滴注。

④ 控制感染：根据药物敏感试验结果选用抗生素，一般多选择肾毒性小的抗生素，同时根据肌酐清除率的情况计算抗菌药物剂量。

⑤ 营养支持：补充足够的热量和高效价蛋白。

⑥ 利尿剂对本病的防治作用仅限于增加尿量。尚无证据表明利尿剂可改善病变的进程及预后，所以要慎重使用利尿剂。

3. 肾脏替代治疗

早期进行血液透析或腹膜透析治疗可预防患者出现高血钾、心功能不全、肺水肿和昏迷等威胁生命的并发症。

4. 积极控制原发病或致病因素

寻找可能存在的致病因素，脱离或排除继发性肾脏损害。

5. 多尿期的治疗

注意监测和调节水、电解质和酸碱平衡，控制氮质潴留，防治并发症和治疗原发病。

6. 恢复期的治疗

定期随访监测肾功能和水电解质状况，避免使用肾毒性药物。

7. 中医药治疗

本病的中医药治疗以祛邪扶正为大法，重点是早期发现和治疗。首当明辨虚实、标本之主次。急性发作时当以祛邪为先，平时则以扶正为主。

7.1 湿热蕴结证

主症：尿少尿闭，恶心呕吐，口中尿臭味，厌食，发热口干而不欲饮，尿少黄赤，大便秘结或者黏腻不爽，严重者可神昏抽搐。舌质红，舌苔黄腻，脉滑数。

治法：清热利湿，化浊降逆。

方药：黄连温胆汤加减。

常用药：黄连、姜半夏、制大黄、厚朴、白术、藿香、佩兰、陈皮、枳实、姜竹茹、猪苓、车前子、生甘草等。

7.2 邪毒内侵证

主症：突然起病，尿量急骤减少，尿少尿闭，恶心呕吐，口中臭秽，头痛头晕，烦躁不安，甚或发热伴神昏谵语。舌质红，苔黄腻，脉滑数。

治法：解毒清热，化浊祛瘀。

方药：黄连解毒汤加减。

常用药：黄连、黄柏、黄芩、栀子、制大黄、煅牡蛎、六月雪、积雪草、生地、水牛角、赤芍、丹皮、金银花、蒲公英、车前草、泽泻、茵陈、郁金、生甘草等。

7.3 湿热瘀滞证

主症：尿液点滴难出，口有臭味，咽干，小腹胀满，恶心呕吐，大便秘结，神情急躁，甚至吐血、衄血。舌质暗红，苔焦黄或芒刺，脉细数。

治法：清热解毒，化湿祛瘀。

方药：茵陈蒿汤合四物汤加减。

常用药：茵陈、丹皮、黄连、大青叶、制大黄、煅牡蛎、六月雪、积雪草、车前子、竹叶、银花、生甘草、灯芯草、黄芩、栀子、川芎、知母、赤芍、连翘、猪苓等。

7.4 气脱津伤证

主症：尿少或无尿，汗出，肢冷，面色苍白，口干舌燥，气微欲绝，大便秘结。舌干无津，脉沉细。多见于津血大伤之后。

治法：益气养阴，回阳固脱。

方药：生脉饮合四逆散加减。

常用药：太子参、党参、麦冬、五味子、制附子、干姜、龙骨、牡蛎、生地、玉竹、玄参、生黄芪等。

7.5 脾肾阳虚证

主症：腰酸膝软，面色㿠白，手足不温，纳呆便溏，夜尿清长量多。舌质淡白、胖大、边有齿痕，苔薄白，脉沉细。

治法：温补脾肾，化气利水。

方药：理中汤合真武汤加减。

常用药：太子参、党参、制大黄、煅牡蛎、红花、干姜、白术、茯苓、白芍、制附子、山药、肉桂、黄芪、猪苓等。

7.6 少尿期的中医特色治疗——中药结肠灌注

处方：制大黄 10 g，红花 10 g，煅牡蛎 30 g，六月雪 30 g，黄芪 30 g，当归 10 g，积雪草 30 g，生甘草 10 g。以上药浓煎成 200 mL 左右，调至适温，高位保留灌肠，每次 60 分钟，每日 2 次，7～10 日为一疗程。本疗法可以起到祛瘀解毒的功效。

八、患者健康教育

① 了解患病原因，避免使用影响肾脏功能的药物和食物，控制和消除诱发因素。

② 注意休息，避免劳累，预防感冒。

九、护理与预防康复

① 急性肾损伤由于发病急骤，病情发展迅速，患者及家属缺乏心理准备，所以应及时进行心理干预，提高患者治疗的依从性。

② 指导膳食，特别是肾功能损害进展期，严格按照 25～30 kcal/(kg·d) 的热量需要来安排饮食，忌辛辣油腻。

③ 患病期间严格记录24小时出入量，量出为入，预防水电解质紊乱。

第二节　慢性肾衰竭

慢性肾衰竭是在各种慢性肾脏疾病持续进展的基础上逐渐出现的肾脏功能减退，最终导致肾衰竭。肾脏的病理学转归是肾小球硬化、肾小管萎缩和肾间质纤维化，上述病理学表现是慢性肾衰竭的共同结局。临床上主要表现为水、电解质及酸碱平衡紊乱和机体内环境失调，代谢产物潴留是病变发展过程中影响多个脏器功能而表现出的临床综合征。

我国中医学上没有"慢性肾衰竭"这一病名，结合其病变特点和临床主要表现为少尿或无尿、食欲缺乏、恶心呕吐、水肿、乏力、头昏、头痛和面色晦暗等，将本病归属于"癃闭""关格""水肿""肾风""溺毒"等疾病的范畴。特别是"关格"，一般可以概括为多数中晚期慢性肾衰竭患者的情况，如《素问·六节藏象论》曰："人迎与寸口俱盛四倍以上为关格，关格之脉赢，不能极于天地之精气，则死矣。"《伤寒论》对其脉象及临床表现进行了补充。《伤寒论·平脉法》云："寸口脉浮而大，浮为虚，大为实，在尺为关，在寸为格。关则小便不通，格则吐逆。"

一、病因及发病机制

任何导致肾脏结构和功能出现异常且病变缓慢进行性加重的因素，均有引起慢性肾衰竭的风险。导致慢性肾衰竭的因素包括原发性肾脏病和继发性肾脏病两大类，如原发性慢性肾小球肾炎、糖尿病肾病、高血压肾病、梗阻性肾病和慢性间质性肾炎等。在发展中国家，慢性肾衰竭的发病原因依次是肾小球肾炎、糖尿病肾病、高血压肾病。在发达国家，慢性肾衰竭的发病原因依次为糖尿病肾病、高血压肾病、肾小球肾炎。近年来，流行病学研究显示，无论是在发展中国家还是在发达国家，糖尿病肾病和高血压肾病所致的慢性肾衰竭越来越多见，特别是老年患者。目前，慢性肾衰竭的发生机制尚未完全明确，多数学者认为主要与以下机制密切相关。

1. 健存肾小球高滤过学说

机体由于各种病因导致肾单位减少，健存的肾单位就会进行代偿。此时，肾小球毛细血管内压力和血流量明显增加，使肾小球滤过增加，容易损伤毛细血管内皮细胞，导致系膜区受到刺激而出现增殖和基质增加等现象，同时会导致非感染性炎症病变和细胞凋亡，从而促进肾小球硬化。肾小球硬化和废弃的比例逐渐增加，肾小球滤过率进行性下降，终致肾脏功能衰竭。

2. 肾单位高代谢学说

肾脏病变过程中由于残余肾单位高滤过的发生，导致肾小管氧耗量增加和氧自由基的产生增多，使肾小管间质受损并易于出现上皮细胞转分化，肾小管间质纤维化加剧功能损害，导致肾脏功能进行性下降。此外，肾小管的高代谢引起残余肾单位氧消耗增加，进一步导致脂质过氧化作用增加，肾单位损害进行性加重。

3. 激素、细胞因子等对肾损害的作用学说

慢性肾脏病病变随着病情的进展，机体内一些激素和细胞因子的产生和代谢发生异常，诸如糖皮质激素、转移生长因子和血小板源生长因子等都会对残余肾功能产生影响，导致肾脏功能进行性下降。

4. 多种因素导致肾小球和肾小管间质直接损害学说

肾小球基底膜对滤过物质的选择性屏障作用消失后，尿蛋白大量漏出，导致肾小球系膜细胞及上皮细胞受损，肾小管重吸收增加，间质发生炎症反应，从而引起肾小球硬化及间质纤维化。大量蛋白从尿液漏出还会继发性刺激肝脏合成蛋白增加，导致脂蛋白在体内增加，高脂血症进一步加速肾小球硬化。另外，脂蛋白沉积于系膜细胞会导致系膜细胞增殖和基质积聚。如果患者存在错误的认识，提高蛋白的摄入量，还会进一步增加蛋白漏出，促进肾小球硬化。

二、诊断要点

慢性肾衰竭的临床表现复杂，肾功能下降导致代谢废物不能及时排出体外而潴留于机体内，从而影响机体内多个脏器的生理功能并随着病情的进展导致多器官功能紊乱。代谢紊乱与脏器损害两者互为因果，最终危及患者生命。目前认为，慢性肾衰竭时患者的肾小球滤过率低于 60 mL/(min·1.73m^2)。

1. 消化系统

部分患者主诉是恶心、呕吐等消化系统症状，这是由于慢性肾衰竭患者胃肠道中尿素排出增加，尿素在胃肠道内分解产生的氨刺激消化道，引起恶心、呕吐、食欲缺乏、腹泻甚至引发水电解质紊乱等表现。也可出现消化道出血。

2. 心血管系统

最常见的心血管系统并发症是高血压、心力衰竭、心肌损害、心包炎及动脉粥样硬化。这些疾病的起因不排除与肾素-血管紧张素系统激活密切相关。而尿毒症心包炎往往是由于毒素刺激产生的。

3. 呼吸系统

出现尿毒症时，循环毒素可增加肺泡毛细血管的通透性，引起肺水肿，导致"尿毒症肺"。代谢性酸中毒和尿毒症毒素刺激可以使患者出现异常呼吸、胸腔积液、肺钙化和肺部感染等症状和体征。

4. 血液系统

慢性肾衰竭患者由于毒素刺激造成消化道吸收障碍，特别是铁剂和维生素的吸收障碍可引起小细胞低色素性贫血，从而导致血小板活性异常而出现出血倾向。肾性贫血的另一个重要原因是肾脏组织分泌的促红细胞生成素明显减少。

5. 泌尿系统

患者多出现不同程度的水肿，往往伴有腰酸和夜尿多等症状。

6. 内分泌系统

慢性肾衰竭常表现为糖和脂肪代谢异常以及肾脏相关激素分泌异常，往往导致高脂血症和钙磷代谢异常甚至肾性骨病形成。

7. 神经系统

由于代谢废物如肌酐、尿素氮、多肽类物质和生长激素等的代谢异常，周围神经系统和中枢神经系统会出现不同程度的损伤，导致机体出现乏力、头昏、头痛、记忆力减退和睡眠障碍等症状，甚至出现谵妄、幻觉和痴呆等表现。

8. 免疫系统

患者淋巴细胞数减少，多形核白细胞功能障碍导致对各种刺激的反应性下降，容易出现感染。

9. 皮肤症状

最常见的皮肤症状是瘙痒和皮肤色素沉着，主要与钙磷代谢和继发性甲状旁腺功能亢进相关。

三、鉴别诊断

1. 急性肾损伤的鉴别

急性肾损伤患者也存在血肌酐、尿素氮等指标的水平升高，但是肌酐和尿素氮的水平往往升高迅速且伴有少尿或无尿等症状；急性肾损伤患者尿比重低，肌酐清除率短期内可以下降50%甚至更多；患者往往无慢性病面容、严重贫血、肾脏体积缩小及肾脏组织结构紊乱等临床特征。

2. 尿毒症综合征的诊断

消化系统表现如厌食、恶心、呕吐、腹泻等症状易被误诊为胃肠道疾病。高血压、左心室肥厚等表现易被误诊为心功能不全。严重贫血和出血倾向易被诊断为血液病。如果患者出现上述症状，特别是多个系统症状并存时要注意做肾功能检查，一般不难鉴别。

四、相关实验室检查

1. 尿液检查

尿液检查项目包括尿常规、24小时尿量及24小时尿蛋白定量、尿蛋白/肌酐和尿肌酐等。慢性肾衰竭患者往往出现蛋白尿、血尿、各种管型尿或低比重尿。

2. 血液检查

血液检查项目包括血常规、肝肾功能、电解质水平、β_2-微球蛋白和血脂等。患者不同病变阶段会出现不同程度的贫血、高钾、高磷和低钙血症等。

3. 影像学检查

影像学检查项目包括B超、双肾ECT、MRI、心脏超声及X线摄片等。晚期慢性肾衰竭患者B超可见双肾明显缩小和结构改变，心脏超声提示心包积液和心肌肥厚等。

4. 肾脏组织病理检查

结合患者病情严重程度考虑是否进行肾脏组织病理检查。对于存在诊断疑问且有病情逆转可能的患者，进行肾组织病理检查有助于尽早确诊和积极治疗，以尽可能恢复肾功能。

五、诊断标准

符合下列两项中的任何一项即可明确诊断：

① 肾脏损伤（肾脏结构或功能异常）超过3个月，可以有或无肾小球滤过率（GFR）下降，可表现为以下任何一项或多项肾损伤的指标异常：蛋白尿（≥30 mg/24 h）、尿沉渣异常、影像学检查肾脏结构异常、肾脏组织病理表现异常、肾移植经历、肾小管功能异常及电解质异常。

② GFR <60 mL/（min·1.73 m^2）且整个病程达到或超过3个月，有或无肾脏损伤的证据。

目前国际上公认的慢性肾脏病（CKD）分期是根据美国肾脏基金会制定的1~5期的诊断标准：慢性肾脏病及透析的临床实践指南（K/DOQI）将CKD分5期（表3-3-4），GFR可根据肾脏病饮食改良（modification of diet in renal disease，MDRD）公式和Cockcroft-Gault（CG）公式进行推算。

表 3-3-4　慢性肾脏病的分期及治疗策略

分期	描述	GFR [mL/(min·1.73 m^2)]	防治措施
1	肾损伤，GFR 正常或升高	≥90	保护肾功能和缓解症状
2	肾损伤，GFR 轻度下降	60～89	延缓病情进展，降低心血管病变风险
3	GFR 中度下降	30～59	延缓病情进展，评估和治疗并发症
4	GFR 严重下降	15～29	综合治疗及透析前准备
5	肾衰竭	<15（或透析）	出现尿毒症症状时及时进行肾脏替代治疗

六、中医辨病辨证要点

慢性肾衰竭的治疗应以补肾健脾、活血祛瘀和清利泄浊为基本原则，注重顾护中焦脾胃功能。注意不同阶段病情和标本虚实的主次关系，脾肾亏虚是病变核心，湿浊瘀毒是重要的病理产物。本病后期则表现为以肾脏为中心的五脏气血亏虚，同时伴有湿浊和瘀毒壅盛症候。病变常常表现为湿热、浊毒蕴蓄体内兼有脏腑亏虚。因此，治疗上要认真地辨证分析正虚与邪实的程度、性质以及部位等，同时注意正虚与邪实的轻重主次并进行相应的个体化治疗。

七、治疗

慢性肾衰竭的治疗方法包括内科保守疗法与肾脏替代治疗。其中，肾脏替代治疗包括血液净化疗法和肾移植。某些慢性肾脏病患者在进展至终末期肾衰竭之前通过合理的中西医结合保守疗法可以明显延缓病情发展，少数患者甚至可以逆转病情或者多年保持病情稳定。

1. 早期筛查

研究表明，我国慢性肾脏病的发病率约为 10.8%，然而我国人群对于慢性肾脏病的知晓率还不足 20%。很多慢性肾脏病在发病早期如果及时治疗，往往可以取得理想的治疗效果而不至于发展为慢性肾衰竭。因此，普及慢性肾脏病健康知识和早期筛查是提高慢性肾脏病在普通人群中知晓率的关键，也是尽早发现和治疗慢性肾脏病必不可少的条件。对患有糖尿病和高血压等易于导致肾脏病变的患者来说，定期监测肾脏功能和做尿常规检查是早期发现和治疗的关键，可以及时控制病情的发展。

2. 原发病的治疗

如果患者的肾功能是首次符合慢性肾衰竭的诊断，需要特别重视原发疾病的诊断，原发性和继发性慢性肾脏病都需要长期进行药物治疗和肾功能监测，同时积极地寻找导致肾功能损害的诱发因素并及时纠正。

3. 积极控制血压

高血压是慢性肾脏病患者最常见的并发症，也是导致患者病情加重的重要因素。临床研究发现，由肾脏病引起的高血压不易控制，常常需要联合用药。如果患者的肾功能得不到有效控制，随着病情的加重而出现心脑血管并发症的概率明显上升，是患者死亡的主要原因。因此，控制血压是延缓慢性肾脏病进展的最重要措施之一。

慢性肾脏病患者的血压升高多数与肾小球病变导致体内肾素-血管紧张素系统（RAS）激活密切相关。临床上用于治疗高血压的 RAS 阻滞剂主要包括血管紧张素转换酶抑制剂

（ACEI）和血管紧张素Ⅱ型受体拮抗剂（ARB）。这两类药物都是针对 RAS 激活导致的高血压进行治疗，其中 ACEI 的优点是降压效果除了针对 RAS 治疗外，同时干预机体内缓激肽的代谢而使其降压作用增强；缺点是易出现血钾升高、肾小球滤过率降低和干咳等副作用。相比较而言，ARB 比 ACEI 的副作用少，但是由于缺乏对于缓激肽的代谢作用而使其降压效果明显弱于 ACEI。钙阻滞剂（CCB）可以有效地降低血压，其中第三代 CCB 作用缓和，无直立性低血压等副作用，对延缓肾功能减退进程有一定疗效，但不及 ACEI 及 ARB 明显。

临床上为了有效控制慢性肾脏病患者的高血压，常常需要使用数种降压药物联合治疗，且用药剂量要显著高于原发性高血压的用药剂量。最多见的联合用药是（ACEI 或 ARB）+CCB+利尿剂，有不少患者常常还需要应用 α-受体阻滞剂。对终末期肾衰竭患者，由于 β-受体阻滞剂具有使钾离子由细胞内向细胞外重分布的作用，临床上有导致血钾骤升而引发心肌抑制和心搏骤停的风险，故应慎用。

4. 饮食疗法

饮食疗法是治疗慢性肾衰竭的最基本措施。研究发现，营养不良是导致慢性肾衰竭病变加重的独立危险因素。因此，制订合理有效的饮食治疗方案是降低患者营养不良发生率和减少机体内毒素积聚的关键。结合患者的自身情况制订合理的膳食计划是合理治疗方案的重要组成部分。

对慢性肾衰竭患者进行营养状况监测和评估的方法很多，包括生化测定、人体学测量、身体成分分析及饮食评价，每一种方法都有一定的局限性，必须综合考虑（表 3-3-5）。

表 3-3-5 慢性肾衰竭营养不良的指标

生化参数	血清白蛋白浓度 <40 g/L； 血清转铁蛋白浓度 <2 g/L； 血清胰岛素样生长因子-1（IGF-1）浓度 <200 ng/mL； 血清前白蛋白浓度 <0.3 g/L 或呈下降趋势； 血清肌酐浓度明显下降而尿毒症症状加重或肌酐动力学异常下降。
人体学测量	体重进行性下降或低于理想体重的 85%； 皮褶厚度、中臂肌围和（或）肌力异常。
身体成分分析	瘦体质下降（由生物电阻抗或 EDDEXA 测得）； 总体氮和（或）氮指数（观察指数/预期值）下降。
饮食评价	自发性低蛋白饮食 [<0.7 g/（kg·d）] 和蛋白分解率增加 [>1.0 g/（kg·d）]。

慢性肾衰竭患者的营养治疗方案须根据患者肾功能、病因、营养状况、摄食及消化能力和饮食习惯等来制订，尽量做到个体化。原则上应有利于患者保持良好的营养状况或使营养不良得到改善；对透析前患者，还应考虑有利于控制肾脏基础疾病和保护肾功能。制订营养治疗方案时，应首先保证患者蛋白质-氨基酸的充分摄入，兼顾维生素和矿物质等营养素的摄入。高蛋白饮食可通过增加肾小球内压力、增强肾小管高代谢和增加蛋白尿而促进慢性肾脏病的进展。因此，透析前慢性肾衰竭患者应控制饮食中蛋白质的摄入量，并根据肾功能情况进行调整。一般而言，患者的 Ccr 为 20～40 mL/min（Scr 176.8～353.6 μmol/L）时，饮食中蛋白质的摄入量为 0.7～0.8 g/(kg·d)；患者的 Ccr 为 10～20 mL/min（Scr 353.6～707.2 μmol/L）时，饮食中蛋白质的摄入量为 0.6～0.7 g/(kg·d)；患者的 Ccr <10 mL/min（Scr≥707.2 μmol/L）时，饮食中蛋白质的摄入量为 0.6 g/(kg·d)

以下。在控制饮食中蛋白质的摄入量的同时，还应注意摄入蛋白质的质量，应给予高生物利用度的必需氨基酸（EAA）含量较高的食物，而作为热卡主要来源的主食则应该选用蛋白质含量尽可能低的食物。接受透析治疗的患者则无须严格限制蛋白质的摄入，一般应保持蛋白质的摄入量为 1.0～1.4 g/（kg·d）。

补充必需氨基酸或 α-酮酸对慢性肾衰竭患者有其独特的疗效，因为中晚期慢性肾衰竭患者均有明显的必需氨基酸缺乏，而普通饮食中必需氨基酸含量均低于 50%，难以满足患者的需要。而补充外源性必需氨基酸则可使体内必需氨基酸/非必需氨基酸比例失调得到纠正，因而有利于改善蛋白的合成，也可使氮代谢产物的生成减少。α-酮酸（α-KA）是氨基酸的前体，通过转氨基或氨基化的作用在体内可转变为相应的氨基酸，其疗效与必需氨基酸相似，且有以下优点：① 尿素氮生成率及血清尿素氮下降更为显著，蛋白合成与分解的比例增高；② 可降低血磷、碱性磷酸酶和甲状旁腺液素水平；③ 无导致 GFR 升高或白蛋白排泄增加现象；④ 可能具有延缓慢性肾脏病进展的作用。少数患者有导致高钙血症的可能。目前临床上多主张低蛋白饮食与 α-KA 等合用。

慢性肾衰竭患者的热量摄入一般应为 30～35 kcal/（kg·d），氮（g）和热量（kcal）的摄入比应为 1∶（300～400），这样可以保证蛋白质和氨基酸的合理利用，减少组织蛋白的分解，从而真正达到补充蛋白质和氨基酸的作用。其中，碳水化合物应占热卡摄入总量的 70% 左右，脂肪摄入应注意多价不饱和脂肪酸与饱和脂肪酸比值≥1。增加不饱和脂肪酸的摄入可改善患者脂代谢并减轻动脉硬化的程度。同时注意补充水溶性维生素，尤其是维生素 B_6 和叶酸。并根据病情补充矿物质和微量元素（如铁和锌）。

5. 纠正水、电解质紊乱和酸碱平衡失调

慢性肾衰竭患者对水、电解质和酸碱的调节能力明显减退，因此患者容易出现水液代谢障碍、电解质紊乱和酸碱平衡失调。治疗上，对于有明显失水且不伴有严重高血压和心力衰竭的患者，可根据病情需要适当补液，但是补液量不宜过多过快，以避免水钠潴留和心功能下降。需要严格限制出入水量，并以显性失水量与非显性失水量之和作为补液量的参考依据。必要时可同时给予利尿剂对症改善病情。

慢性肾衰竭时，肾脏血流量下降，机体内有机酸明显增多，肾小管功能下降，会导致利尿剂在肾小管内积聚而影响肾功能。因此，要选择通过肾脏排泄且生物利用度高的制剂。临床上多选用襻利尿剂，如呋塞米等。由于襻利尿剂的利尿作用具有饱和现象，过度增加剂量其利尿作用不会增加，但副作用却非常明显加大。肾功能不全时，呋塞米每天的最大剂量为 160 mg。使用利尿剂时还需要注意的是，即使尿量没有增加，也会在一定程度上纠正水钠潴留，从而缓解高血压，这是由于利尿剂可以调节肾外排钠即可通过肠道排钠。此外，利尿剂还可以影响水液在体内的分布从而减轻心脏的负荷。如果患者尿量较多，要注意可能出现机体缺钾，但由于慢性肾脏病患者多有代谢性酸中毒，易伴随高钾血症而影响患者心脏电生理，因此应该评估患者病情并谨慎地补充钾盐。

代谢性酸中毒是慢性肾脏病病变发展过程中的一个重要影响因素，并且是慢性肾衰竭患者出现骨代谢性病变和机体营养不良的重要机制。因此，应积极治疗酸中毒，维持机体的 pH 在正常范围之内。一般而言，对轻度酸中毒者可酌情给予碳酸氢钠口服。若机体二氧化碳结合力和阴离子间隙明显异常，多用碳酸氢钠静脉滴注，但在治疗过程中要注意防止低钾、低钙以及诱发高钠血症和心力衰竭的风险。

对于低钙高磷的患者，要限制磷的摄入并使用磷结合剂来调整机体的钙磷平衡。首选碳酸钙或葡萄糖酸钙改善症状，也可以使用骨化三醇改善机体对钙的吸收情况。如果出现严重的并发症，特别是甲状旁腺激素（PTH）明显升高时，需要借助手术治疗。

6. 改善糖、脂质和蛋白质的代谢

慢性肾衰竭患者多有糖代谢紊乱，糖代谢紊乱的发生与胰岛素抵抗、肾脏对胰岛素的代谢能力下降和胰岛素分泌异常等有关。慢性肾衰竭时，胰岛 β 细胞对葡萄糖刺激的敏感性下降，胰岛素分泌减少。慢性肾衰竭患者继发性甲状旁腺功能亢进以及血 PTH 升高可以使胰岛 β 细胞内的钙水平增加，抑制胰岛素分泌。此外，随着患者肾功能的下降，肾脏对于胰岛素的清除也随之下降，从而导致机体内胰岛素清除减少。因此，慢性肾衰竭的患者血糖代谢易出现紊乱，高血糖和低血糖的风险共存。

慢性肾脏病患者常有脂肪代谢障碍，伴有高甘油三酯血症和高胆固醇血症。研究发现，他汀类药物通过控制慢性肾脏病患者的高脂血症对患者肾功能下降有一定的延缓作用，可能与他汀类药物参与胆固醇代谢过程中的某些旁路途径有关。慢性肾脏病患者由于消化系统水肿和分泌障碍等原因往往还会有蛋白质和氨基酸代谢障碍，临床上表现为蛋白质合成下降、分解代谢增加及负氮平衡从而导致营养不良，会使患者的病死率明显增加，特别是伴有代谢性酸中毒、胰岛素抵抗和继发性甲状旁腺功能亢进等情况下。代谢性酸中毒一方面可增加支链氨基酸酮酸脱氢酶活性，促进支链氨基酸分解；另一方面可激活并促进蛋白质降解的各种酶系统，促使蛋白分解增加。

7. 控制感染

慢性肾衰竭患者因机体免疫力下降明显而极易并发感染，应及时使用合适的抗生素，必要时根据药敏试验结果选用药物，并根据肾功能情况决定给药的剂量及频率。注意抗生素中含钠和含钾量，避免加重电解质代谢紊乱。

8. 常见并发症的对症治疗

8.1 恶心呕吐

常规给予甲氧氯普胺（胃复安）肌注或口服，每日 2～3 次。注意排除中枢神经系统病变导致的恶心呕吐，注意观察血压和眼底情况。保持大便畅通亦有助于减轻胃肠道症状。

8.2 贫血

贫血是慢性肾脏病晚期患者最常见的并发症，其原因是肾脏功能衰竭无法合成并分泌促红细胞生成素。因此，这种情况导致的肾性贫血往往使用重组促红细胞生成素治疗。提倡个体化给药治疗，根据血红蛋白和红细胞比积确定给药的剂量和频率。慢性肾脏病患者由于常常伴有消化系统疾病，体内缺乏必要的血红蛋白合成所需要的原料，因此需要补充铁剂、叶酸和维生素等。本药最为常见的副作用是有发生高血压和血栓形成的风险。

8.3 心力衰竭、心律失常及心包炎

心力衰竭的处理原则与非肾脏病引起的心力衰竭一致，但是由于慢性肾脏病患者本身存在代谢性酸中毒和电解质紊乱的问题，因此，在药物使用方面需要格外注意用量和频率，并根据肌酐清除率进行相应的调整。例如使用洋地黄类药物时，宜选快速短效制剂，以减少蓄积中毒。对利尿剂不能奏效的高容量性心力衰竭患者，应尽早透析治疗。心律失常多为电解质代谢和酸碱平衡紊乱诱发或加剧，故应在纠正肾功能的基础上使用抗心律失常药物或起搏除颤治疗。心包炎的治疗应限制水钠摄入，强调早期透析治疗。若透析过程中心包炎加重，应考虑是否透析充分或有其他原因，如结核、细菌和病毒感染所致；也有部分患者可能是由透析过程中使用肝素引起的。

8.4 神经精神症状

主要治疗方法是对症纠正水盐代谢和酸碱平衡紊乱。如果患者表现为癫痫样抽搐，可使用安定、苯妥英钠和苯巴比妥等药物进行治疗。注意监测患者的呼吸和血压。多数患者可以通过血液净化治疗来减轻症状。

8.5 肾性骨病

主要治疗方法是通过饮食降低磷的摄入，纠正钙磷乘积失衡的问题。常用的钙磷结合剂有碳酸钙和葡萄糖酸钙等。病变晚期，很多患者可出现继发性甲状旁腺病变，治疗上需要结合血甲状旁腺激素水平指导用药。$1,25-(OH)_2D_3$ 的常规给药途径是口服，剂量为 $0.25 \sim 1\ \mu g/d$。轻、中度甲状旁腺功能亢进病人小剂量（$0.25 \sim 1\ \mu g/d$）应用即可防止和纠正甲状旁腺功能亢进。重度甲状旁腺功能亢进患者可使用冲击疗法，如果是重度甲状旁腺功能亢进伴结节性增生，常常需要手术治疗。

9. 定期评估病情，做好肾脏替代治疗的准备

慢性肾脏病晚期患者由于肾脏功能明显下降，与肾脏功能直接相关的问题可以直接影响机体的功能甚至危及生命。例如，水、电解质和酸碱平衡失调可导致机体心律失常、代谢性酸中毒和肺水肿等；肾单位不能充分地排泄代谢废物和降解某些内分泌激素，可致使其积蓄在体内而起毒性作用，引起某些尿毒症症状，出现心脑血管病变和血糖不稳定等。这些症状如果不能及时解除，必将威胁患者机体健康。

肾脏替代治疗是慢性肾衰竭患者晚期延长寿命和提高生活质量的唯一有效方式。肾脏替代治疗包括血液透析、腹膜透析和肾移植等。我国临床上一般认为，血肌酐水平高于 $884\ \mu mol/L$ 或者肌酐清除率低于 $10\ mL/min$ 时，患者的病情进行性加重，病死率明显升高，临床上必须尽快进行肾脏替代治疗。对于部分患者，即使肌酐水平尚未达到前述标准，但是如果伴有明显的高钾血症、心功能不全和利尿剂难以纠正的水肿或者大量胸腔积液、脑水肿、顽固性高血压、大量心包积液或心包炎、中枢神经系统体征等表现，也可以提前进入肾脏替代治疗或者临时进行血液净化治疗，以尽快改善患者病情。

10. 中医治疗

本病的治疗以补肾健脾、活血化瘀和泄浊祛邪为大法，重点在早期发现和治疗。中医药治疗首当明辨虚实、标本之主次。急性发作时当以祛邪为先，平时则以扶正为主。本病病程相对较长，病情往往错综复杂，治疗需要谨守病机，扶正祛邪。

10.1 寒湿阻滞证

主症：纳差腹胀，畏寒肢冷。舌质淡，苔白厚腻，脉滑或弦滑。

治法：温中理气，化湿祛瘀。

方药：小半夏汤加减。

常用药：姜半夏、吴茱萸、高良姜、木香、厚朴、荷叶、茯苓、白术、干姜、甘草、陈皮、苏叶、姜竹茹等。

10.2 气滞水停证

主症：脘腹胀满，尿少浮肿。舌质淡红，苔白腻，脉弦滑。

治法：化气行水，温中散寒。

方药：五皮饮合五苓散加减。

常用药：茯苓、苍术、陈皮、厚朴、白术、生姜皮、大腹皮、冬瓜皮、桂枝、干姜、肉桂、生薏仁、猪苓、泽泻、车前子、黄芪等。

10.3 脾胃气虚证

主症：面色无华，倦怠乏力，气短懒言，纳差腹胀，口淡不渴，大便溏薄。舌淡胖、有齿痕，苔薄白，脉沉细。

治法：健脾益气，扶正祛邪。

方药：香砂六君子汤加减。

常用药：党参、白术、茯苓、陈皮、制半夏、木香、山药、白扁豆、砂仁、黄芪、防己、猪苓、太子参、薏仁、川续断、菟丝子、甘草等。

10.4 脾肾阳虚证

主症：面色晦暗，畏寒肢冷，纳差食少，腰膝酸冷，小便清长，夜尿频多，大便稀溏。舌淡胖、边有齿痕，苔薄白，脉沉细。

治法：补脾益肾，温阳利水。

方药：真武汤加减。

常用药：制附子、白芍、白术、山药、砂仁、干姜、肉桂、地黄、山萸肉、大腹皮、太子参、黄芪、怀牛膝等。

10.5 肝肾阴虚证

主症：腰膝酸软，头晕耳鸣，烦躁易怒，手足心热，咽干，心烦盗汗，尿少色黄，大便干结。舌体瘦小，苔少而干，脉细数。

治法：补肾填精，化气利水。

方药：杞菊地黄丸加减。

常用药：枸杞子、熟地、生地、黄芪、太子参、玉米须、猪苓、金樱子、黄精、山茱萸、山药、丹皮、白芍、芡实、菊花、怀牛膝等。

10.6 气阴两虚证

主症：腰膝酸软，神疲乏力，心悸气短，眩晕耳鸣，烦热盗汗，咽干口渴，大便干结。舌质淡红，苔少而干，脉细数。

治法：益气养阴，化气利水。

方药：生脉饮加减。

常用药：党参、麦冬、五味子、熟地、牛膝、山药、白芍、当归、太子参、黄芪、生地、天门冬、女贞子、旱莲草、枸杞子、制首乌等。

10.7 阴阳两虚证

主症：腰膝酸软，畏寒肢冷，口淡不渴，大便溏薄。舌淡，苔薄白，脉沉细。

治法：补阴益阳，填精补髓。

选方：金匮肾气丸加减。

常用药：制附子、肉桂、地黄、山药、山茱萸、泽泻、茯苓、丹皮、巴戟天、菟丝子、肉苁蓉、猪苓、玉米须、干姜、黄芪、当归、怀牛膝等。

10.8 血脉闭阻证

主症：腰膝酸软，面色晦暗，肌肤甲错，疼痛固定，痛如针刺，肢体麻木。舌质瘀暗，脉细涩。

治法：活血化瘀，通络祛浊。

方药：桃红四物汤加减。

常用药：桃仁、红花、当归、生地、太子参、黄芪、制大黄、牛膝、地龙、僵蚕、川芎、赤芍、丹参、三七等。

10.9　中医药特色治疗——中药结肠透析

人的结肠有排泄和吸收功能，结肠黏膜与腹膜类似，都是生物半透膜，具有半透膜特性，可有选择地吸收和分泌。利用透析液中离子浓度造成的渗透压不同，可建立跨结肠黏膜的不同离子梯度，使血循环中潴留的有毒代谢产物跨结肠黏膜运动而进入透析液，同时又将透析液中对人体有用的物质吸收入血。结肠透析可以在一定程度上改善患者肾功能相关指标和临床症状，为机体恢复内环境的稳定创造条件。应用中医药开展结肠透析，根据患者病情选择有针对性的方药，可以起到排除毒素、改善病情的积极作用。临床上我们常用以大黄为主的中药煎剂进行结肠透析。大黄不仅有通腑泄浊的解毒作用，还可改善肾功能，促进肠蠕动，使肠道迅速恢复正常通畅性。临床上常用于配制结肠透析液的中药材包括大黄、牡蛎、龙骨、红花、当归、六月雪等。

八、患者健康教育

1. 一级预防

对容易发生慢性肾衰竭的人群定期筛查肾功能，特别是中老年人以及有原发性慢性肾小球肾炎、高血压和糖尿病的患者，尽早发现并积极控制原发病可以降低发生慢性肾衰竭的风险。

2. 二级预防

对于已经出现慢性肾衰竭的患者，要积极控制导致肾功能损害的因素和原发病，纠正高血压、水电解质紊乱和酸碱平衡失调。

3. 三级预防

主要针对慢性肾衰竭中晚期，即肾功能符合慢性肾脏病4～5期诊断标准的患者，积极处置常见问题（如高钾血症等），预防心脑血管意外、心衰和脑血管病变等严重并发症的发生。

九、护理与预防康复

1. 预防感冒

家庭居室要清洁、卫生和通风。患者居住房间的温湿度适宜，光线充足、明亮，定期进行空气消毒，可用紫外线灯照射或食醋熏蒸法。感冒时尽可能使用非药物疗法或者简便的中药对症治疗，如板蓝根冲剂、桑菊感冒冲剂、正柴胡冲剂等。

2. 保持情绪稳定，限制剧烈运动

定期进行心理指导，减少患者出现焦虑和烦躁不安情绪。注意活动量适当，保证睡眠充足，保持卧室清洁。

3. 日常监测

指导患者每天仔细记录液体出入量，监测血压和体重。

第三节　不可忽视的肥胖相关性肾脏病和老年人肾脏病

一、肥胖相关性肾病

自从1974年首次报道肥胖可能导致患者出现肾病综合征的临床研究以来，肥胖所导致的慢性肾脏病日益受到重视，特别是在肾脏病研究领域和营养学研究领域。近年来，整体国民生活水平的提高和膳食结构的改变，糖尿病、高尿酸血症和高血压等与膳食和营养相关疾病的发病率上升趋势明显。其中单纯表现为肥胖的患者明显增加。随着肥胖人群的增加，与肥胖相关的疾病如心脑血管疾病和肾脏相关疾病日益受到重视。研究表明，由肥胖所导致的肾脏病的病理特征是肾小球肥大或（和）局灶节段性肾小球硬化症。

根据我国制定的标准，肥胖的定义是指体重指数（BMI）≥28。从近年我国居民身高和体质指数的相关统计数据来看，随着肥胖人群的增加，肥胖相关性肾脏病患者会呈现出逐年增多的趋势。一般而言，肥胖相关性肾脏病的病程和临床表现与糖尿病肾病有相似之处，但是临床情况并不完全一致，特别是肾脏病理学表现存在明显的差异。肥胖相关性肾脏病的主要病理表现为局灶节段性肾小球硬化及非硬化性肾小球肥大。其中，肥胖相关性肾病早期的主要临床表现为肾小球滤过率增高和微量白蛋白尿。如果早期未予重视或者未采取治疗措施，随着时间的延长和病情的发展，尿蛋白的数量逐渐增多，甚至表现为肾病综合征的大量蛋白尿。但是，相对于非肥胖患者的肾脏疾病特别是肾脏病理学表现为局灶节段性肾小球硬化而言，肥胖相关性肾小球肾炎患者临床上表现为肾病综合征特别是低蛋白血症的发病率相对较低。结合相关研究认为，这可能与病变导致肾小球足细胞损伤程度、肾小球滤过对蛋白尿的选择性及肾小管重吸收和分解蛋白的能力不同有关。另外，肥胖患者多伴有高生长激素血症，生长激素促进肝脏合成蛋白，使得机体能够充分代偿蛋白质的丢失量。肥胖相关性肾小球肾炎患者的原发性高甘油三酯血症的发病率非常高，血清甘油三酯水平明显升高的同时，血清胆固醇的增高常较轻，这种现象的出现不排除可能与肾病综合征发病率相对较低直接相关。临床上，对肾病综合征进行鉴别诊断时除了上述一些临床特点之外，病理学表现才是其核心的鉴别诊断依据。非硬化性肾小球肥大是肥胖相关性肾脏病与非肥胖局灶节段性肾小球硬化鉴别的一个重要病理特点。

肥胖相关性肾脏病患者发生节段性肾小球硬化的比例较非肥胖性局灶节段性肾小球肾炎患者低。此外，肥胖相关性肾脏病患者的肾间质纤维化及肾小管萎缩病变都是肾小球硬化的继发性表现，肾小管和间质的病变程度与肾小球病变程度相一致。肥胖相关性肾脏病患者的肾脏病理免疫荧光表现同非肥胖性局灶节段性肾小球硬化相似，表现为病变肾小球以IgM和C3在肾小球基底膜的局灶节段性沉积；进一步从肾脏的电镜检查可见肥胖相关性肾脏病患者的肾脏组织呈现不同程度足细胞足突融合，但病变程度相对非肥胖局灶节段性肾小球肾炎患者较轻。目前，肥胖相关性肾小球疾病发病机制尚不十分明确。研究发现，肥胖患者相对于非肥胖患者，其肾小球滤过率和肾血流量都较高，患者的肾小球滤过分数也增加，导致肥胖患者入球动脉扩张，肾小球内静水压差增加。也有些研究认为，肥胖相关性肾脏病的发生可能与肾静脉高压有一定的关系。相关的动物实验研究发现，肥胖动物存在肾静脉高压时可能会出现类似肥胖相关性肾小球病变的临床表现，如大量蛋白尿的同时检测动物的血肌酐和胆固醇水平却在基本正常范围。肥胖患者往往会伴有胰岛素抵抗，继而出现胰岛素水平升高，提高了转化生长因子、胶原及纤连蛋白 mRNA 的表达，从而促进肾小球硬化。此外，胰岛素抵抗能刺激胰岛素样生长因子合成并促进肾小球肥大，还能扩张入球小动脉引起肾小球内高压、高灌注及高滤过。胰岛素能刺激肝脏合成脂蛋白诱发高脂血症。肥胖患者血清瘦素水平常增高，瘦素也可以刺激肾小球内皮细胞增殖，增加肾小球内转化生长因子-β 表达和胶原 IV mRNA 转录。此外，瘦素可增加 db/db 肥胖糖尿病小鼠肾小球系膜细胞对糖的摄入并刺激 TGF-β 型受体和胶原 I 基因的高表达。

　　肥胖相关性肾病的诊断目前尚无统一标准，主要依据临床及病理表现综合判定，即肥胖、肾小球源性蛋白尿以及病理表现为局灶节段性肾小球硬化伴肾小球体积增大，但必须排除其他继发性局灶节段性肾小球硬化。肥胖相关性肾脏病最有效的治疗方法是减轻体重，这样可明显减轻尿蛋白、肾小球硬化和肾间质纤维化程度，延缓慢性肾脏病进展。由于高脂血症、高尿酸血症及胰岛素抵抗也能促进本病进展，因此，在减轻体重的同时需要对症治疗这些疾病。肥胖相关性肾病比非肥胖局灶节段性肾小球硬化进展缓慢，但有部分患者会进展至终末期肾衰竭，其预后与患者的血肌酐水平和尿蛋白水平相关，而与 BMI 及肾小球直径无关。随着人们生活水平的提高和饮食结构的改变，我国肥胖症患者日益增多，肥胖相关性肾脏病发病率也在升高，临床医师对此病应提高认识，并给予充分重视。

二、老年人肾脏病

　　近年来，全世界的整体卫生水平和医疗水平都在逐年稳步提高，排除战争和自然灾害的影响，各个国家的平均寿命均有明显的提高，人类的期望寿命水平也在逐年提高。人类寿命延长的同时，各国政府都会面临一个十分艰巨的社会问题，就是人口的老龄化现象。随着老年人口比例的增加，必然面临社会各个方面对其相关需求和设施的投入也相应地增加。其中，老龄化所带来的医疗卫生需求就是其中一个十分重要的方面。随着年龄的增长，人体各个脏器的功能均会进行性下降，需要制订专门的治疗方案和诊治策略。这些年，老年医学科应运而生并且越来越受到临床和基础医学研究工作者的重视。从肾脏病专科的角度而言，正常健康的老年人也会随着年龄的增加而出现肾脏体积逐渐缩小，肾脏功能逐渐减退。其中，肾脏体积缩小的主要原因是肾小球硬化和肾小动脉硬化所引起的肾皮质萎缩和肾脏功能储备明显下降。研究发现，人类肾脏功能在 40 岁之后就开始下降，大多数人肾功能下降的速度为每年 1% 左右，一般人到了 80 岁左右时，其肾功能水平会下降到其青壮年正常水平的 50% 左右。随着肾小球滤过功能的逐年下降，机体对于尿液的浓缩稀释功能、酸碱平衡的调节功能以及保钠等与肾脏生理功能直接相关的各项功能均会出现不同程度的下降。也就是说，老年人即使没有任何疾病，其肾脏功能也处在较低水平。一旦遇到某些应激状态，如中暑和出血等情况，由于缺乏必要的肾脏储备功能，机体无法适应内环境剧烈变化，会直接导致其肾脏功能急骤下降而出现急性损伤。如果不能及时纠正这些因素，则可能危及患者生命或者导致肾衰竭。如果老年人同时患有多年的高血压、糖尿病或者高尿酸血症等慢性疾病病史，这些疾病会通过影响肾脏血管、肾小管间质或者直接降低肾小球滤过率等方面影响肾脏功能。此外，有些老年人自身患有多种慢性疾病（如类风湿性关节炎等），需要长期服用多种药物，也会导致其肾脏负担明显增加，其中长期使用非甾体消炎药、抗肿瘤药物以及免疫抑制剂等导致肾脏功能损害而出现肾功能下降明显的情况最为常见，甚至有出现严重急性肾损伤的风险。

临床上，老年人常见的原发性和继发性肾脏病主要包括肾病综合征、慢性肾小球肾炎、糖尿病肾病和急性肾损伤等。老年人由于身体特殊的生理学特点，临床上患肾病综合征最为常见。老年人如果出现大量蛋白尿、高脂血症、高度浮肿和低白蛋白血症等肾病综合征的临床表现，多数为继发性肾脏病，原发性肾脏病较为少见。老年肾病综合征患者最为常见的继发性肾脏病是糖尿病肾病、骨髓瘤导致的肾淀粉样变、痛风性肾病、狼疮性肾炎和恶性肿瘤继发肾脏病等。临床上如果老年患者出现肾病综合征，首先需要进行上述疾病的筛查，排除这些继发性肾脏病的可能性。此外，由于老年人身体机能全面下降，感觉往往比较迟钝，起病隐匿且病程较长，出现临床症状或者感觉身体明显不适时病情往往较严重，应该积极进行相关检查并及时治疗。如果老年患者排除继发性肾脏病可能，在身体条件允许的情况下，应该尽快做肾脏病理学检查。相关临床研究发现，老年人肾病综合征患者中有近50%的患者肾脏病理类型为膜性肾病。膜性肾病的发病与老年患者免疫力低下容易发生感染而激发免疫复合物沉积以及肿瘤抗原导致免疫复合物在肾小球基底膜上皮部位沉积密切相关。由于膜性肾脏病对治疗的敏感性低，各种药物包括激素和免疫抑制剂等的治疗效果差，患者的预后往往不佳。近年来，应用中医药治疗膜性肾脏病在改善患者病情方面取得了较好的疗效。

第四部分

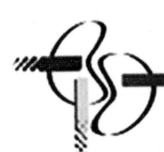

肾脏病治疗的常用药物

第一章
慢性肾脏病患者药物使用中的常见问题

慢性肾脏病患者均有不同程度的肾脏功能减退，而大多数药物以原形或代谢产物的形式从肾脏排泄，患者肾小球清除率明显下降会导致药物排泄障碍，从而出现药物蓄积。药物蓄积作用可能导致药物的相关副作用发生风险加大。患者肾功能不全时，疾病往往会影响机体内的多个脏器并导致多种并发症，患者由于并发症的发生而需要同时使用多种药物。考虑到药物在体内的蓄积作用，必须对患者的用药剂量进行调整。下面重点介绍慢性肾脏病患者肾功能不全时药物的剂量调整原则及调整方法。

一、药物的毒副作用

肾脏是药物代谢的主要器官，也是药物过量时直接导致损害最多的器官之一。以临床上使用最为广泛的抗生素为例，氨基糖苷类和万古霉素等是具有肾毒性的抗生素，在慢性肾衰竭时这些药物的肾毒性会明显增强，易导致患者肾脏功能损害；β-内酰胺类抗生素（青霉素、头孢菌素类、碳青霉烯类等）的肾脏损害主要表现为过敏性间质性肾炎。因此，详细询问患者的病史、药物过敏史和进行药物过敏反应测试显得十分重要。上述抗生素的血清浓度增高可能导致神经系统损害，临床上患者多表现为意识改变和嗜睡等，病情严重时甚至可能危及患者生命。另外，由于慢性肾衰竭本身会导致骨髓抑制，继发血小板功能异常，使患者的凝血功能受到影响而导致凝血障碍。因此，一方面要警惕患者使用药物导致骨髓抑制毒性明显增强，另一方面是出血等并发症较无肾功能不全患者的发病率明显升高。临床上如果患者出现慢性肾衰竭，在下列情况下要评价患者的肾功能并慎用：

① 使用各种长效抗生素制剂时。
② 使用磺胺类抗菌药物时。该类药物临床上过敏发生率相对较高，且在药物代谢过程中容易形成结晶阻塞尿路，导致继发性肾损害。

慢性肾脏病患者由于肾小球滤过率下降，药物排泄时间延长，且其延长的程度与肾小球滤过率直接相关。肾脏功能下降时，药物的蓄积作用使得在一般情况下毒性小的抗生素也会显现出明显的肾外毒性。例如，红霉素和氯霉素的肝脏毒性以及链霉素的耳毒性、呋喃类药物的周围神经毒性以及多黏菌素的呼吸抑制作用等。此外，大剂量青霉素可引起惊厥等。

二、药物剂量调整方法

慢性肾脏病的治疗和药物的应用要遵循以下原则：首先，避免使用具有直接肾脏毒性的药物以及蓄积后潜在导致肾脏损害的药物。其次，一些主要由肾脏代谢和排泄的药物容易产生蓄积中毒，故使用时须调整剂量。

在使用药物之前，要对慢性肾脏病患者的症状、体征、病变类型、肾功能状况和血清白蛋白水平进行分析，同时了解患者拟使用药物的药代动力学情况，然后对药物的初始剂量和维持量进行相应的调整。

慢性肾脏病本身会影响药物的药代动力学过程而使病情变得复杂，导致临床上对药物的剂量调整难以用单一模式进行分析。如果从教科书和文献资料不能获得推荐剂量，则可计算适当的药物剂量。一般根据药物血浆半衰期（$t_{1/2}$）和患者肌酐清除率来决定用药的剂量和方法。

$$药物剂量调整因子（Y）=1-[药物经肾脏排泄的百分数×（1-a）]$$

$$a=\frac{1}{患者血清肌酐浓度（mg/dL）}$$

如果维持每次药物剂量不变，用药间隔时间应当是肾功能正常时的用药间隔时间/药物剂量调整因子（Y）。这种方法往往导致血药浓度波动较大，治疗窗较窄的药物容易引起毒副作用。

临床工作中，为了杀灭致病微生物，往往希望血中维持一定的抗生素浓度，因此更常用的方法是调整每次用药剂量，而不改变用药间隔时间：

$$肾功能不全时的每次用药剂量=肾功能正常时的剂量\times Y$$

若同时选择更改药物剂量和用药间隔时间，假设已经选定用药间隔时间，则每次的剂量可以用下列公式计算：

$$每次用药剂量=\frac{肾功能正常时的药物剂量\times Y\times 选定的用药间隔时间}{正常用药间隔时间}$$

上述计算公式受严格的适用条件限制，简单照搬而忽略监测的做法是不可取的。另外，参照教科书和文献资料推荐的药物剂量也不能保证100%可靠。因为患者个体差异大，影响药代动力学的因素很多，例如药物和药物之间以及药物和食物之间的相互作用等。肾脏病患者常伴有低蛋白血症，药物与蛋白结合率相应降低，药物游离部分增多，药物的作用和副作用也相应增强。另外，随着年龄的增长，肾脏重量减轻，肾脏功能减退，同时由于肌肉萎缩，血清肌酐浓度升高并不明显。因此，老年人血肌酐浓度不能作为衡量肾功能和用药的指标。由于多数药物在肝脏灭活并在肾脏清除，肾衰竭伴肝功能不全者更应减量。此外，如果患者出现高热、出血或者腹泻等问题导致血容量变化明显时，同样需要结合具体病情调整药物的使用剂量和使用方式。基于上述原因，临床应用中应当特别注意监测副作用发生的可能性，进行血清药物总浓度或游离浓度监测，并不断调整药物的使用频率和剂量。

由于肾脏参与了大多数抗生素的排泄，所以慢性肾脏病患者使用抗生素时大多需要调整剂量，慎用氨基糖苷类和万古霉素等抗生素。而对于经肾外排泄的抗生素（如红霉素、林可霉素和第三代头孢菌素等），则不需要调整剂量。

三、维持性透析患者的药物剂量调整方法

如果患者已经进行血液净化治疗，药物会随着透析过程部分流失而导致血药浓度下降，影响药物的作用效果，因此应考虑是否需要增加使用次数和剂量。肾脏血液净化治疗患者的药物清除量等于机体的清除量与肾脏血液净化治疗清除量之和。如果肾脏血液净化治疗清除量较大，除了要根据肾功能状况调整药物剂量外，还要根据血液净化的清除量对剂量进行调整或补充。常用的血液净化方式包括血液透析和腹膜透析。其中血液透析是一种间断性治疗方式，应于每次透析后补充被清除的药物；腹膜透析是一种持续性治疗方

式，应根据机体清除量与腹膜透析清除量之和来调整药物剂量和用药间隔时间。

血液透析过程中，药物通过弥散从血液中被清除，其清除率决定于药物的特性、患者的特征以及所选择的治疗模式。分子量小于500道尔顿的药物可以自由地通过普通透析膜，蛋白结合率大于90%或者药物分布容积很大的药物则难以通过血液透析清除。高通量透析能清除分子量较大的药物。可通过选择大面积透析器、提高血液流速和透析液流速、延长透析时间来提高药物的清除率。非蛋白结合药物的透析清除率计算公式为：

$$透析清除率 = 尿素清除率 \times \frac{60}{药物分子量}$$

高通量透析时，由于大多数药物的分子量小于1 500道尔顿，透析器的膜孔径较大，因此药物清除主要与药物的分布容积和蛋白结合率有关，当然也与透析能达到的 K_t/V（一定透析时间内透析器对原来的清除量与体积的比值）有关。

持续肾脏替代治疗也常常使用高通量滤过器，所以影响持续肾脏替代治疗对药物清除的因素与普通高通量透析相似。由于药物清除与尿素清除成比例，因此可利用尿素清除率来估计药物清除率。

腹膜透析与血液透析相比，清除药物的能力较低。一般来说，如果血液透析不能清除的药物，腹膜透析也不能清除。由于药物的分子量各不相同，蛋白结合率也不尽相同，因此难以用单一公式来表述单次透析药物的清除量。对于治疗窗窄且毒副作用大的药物，应当观察患者对药物的反应，必要时进行血药浓度的监测。为了更好地监测血药浓度，一般在用药4～5个半衰期之后，达到稳态血药浓度时进行。在用药并且药物分布均匀后立即采血可获得血药峰浓度，而在下次用药前采血可获得血药谷浓度，综合两个数值用于判断稳态血药浓度是否在要求的治疗窗内，并帮助调整下次给药的间隔时间和剂量。

第二章 利 尿 剂

利尿剂是肾内科医生临床上经常使用的药物之一，常常用于治疗水肿和少尿等临床问题，但是利尿剂本身也存在比较明显的副作用，特别是利尿剂使用不当时，可能导致代谢异常和电解质紊乱等。因此，在利尿剂的使用上要注意其适应证与使用的剂量和方法是否正确等问题。

利尿剂主要通过影响人体尿液的生成过程来调节尿量。尿液在体内的生成过程包括肾小球的滤过、肾小管的分泌和再吸收过程。由于人类最终从体内排出的尿液只占原尿的1%左右，因此肾小管的分泌和重吸收作用对尿液的形成非常关键。目前临床上使用的利尿剂多通过作用于肾小管不同部位来影响相关机制导致尿量的改变。另外，包括甘露醇在内的利尿剂则是影响肾小管内原尿的渗透压而导致尿量增多，这类渗透性利尿剂也是临床上常用的利尿剂类型。临床上利尿剂的类型包括襻利尿剂、噻嗪类利尿剂、保钾利尿剂、碳酸酐酶抑制剂和渗透性利尿剂五种。

第一节 襻利尿剂

襻利尿剂是一种强效利尿剂。该类药物主要通过作用于髓襻来影响尿液的浓缩过程，临床上使用较多的是呋塞米（速尿）和托拉塞米（特苏尼）。其主要作用是利尿和扩张血管，由于其扩血管作用可以减轻肺充血，从而降低左心室充盈压力，因此可用于肾功能不全和心功能不全的患者。

一、常用制剂及药代动力学

呋塞米包括口服和静脉用药两种制剂，其中口服可以迅速吸收，一般在30～60分钟见效。单次用药后4小时可以全部排出体外，但是有严重肾功能不全的患者其排泄时间明显延长，在体内的作用时间可达15小时左右。因此，使用时要注意其滞后作用，反复应用导致的叠加效应可能增加不良反应的发生率。

二、常见不良反应

由于襻利尿剂的利尿作用较强，短期内可以导致机体水分和电解质水平的明显改变，因此其不良反应也比较多，主要包括以下几个方面。

1. 水与电解质代谢紊乱

水与电解质代谢紊乱是呋塞米最常见的不良反应，特别是长期反复使用本药物治疗后，可能会出现由于大剂量利尿和干扰肾小管电解质转运所导致的低钾血症、低钠低氯和低血容量等情况。减少上述不良反应的主要方法包括间断和适量使用利尿剂，并注意对症补充钾盐和适当补充钠盐等。

2. 耳毒性

注射速度较快或者短时间大剂量注射呋塞米可能导致一些副作用,主要表现为暂时性耳聋或者听力减退等问题。如果患者自身肾功能较差,则出现本症状的概率明显增大。因此,临床上使用时要注意患者肾功能情况并避免非急救情况下短时间和大剂量使用此类药物。

3. 代谢异常

呋塞米本身会影响近端小管的重吸收功能,往往会对机体代谢产生一定影响,使用过程中可能会导致高尿酸血症、尿糖增加、高血糖、高脂血症等不良反应。

4. 胃肠道反应

少数患者使用利尿剂时会出现恶性、呕吐、腹痛和腹泻等消化道症状,极少数患者可能出现消化道出血。

5. 其他

临床上使用呋塞米有发生过敏性间质性肾炎、胰腺炎和骨髓抑制等不良反应的风险。

第二节 噻嗪类利尿剂

噻嗪类利尿剂的作用机制主要是抑制肾小管升支粗段皮质部和远端肾小管,特别是抑制远端肾小管对 Na^+ 和 Cl^- 的重吸收。目前临床上常用的噻嗪类利尿剂是氢氯噻嗪(双克)。

一、常用制剂及药代动力学

氢氯噻嗪为口服制剂,口服可以迅速吸收,一般在 60~120 分钟见效。单次用药 3~4 小时后作用达到高峰,一般持续 6~12 小时。成人治疗剂量为每天50~100 mg。

二、常见不良反应

1. 水与电解质代谢紊乱

水与电解质代谢紊乱是噻嗪类利尿剂最常见的不良反应,特别是长期反复使用本药物可能导致低钾血症、低钠低氯和低血容量等。减少上述不良反应的主要方法包括间断和适量使用,同时注意对症补充钾盐和适当补充钠盐等。

2. 氮质血症

使用本药过程中会导致肾小球滤过率下降,从而出现血尿素氮水平升高。

3. 代谢异常

使用过程中可能会导致高尿酸血症、尿糖增加、血糖升高、高脂血症。

4. 其他

使用过程中还有可能发生过敏性皮炎、高钙血症和骨髓抑制等不良反应。

第三节 保钾利尿剂

保钾利尿剂的作用机制主要包括抑制肾小管上皮细胞 Na^+ 通道(如氨苯蝶定)和拮抗醛固酮(如螺内酯)两个方面。近年来出现的新型保钾利尿剂阿米洛利的主要作用机制是通过抑制皮质集合管主细胞腔面 Na^+ 通道达到保钾利尿的效果。

一、氨苯蝶啶

氨苯蝶啶利尿的主要机制是作用于远端肾小管和集合管，通过抑制肾小管上皮细胞的 Na^+ 通道来减少 Na^+ 的重吸收，从而达到利尿的效果。

1. 常用制剂及药代动力学

氨苯蝶啶经口服后30%～70%迅速被吸收，血浆蛋白结合率为40%～70%。单剂口服2～4小时起作用，作用持续时间7～9小时。吸收后大部分迅速由肝脏代谢，经肾脏排泄，少量经胆汁排泄。

2. 常见不良反应

① 水与电解质代谢紊乱。长期使用氨苯蝶啶会导致高钾血症。减少不良反应的主要方法是间断、适量使用本药物，并注意适当补充钠盐等。

② 影响肾功能。使用本药过程中可以导致肾小球滤过率下降，从而影响肾功能。

③ 消化道症状。使用过程中可以出现恶心、呕吐、腹泻和胃肠道不适等症状。

④ 其他症状。有可能发生过敏性皮炎、粒细胞缺乏和血小板减少性紫癜。

二、螺内酯（安体舒通）

螺内酯利尿的主要机制也是作用于远端肾小管和集合管。作为醛固酮竞争性拮抗剂，它主要是通过排水和排 Na^+ 作用达到利尿的效果。

1. 常用制剂及药代动力学

螺内酯为口服制剂，口服后吸收良好，生物利用度大于90%，血浆蛋白结合率大于90%。单剂口服后1天左右起作用，达峰时间为2～3天。药物半衰期平均为19小时。吸收后大部分药物迅速经胆道和肾脏排泄，小部分经胆汁排泄。

2. 常见不良反应

① 水与电解质代谢紊乱。长期使用螺内酯可以导致高钾血症。减少不良反应的主要方法是间断、适量使用，并注意适当补充钠盐等。

② 消化道症状。使用过程中可以出现恶心、呕吐、腹泻和胃肠道不适等症状。

③ 内分泌症状。男性患者长期使用可以导致乳房增大，出现阳痿；女性患者可出现月经不规则、多毛症等。

第四节 碳酸酐酶抑制剂

碳酸酐酶抑制剂分子中含有两个磺酰胺基团，具有较强的碳酸酐酶抑制功能，可减少房水生成，从而使眼压下降，所以它对多种青光眼的治疗有效。该类药物的利尿作用较轻，主要通过抑制肾小管细胞的碳酸酐酶，使钠氢交换受阻，促进钠、钾及碳酸氢根排出而发挥利尿作用。目前使用广泛的碳酸酐酶抑制剂有乙酰唑胺和双氯非那胺。

一、乙酰唑胺

1. 适应证

① 各种类型的青光眼。乙酰唑胺可短期控制各种类型青光眼的急性发作，是一种有效的辅助降眼压药物。

② 心源性水肿及脑水肿。

2. 常见副作用

① 过敏反应。
② 四肢麻木及刺痛感。
③ 全身不适综合征：疲劳、体重减轻、困倦、抑郁、嗜睡、性欲减低等。
④ 胃肠道反应：金属样味觉、恶心、食欲缺乏、消化不良、腹泻。
⑤ 肾脏反应：多尿、夜尿、肾及泌尿道结石等。
⑥ 可出现暂时性近视，也可发生磺胺样皮疹、剥脱性皮炎。
⑦ 血液系统可见骨髓功能抑制。

3. 禁忌证

① 禁用于肝肾功能不全及电解质代谢紊乱的患者。
② 有磺胺过敏史者禁用本品。
③ 糖尿病患者慎用。
④ 妊娠期妇女不宜使用。

4. 使用方法

① 口服易吸收。
② 对于不能口服者，可肌注或静脉给药。
③ 与食物同服可减少胃肠道反应。
④ 通常与其他类型利尿剂联用，以纠正电解质代谢紊乱。

5. 随访检查

① 对于青光眼患者，应定期测量眼压。
② 根据青光眼的类型调整用药剂量及选择适宜的抗青光眼手术。
③ 对不能耐受乙酰唑胺不良反应或久服无效者，可改用其他碳酸酐酶抑制剂。

二、双氯非那胺

1. 适应证

适用于治疗各种类型的青光眼，特别适用于急性闭角型青光眼急性发作期、急性眼压升高的继发性青光眼以及对乙酰唑胺不敏感的患者。

2. 常见副作用

① 四肢麻木及刺痛感。
② 全身不适综合征：疲劳、体重减轻、困倦、抑郁、嗜睡、性欲减低等。
③ 胃肠道反应：金属样味觉、恶心、食欲缺乏、消化不良、腹泻。
④ 肾脏反应：多尿、夜尿、肾及泌尿道结石等。
⑤ 可出现暂时性近视，也可发生磺胺样皮疹、剥脱性皮炎。

3. 禁忌证

① 糖尿病患者慎用。
② 酸中毒及肝肾功能不全的患者慎用。
③ 妊娠期妇女不宜使用。
④ 有磺胺过敏史者禁用本品。

4. 使用方法

口服。

5. 随访检查

① 对于青光眼患者,应定期测量眼压。

② 根据青光眼的类型调整用药剂量及选择适宜的抗青光眼手术。

第五节 渗透性利尿剂

渗透性利尿剂的作用机制主要是通过静脉注射后迅速提高血浆胶体渗透压,继而影响肾小管的渗透压,从而产生利尿作用。此类药物的作用迅速且效果明显,使用不当则会导致机体脱水等不良反应,故又被称为脱水剂。目前最常使用的渗透性利尿剂是甘露醇。

一、甘露醇的适应证

1. 组织脱水药

用于治疗各种原因引起的脑水肿,可以降低颅内压并防止脑疝。

2. 降低眼内压

可以有效地降低眼内压,用于其他降眼内压药无效时或眼内手术前准备。

3. 渗透性利尿药

可以用于鉴别肾前性因素或急性肾损伤引起的少尿,也可用于预防各种原因引起的急性肾小管坏死。

4. 辅助性利尿措施

用于肾病综合征、肝硬化腹水,尤其是伴有低蛋白血症患者的辅助治疗。

5. 毒素排出

对某些药物逾量或毒物中毒(如巴比妥类药物、锂、水杨酸盐和溴化物等),甘露醇可促进药物或毒物的排泄,以防止肾毒性。

二、常见副作用

① 水和电解质代谢紊乱。快速大量静注甘露醇可引起体内甘露醇积聚,血容量急骤增多,导致心力衰竭(尤其有心功能损害时)、稀释性低钠血症,偶可致高钾血症。不适当地过度利尿可导致血容量减少,加重少尿;大量细胞内液转移至细胞外,使组织脱水并可引起中枢神经系统症状。

② 寒战、发热。

③ 排尿困难。

④ 血栓性静脉炎。

⑤ 甘露醇外渗会导致组织水肿和皮肤坏死。

⑥ 发生过敏反应,如皮疹、荨麻疹、呼吸困难和过敏性休克。

⑦ 头晕、视力模糊。

⑧ 高渗引起口渴。

⑨ 渗透性肾病(或称甘露醇肾病)。渗透性肾病主要见于大剂量快速静脉滴注甘露醇的情况下。其机制尚未被完全阐明,可能与甘露醇引起肾小管液渗透压上升过高,导致肾

小管上皮细胞损伤有关。病理表现为肾小管上皮细胞肿胀、空泡形成。临床上可出现尿量减少，甚至急性肾损伤。渗透性肾病常见于老年肾血流量减少及低钠、脱水患者。

三、甘露醇的禁忌证

① 已确诊为急性肾小管坏死的无尿患者，包括对使用甘露醇无反应的患者（多因甘露醇积聚引起血容量增多）。

② 严重失水者。

③ 颅内活动性出血者（因扩容会加重出血），但颅内手术时除外。

④ 急性肺水肿或严重肺瘀血。

四、使用方法及注意事项

① 必须静脉内给药。

② 甘露醇遇冷易结晶，故使用前应仔细检查。如有结晶，可置热水中或用力振荡，待结晶完全溶解后再使用。应使用有过滤器的输液器。

③ 用于治疗水杨酸盐或巴比妥类药物中毒时，应与碳酸氢钠合用，以碱化尿液。

④ 患者出现下列情况时慎用甘露醇：明显心肺功能损害者（因本药所致的血容量急骤增多可引起充血性心力衰竭）；高钾血症或低钠血症；低血容量（应用后可因利尿而加重病情或使原来低血容量情况被暂时性扩容所掩盖）；严重肾衰竭而排泄减少者（本药在体内积聚，引起血容量明显增加，加重心脏负荷，易诱发或加重心力衰竭）；对甘露醇不能耐受者。

⑤ 应用大剂量甘露醇时不出现利尿反应，可使血浆渗透浓度显著升高，故应警惕血液高渗情况的发生。

⑥ 随访检查项目主要包括血压、肾功能、血电解质（尤其是 Na^+、K^+）水平和尿量。

第六节 利尿剂的合理使用

由于利尿药物本身不具有针对性治疗某种特定疾病（特别是肾脏疾病）的作用，其治疗作用主要是改善某些症状，而利尿药物本身的一些副作用明显，因此需要结合患者不同病情选择合理且有效的利尿剂类型（表4-2-1）。

一、选择合适的利尿剂

不同的患者在临床上需要结合病情和水肿程度选择利尿剂，特别是慢性肾脏病患者。如果临床上表现为肾病综合征，一般情况下应首选襻利尿剂来改善症状；用于小剂量间断维持疗效时，则多选噻嗪类利尿剂或者保钾利尿剂。

二、合理使用利尿剂

利尿剂的使用需要结合患者具体的病情，必要时可以联合使用两种利尿剂。例如，如果担心噻嗪类利尿剂会引起低钾血症并出现由低血钾引起的心律失常等问题，则可以联合应用保钾利尿剂。

表 4-2-1　主要利尿剂类型及其作用特点

类别	代表性药物	作用特点
襻利尿剂	呋塞米	抑制髓襻升段主动重吸收 NaCl
	布美他尼	破坏髓质间质浓度梯度
	依他尼酸	限制肾脏稀释功能
	托拉塞米	损伤肾脏浓缩功能 最大利尿效果为噻嗪类药物的 6～8 倍，增加尿 K^+ 的排泄，扩张肾皮质血管
噻嗪类	氯噻嗪	抑制皮质远曲小管重吸收 Na^+
	氢氯噻嗪	患者肌酐清除率下降时利尿作用差
	美托拉宗	限制肾脏稀释功能
	吲达帕胺（CCB）	不影响浓缩功能，增加尿 K^+ 的排泄，收缩肾血管
保钾利尿剂	氨苯蝶啶、螺内酯	保钾，利尿作用较弱，不单独应用
渗透性利尿剂	甘露醇	升高渗透压，促进 Na^+ 排出

三、关注利尿剂的副作用

使用利尿剂时，要慎重判断患者的病情和可能会出现的副作用。例如，对有心律失常病史的老年患者，长期使用襻利尿剂容易诱发心律失常，导致不良后果；噻嗪类利尿剂可能会诱发痛风患者病情复发；利尿剂特别是用于水肿明显的肾脏病患者时，可能导致患者出现水肿与血容量不足并存等问题，所以应注意低血压和低容量性休克等不良后果的发生风险。

第三章 降压药

高血压以体循环动脉压升高为主要临床表现,其中原发性高血压患者主要表现为心血管综合征;继发性高血压患者不仅有心血管病变表现,而且伴有原发性疾病表现,其中肾脏病导致继发性高血压占很大一部分比例。本章主要讨论肾性高血压的发生发展机制、诊治策略和常用降压药物。

第一节 肾性高血压的发病机制

一、病因

肾性高血压往往由于疾病类型不同(表4-3-1)而导致高血压发病率各异,但是其病理转归基本一致,主要是导致肾小球硬化及肾间质纤维化。如果患者出现肾小球滤过率下降和肾功能减退,则高血压的发病率显著增加且血压往往不易控制,需要多种降压药物联合使用。

表4-3-1 肾性高血压疾病常见类型

类型	疾病举例
原发性肾脏病	返流性肾病、慢性肾盂肾炎、肾盂积水、原发性肾小球疾病、毛细血管内增生性肾炎、新月体肾炎、IgA肾病、微小病变型肾病、局灶节段性肾小球硬化、膜增生性肾炎、膜性肾病、系膜增生性肾炎、慢性肾衰竭、肾移植后
继发性肾脏病	糖尿病肾病、狼疮性肾炎、慢性间质性肾炎、成人型多囊肾、溶血性尿毒症综合征、硬皮病肾损害、终末期肾脏病

二、发病机制

1. 肾素-血管紧张素系统(RAS)

肾脏病通过影响肾小球的滤过作用导致出球动脉灌注下降,继而激活RAS,引起循环RAS和醛固酮活化等,使血管紧张素Ⅱ及醛固酮生成增多。一方面,血管紧张素Ⅱ与血管壁上血管紧张素Ⅰ型受体结合导致缩血管效应,血管阻力增加;另一方面,血管紧张素Ⅱ导致醛固酮分泌,醛固酮与远端肾小管及集合管上的相应受体结合,增加Na^+重吸收,导致血容量增加,血压升高。

2. 内皮素合成增加

各种肾脏病变均可导致机体的内皮素合成增加。内皮素可以和血管壁上内皮素受体结合,从而导致外周血管收缩,血压升高。

3. 交感神经系统活化

肾脏病变会引起交感神经兴奋,导致去甲肾上腺素等释放入血。去甲肾上腺素一方面可以与血管壁上的肾上腺素能受体作用，刺激血管收缩，增加血管阻力；另一方面可以结合近端肾小管上皮细胞上的相应受体，增加 Na^+ 重吸收，导致血容量增加，血压升高。

4. 一氧化氮生成减少

一氧化氮又称内皮源性血管舒张因子。一氧化氮能扩张血管，同时参与肾脏致密斑对血管压力的效应，从而减少肾小管对 Na^+ 的重吸收。慢性肾脏病患者由于一氧化氮生成减少，会出现血管收缩及水钠潴留，导致血压升高。

5. 体内胰岛素蓄积

体内大约三分之一的胰岛素在肾脏被降解。如果患者肾脏病变出现肾脏功能减退，则胰岛素降解减少，机体往往同时发生胰岛素抵抗而导致高胰岛素血症。一方面，胰岛素可刺激血管平滑肌细胞，使平滑肌细胞肥大，引起血管管壁增厚而血管管腔变窄和血管阻力增加，导致血压升高；另一方面，胰岛素还能刺激肾小管 Na^+-K^+-ATP 酶，促进近端肾小管 Na^+ 重吸收，继而增加血容量，导致血压升高。

6. 甲状旁腺功能亢进

慢性肾衰竭患者由于酸中毒和肾小球对磷的滤过减少，所以多见高磷低钙血症。这种情况下会刺激甲状旁腺激素分泌，导致甲状旁腺功能亢进。机体甲状旁腺素的水平可以达到正常值的数倍甚至数十倍，而甲状旁腺素能使血管平滑肌细胞胞浆内 Ca^{2+} 浓度增加，血管收缩增强，血管阻力加大，导致血压升高。

7. 利钠肽作用减弱

利钠肽又名心钠素。机体如果出现水钠潴留，将刺激心房细胞分泌利钠肽。利钠肽与肾脏上的相应受体结合，发挥排钠效应。肾脏病变时，受体减少，导致利钠肽效应减弱，继而水钠潴留加重，血压升高。

8. 花生四烯酸减少

花生四烯酸主要在肾脏内代谢。花生四烯酸的环氧化酶代谢产物前列腺素（PGE_2）和前列环素（PGI_2）有较好的降压作用，两者均可以与髓襻升支厚壁段上的相应受体结合，抑制 Na^+ 重吸收。PGI_2 能与血管壁上的受体结合，发挥扩血管效应，降低血压。肾脏病变时，花生四烯酸生成减少，其代谢产物 PGE_2 和 PGI_2 减少，导致血容量增加及血管收缩，血压升高。

第二节　肾性高血压的临床表现

一、肾性高血压的特点

肾性高血压患者高血压本身引起的症状相对较轻，但是高血压对机体产生的不良影响却十分严重且预后往往不佳。相对于原发性高血压，肾性高血压的特点主要包括以下三个方面：

① 肾性高血压易发生心脑血管并发症。
② 肾性高血压不易控制，易发展为恶性高血压。
③ 肾性高血压易导致肾脏疾病进展加速。

因此，肾性高血压患者如果不能及时有效地控制血压，会加重患者肾动脉硬化和肾缺血的程度，进而引发心、脑、肾等多系统多部位并发症，常见的如心衰、心功能不全、肾功能恶化直至肾衰等，直接影响患者的生命健康，也影响治疗效果和预后。

二、肾性高血压的鉴别

肾性高血压是最常见的继发性高血压，占比居继发性高血压的首位。合理控制血压是防止肾功能进一步恶化的有效措施。终末期肾脏病患者高血压发生率可高达90%左右。结合肾性高血压的特点，它与原发性高血压的鉴别点如下：

① 高血压可以发生在任何年龄，甚至青少年。
② 高峰血压绝对值更高。
③ 出现恶性高血压的概率更大，发生心衰及其他心脑血管并发症的概率更大。
④ 降压治疗更困难。要保持血压平稳，需要联合使用多种降压药物。

第三节 降压药的分类

目前临床上治疗高血压的药物按照作用机制分为八大类，但是临床常用的药物主要有五类，其他药物由于副作用较大或者降压效果不稳定不作为首选药物推荐使用。对于肾性高血压，特别是难治性高血压，往往需要联合使用多种药物治疗，必要时可能需要加用一些临床上并不常用的降压药物。

一、中枢性降压药

中枢性降压药可激动中枢受体，使中枢发放的交感神经冲动减少，导致血管扩张、血压降低。常用的中枢性降压药有可乐定和甲基多巴等。

二、α交感神经末梢阻断药

α交感神经末梢阻断药可抑制交感神经末梢去甲肾上腺素的再摄取，使交感神经末梢贮存的去甲肾上腺素耗竭，交感神经传导受阻，血压降低。常用的该类药物有利血平和复方降压片等。

三、β受体阻断药

β受体阻断药主要通过抑制中枢和周围肾素-血管紧张素系统，进而抑制心肌收缩力和减慢心率，发挥降压作用。该类药的降压作用较强，而且起效迅速。不同β受体阻断药的降压作用持续时间不同。β受体阻断药包括非选择性（作用于β1与β2受体）、选择性（作用于β1受体）和兼有α受体（作用于β1、β2和α受体）拮抗作用β受体阻断药三类。各种β受体阻断药的药理学和药代动力学特点差异较大，临床上治疗高血压时宜使用选择性β1受体阻断药或者兼有α受体拮抗作用的β受体阻断药，最终达到有效降压的作用。β受体阻断药不仅能降低静息血压，而且能抑制体力应激和运动状态下血压急剧升高。其副作用主要是心动过缓和直立性低血压等。虽然糖尿病不是使用β受体阻断药的禁忌证，但它会增加胰岛素抵抗，还可能掩盖和延长低血糖反应，使用时应加以注意。β受体阻断药对心肌收缩力、窦房结及房室结功能均有抑制作用，并可增加气道阻力，急性心力衰竭、病态窦房结综合征、房室传导阻滞患者禁用。此类药物适用于不同程度的高血压患者，尤其是心率较快的中青年患者或者合并心绞痛和慢性心力衰竭者，对老年高血压患者的疗效相对较差。常用的β受体阻断药有普萘洛尔、美托洛尔和比索洛尔等。

四、α受体阻断药

α受体阻断药可阻断血管平滑肌α1受体，舒张小动脉及小静脉血管平滑肌，减小外周阻力，使血压降低。常用的α受体阻断药有哌唑嗪和特拉唑嗪等。

五、利尿药

利尿药主要包括噻嗪类、袢利尿剂和保钾利尿剂三类。该类药主要通过排钠、减少细胞外容量和降低外周血管阻力达到降压效果。其作用特点是降压起效较平稳和缓慢，作用持续时间相对较长且作用强，适用于轻、中度高血压，对单纯收缩期高血压、盐敏感性高血压、合并肥胖、糖尿病、更年期女性、合并心力衰竭和老年人高血压有较强的降压效应。利尿药可增强其他降压药的疗效，主要不良反应是低钾血症以及影响血脂、血糖和血尿酸代谢。不良反应的发生与使用剂量有关，大多发生在大剂量使用时，因此推荐小剂量使用。其他副作用还包括乏力和尿量增多等。痛风患者禁用利尿剂。保钾利尿剂可引起高血钾，不宜与调控肾素-血管紧张素系统的药物合用，肾功能不全者慎用。袢利尿剂主要用于合并肾功能不全的高血压患者。

六、调控肾素-血管紧张素系统的药物

1. 血管紧张素转换酶抑制剂（ACEI）

肾素-血管紧张素系统在高血压的发病中起重要作用。血管紧张素Ⅰ在血管紧张素转换酶的作用下转化为血管紧张素Ⅱ，后者可使全身小动脉及静脉收缩，使血管平滑肌及心肌增殖，促进胶原纤维合成，是高血压发病的重要环节。ACEI可抑制血管紧张素Ⅱ生成，降低血压并预防心血管并发症。ACEI的代表药物有卡托普利、依那普利和培哚普利等。

此类药物的降压作用机制是通过抑制循环和组织的血管紧张素原，使血管紧张素Ⅱ生成减少。此类药物同时具有抑制激肽酶的作用，使缓激肽降解减少，继而使血管舒张和血压下降。研究表明，ACEI也有改善患者胰岛素抵抗和减少尿蛋白的作用，所以该类药适用于血糖异常、心脏和肾脏靶器官受损的高血压患者，如高血压伴有心力衰竭、心肌梗死、慢性肾小球肾炎或糖尿病肾病的患者。该类药最常见的不良反应是刺激性干咳和血管性水肿，还可导致血钾升高，不适用于高血钾症、双侧肾动脉狭窄患者和妊娠期妇女。肾功能不全的患者慎用，使用时要定期监测肾功能及血钾水平。

2. 血管紧张素Ⅱ受体拮抗剂（ARB）

ARB通过阻断血管紧张素Ⅱ与其受体结合而发挥降压作用，也可对抗血管紧张素Ⅱ促进血管平滑肌及心肌增殖的作用，同时具有肾脏保护作用。该类药的代表性药物有氯沙坦、缬沙坦和厄贝沙坦等。

此类药物的降压作用机制是阻止组织中的血管紧张素Ⅱ的1型受体，从而阻断血管紧张素Ⅱ的血管收缩作用。此类药物的降压作用起效缓慢但持久而平稳。如果同时配合低盐饮食或与利尿剂联合使用，则其疗效明显增强。近年来，此类药物和利尿剂的复方制剂在临床上应用广泛。多数血管紧张素Ⅱ受体拮抗剂的降压作用随剂量增大而增强且药物不良反应少。结合该类药物的作用机制，其适应证和禁忌证与血管紧张素转换酶抑制剂相同。ARB没有ACEI类药物的刺激性干咳及血管性水肿等不良反应。

七、钙通道阻滞剂（CCB）

CCB的作用机制是通过阻滞钙通道使进入细胞内的钙总量减少，导致小动脉平滑肌松弛，外周阻力减小，血压降低。该类药的常用药物有硝苯地平、尼群地平、尼索地平和氨

氯地平等。

根据药物结构和作用于 L 型钙通道不同的亚单位，钙通道阻滞剂分为二氢吡啶类和非二氢吡啶类。二氢吡啶类包括氨氯地平和硝苯地平等药物，而非二氢吡啶类则主要有维拉帕米和地尔硫䓬等。该类药主要通过阻滞电压依赖性 L 型钙通道而减少细胞外钙离子进入血管平滑肌细胞内，减弱平滑肌兴奋-收缩偶联，从而降低阻力血管的收缩反应。CCB 还能减轻血管紧张素 II 和 α1 肾上腺素能受体的缩血管效应。该类药的优点是：降压起效迅速，疗效的个体差异性较小，与其他类型降压药物联合使用能明显增强降压作用，对血脂、血糖等无明显影响，药物的依从性较好；对老年患者也有较好的降压疗效，临床上适用于合并糖尿病、冠心病或外周血管病患者。此类药物的主要副作用是初始治疗后出现反射性交感活性增强而引起心率增快、面部潮红、头痛和下肢水肿等。此外，非二氢吡啶类药物会影响心肌收缩和传导功能，不宜用于心力衰竭、窦房结功能低下或心脏传导阻滞患者。临床上根据药物作用的持续时间分为短效和长效多种制剂，目前建议使用长效制剂和缓释制剂，如左旋氨氯地平、非洛地平缓释片和硝苯地平控释片等。

八、其他药物

除上述降压药物外，以往临床上还有交感神经抑制剂，如甲基多巴、美卡拉明等。但这些药物的副作用较多，目前不主张单独使用，仅用于治疗难治性高血压的复方制剂中或联合用药。

第四节　降压药的合理使用

对高血压患者，临床上应结合心血管危险因素、靶器官损害情况、并发症、药物的副作用和不良反应、药物价格等情况确定使用何种降压药。目前认为，对伴有肾损害等并发症的高血压患者，在开始时就可以采用两种降压药物联合治疗，联合治疗有利于尽快把患者的血压降低到目标值，并减少不良反应。而对于大多数无并发症的原发性高血压患者，可单独或联合使用上述几类高血压药物的任何一种进行治疗，治疗剂量一般从最低剂量开始。

对于伴有并发症的高血压患者，临床上往往采取联合治疗的方式控制血压。目前，我国临床主要推荐应用的优化联合治疗方案如下：ARB/ACEI + 噻嗪类利尿剂；ACEI/ARB + 二氢吡啶类 CCB；二氢吡啶类 CCB + β 受体阻断剂；二氢吡啶类 CCB + 噻嗪类利尿剂。当患者血压控制不理想而需要联合使用三种降压药物的时候，则三种降压药中必须包含利尿剂（有禁忌证等特殊情况除外）。合理的治疗方案加上良好的治疗依从性有助于提高治疗效果，特别是对于有并发症的患者，降压药物的治疗方案选择更应该具有个体化的特点。

第四章
糖皮质激素

第一节 糖皮质激素的来源和结构特点

一、糖皮质激素的来源

生理情况下,每个人体内均会产生一定量的糖皮质激素和盐皮质激素供机体正常使用。激素的来源主要是肾上腺。肾上腺位于人体两侧肾脏的上方,是由皮质和髓质两部分构成的。其中肾上腺皮质从外向内依次为球状带、束状带及网状带,分别分泌盐皮质激素(醛固酮)、糖皮质激素(皮质醇,又称氢化可的松)和雄激素。正常人肾上腺每天分泌的糖皮质激素总量为 10~20 mg,分泌的方式主要是脉冲式释放并具有昼夜节律。正常生理情况下,血液中糖皮质激素的浓度在清晨醒后达到高峰,此后逐渐下降,至夜间睡眠时最低。

二、糖皮质激素的结构特点

糖皮质激素属于类固醇激素,此类激素的共同特点是具有一个环戊烷多氢菲结构。生理情况下,糖皮质激素的分泌受下丘脑分泌的促肾上腺皮质激素释放激素和垂体前叶分泌的促肾上腺皮质激素调控。这种调控作用具有反馈性抑制作用,即机体血液中糖皮质激素水平过高时可以反过来抑制下丘脑分泌的促肾上腺皮质激素释放激素和垂体前叶分泌的促肾上腺皮质激素。这样,形成的下丘脑-垂体-肾上腺内分泌轴通过负反馈机制来完成对机体糖皮质激素分泌的严格调控。人在运动、精神紧张以及感染等应激状态下,可通过促进促肾上腺皮质激素释放来促进糖皮质激素的分泌,从而提高机体应对生理需要或者外界不良刺激的能力。

三、内源性糖皮质激素的作用

内源性糖皮质激素对维持机体的生长发育、内环境稳定和保护脏器功能等方面发挥十分重要的作用。具体作用包括以下几个方面。

1. 影响机体的新陈代谢

主要影响糖、蛋白及脂质的代谢,包括促进蛋白质和脂质的分解,促进糖异生。

2. 调节中枢神经系统的功能

包括提高认知力,提高记忆、情绪等高级中枢活动能力,提高听觉、嗅觉等感受性作用。

3. 调节机体的免疫及抗炎作用

内源性糖皮质激素可通过应激反应等作用来提高机体对外界各种伤害的耐受力。

4. 促进胚胎时期器官和组织的发育

主要体现在能够促进胎儿肺的成熟。

四、外源性糖皮质激素的作用

外源性糖皮质激素主要用于调节免疫、非特异性抗炎和肾上腺皮质功能减退时的替代治疗等。治疗过程中会产生一些副作用，需要注意用药方式，尽量减轻这些副作用可能对机体产生的不利影响。

1. 抑制下丘脑-垂体-肾上腺内分泌轴

外源性糖皮质激素可以导致内分泌系统紊乱。一般治疗最好的用药方式是在晨起8：00左右一次性顿服，以减少对下丘脑-垂体-肾上腺内分泌轴的影响。

2. 影响电解质代谢，导致代谢紊乱

外源性糖皮质激素可引起血糖升高，造成低钾血症和低钙血症甚至股骨头无菌性坏死等。

3. 免疫抑制

外源性糖皮质激素可以抑制巨噬细胞处理抗原的能力，同时抑制T、B淋巴细胞的作用，导致感染不易控制。

4. 消化道病变

外源性糖皮质激素可以促进胃酸和胃酶分泌，使胃黏膜黏液分泌减少，导致消化道溃疡等。因此，在使用糖皮质激素进行治疗时，要把握好适应证，并注意防治其副作用。

第二节　糖皮质激素的作用机制和药代动力学特点

一、糖皮质激素的作用机制

糖皮质激素通过与细胞内的糖皮质激素受体或盐皮质激素受体结合发挥作用。其作用方式分为两种。其中一种方式是，糖皮质激素弥散进入细胞与相应受体结合后形成复合物，然后迅速进入细胞核，与染色体上的糖皮质激素反应元件相结合发挥生物效应。这种方式发挥作用相对慢而持久，需要约15分钟的时间影响mRNA表达，约30分钟后产生相应蛋白，数小时至数天后产生生物效应；以糖皮质激素的抗炎、免疫抑制作用为主要作用机制。糖皮质激素可诱导抑制蛋白IκB产生，导致核因子（NF）-κB失活，阻止其启动炎症反应，并与NF-κB竞争激活复合物，抑制NF-κB的功能。糖皮质激素的另一种作用方式是与其受体结合后通过激活第二信使和抑制磷脂酶A等途径发挥效应。

二、糖皮质激素的药物代谢动力学

目前临床上使用的人工合成糖皮质激素有十余种之多。各种人工合成的糖皮质激素的吸收、分布、代谢以及排泄各不相同，其药效及副作用也有差别，在选择用药时应结合患者的具体情况给予不同的剂量和使用不同方式进行治疗。

糖皮质激素进入血液后大部分与类固醇结合球蛋白及白蛋白结合，只有少量呈游离状态的糖皮质激素具有药效。糖皮质激素主要经肝脏代谢，以四羟皮质醇等多种非活性代谢产物从肾脏排出，仅有很少一部分以原形从肾脏排出。糖皮质激素在体内的代谢速率与年龄呈负相关：年龄越大，代谢越慢；老年人的清除率比年轻人的低30%左右。不同性别的代谢速率虽有差别，但无须调整药物使用剂量。

糖皮质激素可以通过胎盘影响胎儿，可促进胎儿肺成熟，防治先兆流产；还可以进入

乳汁影响婴幼儿。

不同的人工合成糖皮质激素具有不同的抗炎强度、药物清除半衰期以及药效维持时间等。表 4-4-1 列举了几种临床上常用的糖皮质激素的相关参数。

表 4-4-1　临床上常用的糖皮质激素的药物代谢及作用特点

药物名称	血浆半衰期（h）	药效维持时间（h）	相对抗炎活性	等效剂量（mg）
醋酸可的松	0.5	8～12	0.8	25
氢化可的松	1.7～2.1	8～12	1	20
泼尼松	2.9～4.1	18～36	4	5
泼尼松龙	2.7～4.1	18～36	4	5
甲泼尼龙	1.6～3.4	18～36	5	4
地塞米松	4.1～5.4	36～54	27	0.75

肝功能异常导致肝脏对糖皮质激素的代谢异常时，应选择甲泼尼龙才能获得较好的疗效；患慢性肝病时，甲泼尼龙的清除减缓，可适当减小剂量。甲状腺功能亢进可以加快糖皮质激素的体内代谢。肾衰竭时，泼尼松龙的清除减慢，甲泼尼龙不变，地塞米松的清除则略加快。糖皮质激素的代谢还可以影响其他药物的代谢，例如可以使环孢素 A 和他克莫司（FK506）的清除加快，合用时应注意监测血药浓度，随时调整剂量。此外，糖皮质激素还可以降低异烟肼和水杨酸的血药浓度。

第三节　糖皮质激素的常见副作用及其防治措施

糖皮质激素的副作用是否发生及其严重程度与糖皮质激素的使用剂量和使用时间密切相关。患者使用的剂量大小和时间长短与其副作用的产生均呈正相关。因此，临床上必须严格掌握糖皮质激素使用的适应证并在应用过程中采取相应措施，以最大限度地减少副作用的发生。

一、感染

感染是糖皮质激素最常见的副作用，特别是使用剂量超过生理剂量时，发生率就明显上升。临床上观察发现，某些条件致病菌在使用糖皮质激素的患者身上发生感染的概率明显高于未使用糖皮质激素的患者。除常见的细菌感染外，病毒和真菌的感染发生率同样明显升高。因此，临床上如果需要长期使用糖皮质激素或者已经使用糖皮质激素时间较长，应注意观察患者是否合并感染，很多感染的症状（如发热等）由于糖皮质激素的使用会被掩盖，不易被发现。

二、对皮肤及软组织的影响

长期使用糖皮质激素的患者皮肤症状十分常见，主要表现为痤疮、紫纹、伤口愈合延缓和库欣面容等。一般情况下不需要进行特殊处理，但如果皮肤明显红肿或者溃破，则需要及时对症治疗。也可以结合病情使用消炎药膏等及时预防处理，以免感染扩散和加重。

三、眼科副作用

糖皮质激素可以诱发白内障，不论全身用药还是局部用药。此外，它还可以诱导产生眼内压升高，诱发青光眼或导致青光眼恶化。因此，白内障和青光眼患者禁用糖皮质激素，使用中若出现这些相关症状或者高度怀疑发生这些副作用时，应及时停药。

四、水钠潴留

糖皮质激素可以影响水盐代谢，导致机体水钠潴留并诱发水肿、低血钾和高血压等一系列临床问题。如果这些症状较轻，则一般不需要特别处理；如果病情较重，则需要对症治疗或者调整糖皮质激素的使用。

五、心血管系统副作用

糖皮质激素可引起高脂血症，增加动脉粥样硬化的发生。同时，在糖皮质激素使用者中出现高血压也比较常见，所以对控制不理想的重度高血压患者，应尽量避免使用大剂量糖皮质激素。对血脂的控制应结合血脂分析结果进行对症治疗。

六、消化系统副作用

糖皮质激素可刺激胃酸和胃蛋白酶的分泌并抑制胃黏液的分泌。胃黏液分泌减少降低了胃黏液的保护作用，增加了消化性溃疡和上消化道出血的发生率。因此，使用糖皮质激素时，通常需要配合使用胃黏膜保护药物。

七、肌肉副作用

糖皮质激素可导致肌肉病变，典型的表现是四肢近端肌肉进行性乏力和萎缩，下肢症状常比上肢症状明显，严重者不能上下楼梯，甚至不能站立。一般没有肌痛，血清肌酶水平正常或略低，肌电图也大多正常，肌肉活检仅见肌纤维萎缩，没有炎症性病变。多数患者由于症状不突出而易被忽视。因此，需要注意肌肉病变相关症状的问诊和及时处置。

八、骨质疏松

糖皮质激素具有影响成骨细胞分化成熟的作用，对骨骼的发育影响十分明显。如果糖皮质激素的用量较大且时间较长，骨质疏松、股骨头坏死和骨折发生率明显增加。糖皮质激素导致骨质疏松的主要机制是抑制成骨细胞增生，促进其凋亡，从而抑制新骨的形成，促进破骨细胞分化并靠近骨表面，促进肾脏钙磷排泄，抑制肠道内钙的吸收和摄取，增加骨细胞对甲状旁腺的敏感性等。因此，如果发生骨质疏松症，应该及时对症治疗。

九、血糖升高

糖皮质激素通过促进肠道葡萄糖吸收、增加外周组织的胰岛素抵抗和抑制葡萄糖摄取而导致血糖升高。因此，控制饮食和监测血糖是预防药物性糖尿病发生的重要措施。

十、中枢神经系统副作用

糖皮质激素可引起多种形式的行为异常，主要表现为中枢神经兴奋相关的症状，如失眠、欣快感、焦躁、神经过敏、激动和情感改变等。因此，使用糖皮质激素过程中应注意定期评价患者的精神状态，必要时需要精神科医生协助指导治疗。

十一、白细胞增多

糖皮质激素可以促进骨髓中的中性粒细胞更多地进入血液循环，因此，使用过程中白细胞可以有一定程度的升高，且中性粒细胞比例升高，容易掩盖由感染引起的白细胞升高，临床上要注意及时发现和处理感染被掩盖的情况。

十二、肾上腺皮质功能不全

大剂量和长期使用糖皮质激素可以对机体产生负反馈，从而抑制下丘脑－垂体－肾上腺轴，导致肾上腺皮质分泌内源性激素减少。若突然停药，可以出现肾上腺皮质功能不全的表现，甚至危及患者生命。因此，一般建议晨起顿服，以减少不良反应，而需要减量和停用的患者，应缓慢减少糖皮质激素的使用剂量，以免出现肾上腺皮质功能不全。

十三、过敏

糖皮质激素过敏是临床较为少见的疾病，包括速发型过敏反应和迟发型过敏反应。由于糖皮质激素通常被用作抗过敏药物，在发生急性过敏时，本药易被忽视而导致严重后果，所以，发生过敏时应注意监测相关指标，及时发现和治疗。

第四节　糖皮质激素在肾脏病中的应用

糖皮质激素是肾脏疾病治疗过程中的常用药物。其治疗肾脏疾病的机制包括增加肾小球滤过率、增加肾小管阻力和降低肾小球通透性。同时，肾脏是糖皮质激素的重要代谢器官，临床上不少常见的肾脏疾病均属于免疫反应介导的炎症性疾病。因此，具有显著的非特异性抗炎和免疫抑制作用的糖皮质激素在肾脏疾病的治疗中具有无可替代的作用。但是，使用糖皮质激素仍然需要注意其适应证、患者病情及相关副作用、风险等。

在肾脏病治疗时，不应宽泛地使用糖皮质激素，而应严格掌握其适应证。在应用糖皮质激素的过程中，应注意结合患者的具体情况选择恰当的药物种类及剂型，同时使用多种药物时应注意药物间的相互影响，严密监测其副作用，并积极采取防治措施。

导致糖皮质激素在肾脏病治疗中效果不理想的原因很多，应结合患者的具体情况仔细查找。例如，存在影响糖皮质激素疗效的并发症；重度水肿患者由于胃肠道的消化吸收功能明显减退而使体内血药浓度达不到治疗效果；使用了降低糖皮质激素血药浓度的药物，特别是加速体内代谢的药物；患者本身的肾病类型对糖皮质激素的反应差等。这些因素均需要仔细分析，然后有针对性地进行处置。

第五章
免疫抑制剂和免疫调节剂

近年来，免疫抑制剂和具有免疫调节作用的药物发展较快。随着新的药物不断出现并在临床上开始应用，越来越多的经过循证医学分析形成的证据表明，药物治疗方式上更为推崇联合用药，以减少单一药物大剂量使用所带来的严重副作用。本章主要阐述目前常用的免疫抑制剂和免疫调节剂的药理学作用机制及其在肾脏疾病治疗中的临床应用。

第一节 硫唑嘌呤

一、作用机制

硫唑嘌呤的作用机制是在机体细胞内迅速转化为活性代谢产物6-硫基嘌呤。6-硫基嘌呤是鸟嘌呤和次黄嘌呤的类似物，可以被次黄嘌呤-鸟嘌呤磷酸核糖氧化转移酶活化形成活性代谢产物。这些活性代谢产物既可干扰腺嘌呤和鸟嘌呤合成，抑制免疫活性细胞从头合成途径，从而抑制DNA合成；又可直接与DNA结合，抑制DNA和RNA合成，造成细胞死亡。硫唑嘌呤可以减少T、B淋巴细胞的数量及抑制抗体产生，硫唑嘌呤抑制T淋巴细胞的强度明显大于B淋巴细胞，并可组织血液中淋巴细胞释放巨噬细胞抑制因子而抑制局部组织的炎症反应。此外，硫唑嘌呤还可抑制自然杀伤（natural killer，NK）细胞活性、减少中性粒细胞迁移和抑制内皮细胞增殖。

二、药代动力学特点

硫唑嘌呤既可以口服给药，也可静脉用药，药物被吸收后随着血液循环迅速分布到全身。硫唑嘌呤的半衰期大约为3小时，主要代谢产物为6-硫尿酸。6-硫尿酸主要经肾脏排泄。

三、副作用

硫唑嘌呤常见的副作用包括骨髓抑制、胃肠道反应和骨髓抑制后白细胞减少所引发的感染等。在这些副作用中，骨髓抑制较为常见且严重。骨髓抑制呈剂量依赖性，减量或停药后可恢复。骨髓内三系均可受累，但以白细胞减少更为常见，应注意的是药物疗效与白细胞减少的程度不相关。此外还可见嗜酸粒细胞计数升高。硫唑嘌呤引起的白细胞减少可增加感染的机会，除一般致病微生物感染以外，还可见病毒感染。从理论上看，硫唑嘌呤有致癌的风险。

四、给药原则

硫唑嘌呤一般口服用药，也可静脉用药。自身免疫性疾病的初始剂量为 $1\ mg/(kg\cdot d)$，然后可以根据病情逐渐增加剂量，理想的剂量为 $1\sim 3\ mg/(kg\cdot d)$。硫唑嘌呤不应与烷化剂合用，否则会增加血液系统严重副作用和恶性肿瘤发生风险。在治疗过程中，要定期监测血常规、肾功能和肝功能等指标。

五、适应证

硫唑嘌呤可广泛地用于免疫抑制治疗。临床上该药一般常用于风湿免疫性疾病，如系统性红斑狼疮、类风湿性关节炎、血管炎和多发性肌炎，也可用于预防器官移植排异反应等。用于肾脏病多为对糖皮质激素无效或者依赖的患者，也用于免疫相关的狼疮性肾炎等的治疗。

第二节 环磷酰胺

一、作用机制

环磷酰胺属于烷化剂，进入人体后转化为磷酰胺氮芥并与 DNA 或 RNA 交联从而破坏细胞的转录与翻译过程。环磷酰胺属于细胞周期非特异性药物，其主要作用是阻断 DNA 合成后期 G_2 期的细胞。该类药物既可影响增殖细胞，也可影响处于静止期的细胞，其免疫抑制程度与剂量和疗程呈正相关。环磷酰胺可减少 T 淋巴细胞和 B 淋巴细胞，从而抑制机体的细胞和体液免疫。

二、药代动力学特点

环磷酰胺既可口服，也可静脉应用，一旦吸收，将迅速被肝酶代谢为活性产物 4-醛磷酰胺和丙烯醛等。环磷酰胺主要经肾脏代谢，其中丙烯醛从肾脏清除并与环磷酰胺引起的膀胱毒性直接相关。

三、毒副作用

环磷酰胺的毒副作用与剂量和使用频率呈正相关。常见的副作用有恶心、呕吐和脱发，多次或大剂量使用具有骨髓抑制、膀胱毒性、性腺毒性和致癌风险。

骨髓抑制较为常见且呈剂量依赖性，所以使用环磷酰胺的患者应定期监测血常规。如果白细胞计数下降明显，就应及时调整剂量和使用频率。骨髓抑制会使患者易发生细菌、真菌和病毒感染。

出血性膀胱炎是环磷酰胺治疗的严重并发症，目前认为它是由环磷酰胺的毒性代谢产物丙烯醛所引起的。采用静脉大剂量冲击治疗的患者应在用药前后静脉水化并给予美司钠（α-巯基乙基磺酸钠）以中和丙烯醛；口服患者则应每日多饮水。

致癌的危险也呈剂量依赖性，特别是累计使用总剂量超过每千克体重 150 mg 的患者。治疗期间应每月监测一次尿常规，停药后则须每 1~3 个月监测一次尿常规，以排除非肾小球源性血尿。治疗期间或停药后任何新发生的非肾小球源性血尿均应行膀胱镜检查，以排除膀胱肿瘤。卵巢和睾丸功能受损也较为常见，会直接影响患者的生育能力。

四、应用原则

非连续性静脉使用环磷酰胺的患者出血性膀胱炎的发生率较低，但胃肠道反应比较常见。每日口服环磷酰胺的患者胃肠道症状较少见，且耐受性较好，但是出血性膀胱炎的发生率明显增加。肾功能不全的患者应减少环磷酰胺的用量。环磷酰胺的应用剂量需要根据不同疾病和不同患者进行个体化治疗。应用口服环磷酰胺治疗时应指导患者充分水化。对于静脉应用环磷酰胺的患者，应常规使用美斯纳预防出血性膀胱炎。如果患者在使用过程中出现肉眼血尿或非肾小球源性血尿，应及时进行膀胱镜检查。用药期间应每 2 周监测一次血常规,并根据白细胞计数调整用药剂量。

在使用环磷酰胺前及使用后应定期筛查血液系统恶性肿瘤。对于男性患者,由于该药会影响生殖功能,所以建议在精子库保存精子,以防止不可逆的性腺损害。对于女性患者,由于该药严重影响月经甚至导致闭经的发生概率明显增加,所以用药期间严禁妊娠和哺乳。

五、适应证

环磷酰胺对自身免疫性疾病(如系统性红斑狼疮、狼疮性肾炎和血管炎)具有较好的疗效。对于病理分期较为严重的狼疮性肾炎,配合糖皮质激素的基础治疗可以明显诱导病情缓解和阻止疾病进展而保护肾功能。病情较重的患者可以联合甲泼尼龙短时间冲击治疗。对系统性血管炎(如韦格纳肉芽肿病)的诱导缓解率较好,且毒副作用较少,但是存在部分患者停药后复发的风险。

第三节 苯丁酸氮芥

一、作用机制

苯丁酸氮芥属于烷化剂,进入体内代谢为苯乙酸氮芥并与DNA或RNA交联而破坏细胞的转录与翻译过程。苯丁酸氮芥属于细胞周期非特异性药物,其主要作用是阻断DNA合成的M期和G_1期细胞。该类药物既可影响增殖细胞,也可影响处于静止期的细胞,其免疫抑制程度与剂量和疗程呈正相关。

二、药代动力学特点

苯丁酸氮芥一般口服应用,一旦吸收,则被转化为活性代谢产物苯乙酸氮芥,约24小时内经肾脏清除。

三、毒副作用

苯丁酸氮芥的毒副作用与环磷酰胺的相似,与剂量和使用频率呈正相关。常见的副作用有恶心、呕吐和脱发,多次或大剂量使用具有骨髓抑制、性腺毒性和致癌风险。苯丁酸氮芥无膀胱毒性作用。

骨髓抑制常见且呈剂量依赖性,所以使用苯丁酸氮芥的患者应定期监测血常规。苯丁酸氮芥可诱发血液系统恶性肿瘤,特别是急性髓细胞白血病的发生率高于环磷酰胺。

四、应用原则

成人使用剂量为0.1～0.2 mg/(kg·d),口服。治疗过程中应根据毒副作用和治疗情况调整使用剂量和时间。治疗一开始就要严密监测血象情况,特别是白细胞计数情况。一般至少每周监测一次血常规,必要时可以增加次数和频率。治疗一段时间,血常规等客观指标稳定后,可以调整检测频率。

使用苯丁酸氮芥前,建议筛查患者是否存在血液系统恶性肿瘤。此外,由于该药存在生殖系统损害,对有生育要求的男性患者,建议在精子库保存精子,以防止发生不可逆的性腺损害。对女性患者,建议保存卵子,因为该药可导致自发性早产、流产和出生缺陷,故在妊娠期间尤其在最初三个月内,应尽量避免使用该药。任何病例均应谨慎权衡用药对胎儿的潜在危险和对母亲的预期益处。使用该药的母亲不应哺乳。此外,该药物可能引发运动紊乱，包括战栗、抽搐和肌肉痉挛，停药后罕有战栗和肌肉痉挛的报道，这些症状可在停药后缓解。

五、适应证

苯丁酸氮芥主要用于治疗血液病、自身免疫性疾病（如系统性红斑狼疮和小血管炎）。在肾脏病方面主要用于继发性肾脏病和膜性肾病等较为难治和棘手的病例。由于该药物的副作用比较严重，因此需要评估病情慎重使用。

第四节 甲氨蝶呤

一、作用机制

甲氨蝶呤是一种叶酸还原酶抑制剂，主要通过抑制二氢叶酸还原酶使二氢叶酸不能还原成有生理活性的四氢叶酸，从而使嘌呤核苷酸和嘧啶核苷酸的生物合成过程中一碳基团的转移作用受阻，导致 DNA 的生物合成受到抑制。此外，该药对胸腺核苷酸合成酶也有抑制作用，但抑制 RNA 与蛋白质合成的作用较弱。该药主要作用于细胞周期的 S 期，属细胞周期特异性药物，对 G_1/S 期的细胞也有延缓作用，对 G_1 期细胞的作用较弱。甲氨蝶呤还具有免疫调节作用，如增加细胞外的腺苷。甲氨蝶呤被主动转运到细胞内后形成多谷氨酸产物，并在细胞内长期保持生物活性。

临床上应用甲氨蝶呤的患者肝细胞内大量积聚多谷氨酸甲氨蝶呤。这些甲氨蝶呤的多谷氨酸产物对 5-氨基咪唑-4-羟基酰胺核糖核苷酸甲酰基转移酶具有强大的抑制作用，使细胞内核糖核苷酸不能转化为甲酰核糖核苷酸，造成核糖核苷酸大量堆积，并最终向细胞外释放大量的腺苷。甲氨蝶呤可以促进内皮细胞和成纤维细胞释放腺苷，若加入预刺激的中性粒细胞或过氧化氢，则效果更强。此外，甲氨蝶呤还可抑制前列腺素 E_2，增加 Th_2 细胞因子。

二、药代动力学特点

甲氨蝶呤的给药途径多样，可口服、肌肉注射、皮下注射和静脉注射。甲氨蝶呤主要经肾排泄，大多以原形药排出体外，半衰期为 8~10 小时。少量甲氨蝶呤及其代谢产物以结合型的形式贮存于肾脏和肝脏等组织中长达数月。在有胸腔或腹腔积液的情况下，该药的清除速度明显减缓。药物的清除率个体差别极大，老年患者更明显。老年人和肾小球滤过率下降的患者应减小剂量，以减小副作用。一般建议根据肾小球滤过率调整药物的剂量，且应严格监测血常规，以防发生骨髓抑制。甲氨蝶呤也具有肝毒性，因此肝功能不全的患者也应该减小剂量。

三、毒副作用

长期用药后，多数患者会出现副作用，但是减小剂量或暂时停用多可逆转，对甲氨蝶呤耐受性较好。多数患者的副作用较轻，用药的同时每日补充叶酸可显著减少副作用且不影响疗效。甲氨蝶呤的副作用主要包括以下几个方面。

1. 胃肠道反应

胃肠道反应主要包括口腔炎、口唇溃疡、咽喉炎、恶心、呕吐、腹痛、腹泻和消化道出血等。食欲减退常见，偶见假膜性或出血性肠炎等症状。

2. 肝功能损害

肝功能损害的主要表现包括黄疸以及血清丙氨酸氨基转移酶、碱性磷酸酶、γ-谷氨酰转肽酶等水平升高，长期口服可导致肝细胞坏死、脂肪肝、肝纤维化甚至肝硬化。

3. 高尿酸血症

大剂量应用时，该药及其代谢产物可沉积在肾小管而致高尿酸血症肾病，此时可出现血尿、蛋白尿、尿少、氮质血症甚至尿毒症。

4. 肺损伤

长期用药可引起咳嗽、气短、肺炎或肺纤维化。

5. 骨髓抑制

骨髓抑制的主要表现为白细胞和血小板减少。长期小剂量口服可导致明显骨髓抑制、贫血和血小板下降而伴皮肤或内脏出血。

6. 皮肤症状

常见的皮肤症状包括脱发、皮肤发红、瘙痒或皮疹。

7. 感染

白细胞低下时可并发感染。

四、注意事项

治疗过程中注意定期监测患者的血常规和肝肾功能。临床上有发热、干咳和呼吸困难等表现，胸片可有浸润影。危险因素包括高龄、糖尿病、类风湿性肺和胸膜病变以及既往应用改善病情的抗风湿药物和低白蛋白血症等病情。血液系统受累较为少见，可伴或不伴有贫血。危险因素包括低白蛋白血症和应用磺胺类药物。

五、应用原则

成人口服剂量一般为 7.5 mg，每周 1 次，以后每周逐渐加量，最高剂量可达每周 30 mg。如果胃肠道吸收困难或者不能耐受口服剂量，可每周肌肉注射。如果存在胃肠道副作用，也可以将口服剂量分为两次，间隔 12～36 小时。老年和肾功能不全者应减小剂量。妊娠和哺乳期妇女禁用。

六、适应证

甲氨蝶呤可用于治疗韦格纳肉芽肿病以及相关疾病，但其疗效不如环磷酰胺。对于早期、脏器受累较轻（血肌酐 <150 μmol/L）的 ANCA 相关小血管炎患者，甲氨蝶呤可以替代环磷酰胺用于诱导缓解治疗，但停药后较易复发。因此，建议长期持续免疫抑制治疗至少 1 年。对于肾脏病，多用于继发性肾脏病，但是一般不作为患者的首选治疗药物。

第五节　来氟米特

一、作用机制

来氟米特是一种新型免疫抑制剂，属于异噁唑衍生物。其作用机制主要是抑制二氢乳清酸脱氢酶的活性，从而影响活化淋巴细胞的嘧啶合成。来氟米特的体内活性主要通过其活性代谢产物 A771726（M1）而产生，A771726（M1）可抑制二氢乳清酸脱氢酶。该酶为嘧啶从头合成中的限速酶。A771726 还可抑制酪氨酸激酶，干扰细胞内信号途径，从而影响细胞的生长和转化。

二、药代动力学特点

来氟米特的半衰期较长，为 10 天左右，所以建议间隔 24 小时给药。为了快速达到稳态血药浓度，在使用本药治疗期间可继续使用非甾体抗炎药或低剂量类固醇皮质激素。来氟米特经口服后，大部分可以被胃肠道吸收（与进食无关），吸收后可被迅速转变为其活性代谢产物。99% 以上的 A771726 与血浆蛋白结合，主要排泄器官为肾脏和肝脏。肾衰竭患者不需要调整剂量。肝功能不全有可能影响来氟米特转化为 A771726 并影响其清除。服用利福平可使 A771726 在体内蓄积增加最高达 40%。来氟米特与甲氨蝶呤联合使用可使转氨酶水平上升，因此两种药物合用时应注意监测肝功能情况，预防药物副作用的发生。

三、毒副作用

该药常见的副作用为腹泻、腹痛、恶心、口腔溃疡、脱发、皮疹、感染以及肝酶上升。其他不良反应包括乏力、背痛、高血压、厌食、消化不良、胃肠炎、呕吐、体重减轻、关节功能障碍、腱鞘炎、头晕、头痛、支气管炎、咳嗽、呼吸道感染、咽炎、脱发、皮肤瘙痒和泌尿系统感染等。

四、应用原则

来氟米特半衰期较长，为了快速达到稳态血药浓度，来氟米特的负荷剂量为 50～100 mg/d，连续 3 天之后使用维持剂量 20～30 mg/d。如果患者不能耐受副作用，则可将使用剂量减至 10 mg/d。老年人和肾功能不全者一般不需要调整剂量。由于来氟米特在肝脏内代谢，所以应定期监测肝功能。

五、适应证

来氟米特可用于器官移植、自身免疫性疾病和原发性肾脏疾病患者的治疗。特别是与环磷酰胺联合糖皮质激素用于治疗病情和病理类型较复杂的狼疮性肾炎等疾病。

第六节　吗替麦考酚酯

一、作用机制

吗替麦考酚酯口服后代谢为活性成分麦考酚酸（mycophenolic acid，MPA）。MPA 是强效的、选择性的、非竞争性和可逆性的肌醇单磷酸脱氢酶（IMPDH）抑制剂，能够抑制鸟嘌呤核苷的从头合成途径，导致细胞内鸟嘌呤核苷酸耗竭，使之不能形成 DNA。T 淋巴细胞和 B 淋巴细胞的增殖严格依赖于嘌呤的从头合成，而其他细胞可以利用补救途径进行增殖，因此 MPA 可以选择性抑制淋巴细胞的增生而对其他类型细胞的抑制作用相对较小。MPA 可以抑制有丝分裂原和同种特异性刺激物引起的 T 淋巴细胞和 B 淋巴细胞增殖，还可以抑制 B 淋巴细胞产生抗体。MPA 可以抑制淋巴细胞和单核细胞糖蛋白的糖基化，从而抑制白细胞进入炎症和移植物排斥反应的部位。吗替麦考酚酯不能抑制外周血单核细胞活化的早期反应，如白细胞介素-1 和白细胞介素-2 的产生等，但可以抑制这些早期反应所导致的 DNA 合成和增殖反应。

二、药代动力学特点

吗替麦考酚酯经口服后在肝脏内被水解成为有活性的 MPA。口服平均生物利用度为静脉注射的94%。口服制剂使用方便且疗效有保证。

MPA 主要在肝脏内代谢，经尿嘧啶核苷二磷酸葡萄糖醛酸转移酶形成葡萄糖苷酸酚（MPAG）。MPAG 无药理活性，大多从尿液排出；约6%的 MPAG 经胆道清除。胆道中的 MPAG 在肠道菌群产生的β-葡萄糖醛酸酶的作用下又可以恢复为 MPA，被重吸收。血药浓度的第二个峰值就与肝肠循环相关。

三、毒副作用

吗替麦考酚酯的副作用较多，不良反应的发生与免疫抑制有一定关系。主要不良反应包括腹泻、白细胞减少症、败血症、呕吐、贫血、恶心、腹痛和消化不良等。此外，还有条件致病菌感染的风险，且随免疫抑制负荷的增加，风险加大。最常见的条件致病菌感染是皮肤黏膜念珠菌病、巨细胞病毒血症和单纯疱疹病毒感染。服药期间胃肠出血和肺水肿的危险增加。出现较多的不良反应还有虚弱无力、发热、头痛、水肿、腹胀、流感样综合征、血尿、肾小管坏死、蛋白尿、排尿困难、肾盂积水、阳痿、高血压、心绞痛、房颤、低血压、心动过速、血栓形成、血管扩张、高胆固醇血症、高血糖、高钾血症、低钾血症、低磷酸血症、酸中毒、碱性磷酸酶升高、脱水、肝酶水平升高、肌酐水平升高、高钙血症、高脂血症、循环血量增加、低钙血症、低血糖、低蛋白血症、高尿酸血症、体重增加、便秘、口腔及胃肠道念珠菌病、牙龈炎、牙龈增生、肝炎、肠梗阻、食管炎、口炎、咳嗽、呼吸困难、咽炎、肺炎、支气管炎、哮喘、胸腔积液、鼻炎、鼻窦炎、痤疮、单纯疱疹、脱发、皮肤良性肿瘤、真菌性皮炎、带状疱疹、多毛症、瘙痒、皮肤癌、皮肤增生（包括光化性角化病）、出汗、皮肤溃疡、皮疹、头晕、失眠、震颤、焦虑、抑郁、肌张力亢进、感觉异常、嗜睡、关节痛、腿部抽搐、肌肉疼痛、肌肉无力、弱视、白内障、结膜炎、糖尿病、甲状旁腺功能障碍、胰腺炎和小肠绒毛萎缩等。

胃肠道副作用较为常见且呈剂量依赖性，减小药物剂量或停药可缓解。出血性胃炎和胰腺炎罕见，停药后可缓解。目前尚无诱发恶性肿瘤的报道。上述多数副作用在减小剂量、分次服用或停药后缓解，对长期用药患者的安全性研究证实，经过长期服药后，其副作用可逐渐减轻。

四、应用原则

口服制剂分为片剂（0.25 g 和 0.5 g）和液体剂型（0.2 g/mL），也有静脉制剂。慢性肾衰竭（GFR < 25 mL/min）患者每日剂量不应超过2 g。开始时一般每日 1.5～2.0 g，分两次服用。治疗难治性牛皮癣时最大可用到每日5 g。对肾移植患者，推荐口服剂量为 1 g，每日2次（日剂量为2 g）。对成人肝脏移植患者，推荐口服剂量为每次 0.5～1 g，每日2次（日剂量 1～2 g）。对慢性肾脏病的治疗推荐剂量为 1 g，每日2次（日剂量为 2 g）。推荐空腹服用吗替麦考酚酯。对病情稳定的肾脏移植患者，如果需要使用吗替麦考酚酯，可以与食物同服。伴有严重肝实质病变的肾移植患者不需要做剂量调整。对于有严重慢性肾功能损害 [肾小球滤过率 < 25 mL/(min·1.73 m^2)] 的肾移植患者，在度过了术后早期后，应避免使用大于2 g 的日剂量。而且对这些患者应严密观察。严重慢性肾衰竭患者同时接受心脏或肝脏移植后可以使用吗替麦考酚酯。如果出现中性粒细胞减少，应暂停吗替麦考酚酯或减量，并进行相应的诊断性检查和适当的治疗。

五、适应证

吗替麦考酚酯联合环孢素和糖皮质激素是用于预防器官排斥的一线药物，其疗效优于环孢素和糖皮质激素。近年来，吗替麦考酚酯广泛用于非器官移植领域，包括自身免疫性疾病和与免疫炎症反应相关的肾小球疾病。吗替麦考酚酯联合糖皮质激素可用于狼疮性肾炎的诱导缓解和维持缓解治疗，其疗效与环磷酰胺相当，但副作用较少。吗替麦考酚酯通过抑制淋巴细胞和单核细胞浸润、抑制细胞增生和下调黏附因子而缓解急性炎症性病变。吗替麦考酚酯对于难治性肾病综合征，如激素抵抗和激素依赖的患者，特别是微小病变肾病和系膜增生性肾小球肾炎有一定的疗效。

第七节　亲免素结合剂

亲免素是一组可结合一系列免疫抑制剂的蛋白质。这类免疫抑制剂包括环孢素、他克莫司（FK506）和西罗莫司（雷帕霉素）。

一、作用机制

亲免素不仅可与免疫抑制剂结合，还可与热休克蛋白、细胞周期调节因子等结合。在免疫抑制、蛋白质折叠以及调节 RNA 连接和 Ca^{2+} 的体内平衡中均起重要作用。下面主要介绍与亲免素结合的三种免疫抑制剂。

1. 环孢素

环孢素 A（CsA）是 20 世纪 70 年代从美国和挪威的土壤中分离出来的真菌所分泌的代谢产物，具有免疫抑制活性。CsA 是由 11 个氨基酸组成的环形肽，已经被广泛用于器官移植以预防排斥反应和移植物抗宿主病以及自身免疫性疾病等。环孢素是 T 淋巴细胞调节剂，能特异性地抑制辅助 T 淋巴细胞的活性，也可抑制 B 淋巴细胞的活性。它还能选择性地抑制 T 淋巴细胞所分泌的白细胞介素 - 2 和 γ - 干扰素，也能抑制单核巨噬细胞所分泌的白细胞介素 - 1。环孢素在明显抑制宿主细胞免疫的同时，对体液免疫也有抑制作用，能抑制体内抗移植物抗体的产生，因而具有抗排斥的作用。环孢素不影响吞噬细胞的功能，不产生明显的骨髓抑制作用。

CsA 可结合多种亲免素，其中分子量为 18kD 的可溶性蛋白亲免素 A（CyP-A）是 CsA 的主要靶点。CsA 和 CyP-A 在细胞质中可形成高亲和力的复合体，通过特异性地抑制 T 淋巴细胞的信号通路而发挥免疫抑制效应。所有亲免素均具有异构酶，又称旋转异构酶，因此推测亲免素在蛋白质折叠和亚细胞结构的转运中可能起一定作用。

2. FK506

FK506 可以与一系列亲免素结合，形成 FK506 结合蛋白。其中，分子量为 12kD 的可溶性蛋白 $FKBP_{12}$ 为 FK506 在 T 淋巴细胞上的主要靶点。

CsA/CyP-A 和 FK506/FKBP 复合物通过抑制钙调磷酸酶而发挥免疫抑制作用。钙调磷酸酶是 T 淋巴细胞信号通路中的关键分子，由 CnA 和 CnB 两个亚单位组成。钙调磷酸酶的活性可以被细胞内 Ca^{2+} 和钙调素以及活性氧代谢产物调节。转录因子即活化 T 细胞核因子（nuclear factor of actifed T cells，NF-AT）在细胞质中被钙调磷酸酶去磷酸化后进入细胞核，与一系列编码促炎症细胞因子基因的启动子相结合而使其活化。CsA/CyP-A 和 FK506/FKBP 复合物通过抑制钙调磷酸酶活性而抑制了促炎症细胞因子基因表达。同理，Ca^{2+} 依赖的 T 细胞活化（不论是抗原介导还是细胞因子依赖）均可被抑制。二者可抑制的细胞因子包括 T 淋巴细胞所分泌的 IL-2、γ-干扰素以及单核细胞和吞噬细胞所分泌的 IL-1。

3. 西罗莫司

西罗莫司是从爱尔兰土壤内的吸湿链霉菌中分离出来的一种抗真菌大环内酯类抗生素。西罗莫司的结构与他克莫司的相似，同样与 FKBPs 结合，但西罗莫司/$FKBP_{12}$复合体并不能抑制钙调磷酸酶，而是与分子量为 289 kD 的蛋白——哺乳动物西罗莫司的结合靶点（mTOR）相结合。mTOR 为蛋白激酶，可使部分蛋白质磷酸化。西罗莫司/FKBPs 一旦与 mTOR 相结合，则可抑制其酶活性并最终抑制蛋白质的翻译过程。它可以抑制人外周血单个核细胞的增生，且较 CsA 的作用强。

二、药代动力学特点

1. 环孢素

一般为口服用药，经口服吸收后主要与脂蛋白结合。口服达峰时间约为 3.5 小时，成人血浆半衰期约为 19 小时，儿童为 7 小时。

2. 他克莫司

一般为口服用药，经口服吸收后达峰时间为 1～3 小时。当他克莫司与食物同服或同时进食含中等量脂肪食物时，他克莫司的生物利用度会降低，吸收速度也会减慢。他克莫司几乎完全由肝脏代谢，且胆道为其主要排泄途径。他克莫司的半衰期长且不稳定，约为 43 小时。移植者半衰期明显缩短。

3. 西罗莫司

口服吸收迅速，平均达峰时间约为 1 小时。肾移植受者服药后的平均达峰时间约为 2 小时。西罗莫司与食物同时服用或高脂肪饮食可延长达峰时间、降低血药峰浓度。为尽可能减小药物代谢差异，西罗莫司应恒定地与或不与食物同服。

三、毒副作用

1. 环孢素

环孢素较常见的副作用有厌食、恶心、呕吐、牙龈增生伴出血、疼痛、肾毒性（血清肌酐、尿素氮水平增高）、肾小球滤过率降低、高血压、惊厥、低镁血症、氨基转移酶升高、胆汁郁积、高胆红素血症、高血糖、多毛症、手震颤、高尿酸血症伴血小板减少、微血管病性溶血性贫血、四肢感觉异常、下肢痛性痉挛、血栓形成、过敏反应、胰腺炎、白细胞减少、雷诺综合征、糖尿病、血尿、面颈部发红、气喘、呼吸短促等。各种严重的不良反应大多与使用剂量过大有关。预防毒副作用最为有效的方法是定期监测血药浓度，根据血药浓度调整用药剂量，使其维持在临床起免疫抑制作用而不致有严重不良反应的范围内。

2. 他克莫司

他克莫司较常见的副作用有以下几个方面：① 感染，包括病毒、细菌、真菌和原虫感染。② 肾功能异常，包括血肌酐和尿素氮水平升高、尿量减少。③ 血糖代谢异常，包括高血糖和糖尿病。④ 中枢神经系统表现，包括震颤、头痛、感觉异常和失眠，还有焦虑和情绪不稳、混乱、抑郁和陶醉感、多梦及思维异常、嗜睡、眩晕、反应降低、偏头痛、惊厥和肌阵挛等（这些症状可单独出现或同时出现）；罕见的副作用包括脑梗死、昏迷、脑病、幻觉、狂躁反应、脑膜炎、麻痹、精神病和言语障碍（这些症状可单独出现或同时出现）。⑤ 心血管系统异常，包括高血压、肥厚性心肌病、心动过速、外周浮肿、血管扩张和休克等。⑥ 血液系统异常，包括贫血、凝血性疾病和血小板减少、白细胞增生、白细胞减少和全血细胞减少症。⑦ 胃肠道系统异常，包括腹泻、恶心、便秘、脱水、消化不良、胃肠道出血、呕吐、胃溃疡、体重和食欲改变；肝大、肝损、肝功能检查异常和黄疸；结肠炎、胰腺炎、腹膜炎。⑧ 呼吸系统异常，包括哮喘、呼吸困难和胸膜渗出。⑨ 视觉异常，包括弱视、白内障、畏光。⑩ 听觉异常，包括耳鸣和耳聋。⑪ 皮肤性疾病，包括脱发、多毛、瘙痒、出汗和皮疹。⑫ 肌肉骨骼异常，包括关节痛、肌痛、腿痛性痉挛、肌肉张力过高和痉挛。⑬ 其他还有虚弱、不适、发热、男性乳房增生、局部疼痛和诱发恶性肿瘤等。

3. 西罗莫司

总的来说，西罗莫司的毒副作用与剂量呈正相关，包括淋巴囊肿、外周性水肿、发热、真菌感染、病毒及细菌感染、单纯性疱疹、败血症等。各系统常见的不良反应如下：① 心血管系统：心动过速、静脉血栓栓塞（包括肺栓塞、深部静脉血栓）、心包积液。② 消化系统：腹痛、腹泻、口腔炎、胰腺炎。③ 血液系统：贫血、血小板减少症、白细胞减少症、中性粒细胞减少症、血栓形成性血小板减少性紫癜、溶血性尿毒综合征和全血细胞减少症。④ 代谢及营养：高脂血症、高胆固醇血症、低磷血症、高血糖、低钾血症、乳酸脱氢酶升高、谷草转氨酶升高、谷丙转氨酶升高。⑤ 肌肉骨骼系统：关节痛、骨坏死。⑥ 呼吸系统：鼻衄、肺炎、局限性肺炎、肺部出血。⑦ 皮肤：痤疮、皮疹、鳞状细胞癌、基底细胞癌、黑色素瘤、剥脱性皮炎。⑧ 泌尿生殖系统：尿路感染、肾盂肾炎、蛋白尿、肾病综合征。

上述三种药物的毒副作用有一些相同，但并不完全一致。环孢素和他克莫司最为常见的毒副作用为肾毒性、神经毒性和高血压。环孢素所特有的常见副作用还包括牙龈增生、痤疮和多毛。西罗莫司的副作用与环孢素和他克莫司有较大区别，肾毒性、神经毒性和高血压不常见，最常见的毒副作用为高脂血症（如高胆固醇血症）、白细胞和血小板减少。

四、应用原则

1. 环孢素

成人口服常用量为初始剂量按体重每日 12～15 mg/kg，1～2 周后逐渐减量，一般每周减少开始用药量的 5%，维持量为每日 5～10 mg/kg。儿童常用量按体重每日 6～11 mg/kg，维持量为每日 2～6 mg/kg。

2. 他克莫司

每日服药两次（早晨和晚上），最好用水送服。建议空腹或者至少在餐前 1 小时或餐后 2～3 小时服用。如必要，可将胶囊内容物悬浮于水，经鼻饲管给药。若患者临床状况不能口服，首剂要静脉给药。患者情况允许口服时，应尽早开始口服。本药不能与环孢素同时使用。血药浓度监测频率须根据临床的需要，因其半衰期长，无须每日测定血药浓度。一般推荐在术后早期、剂量调整后、从其他免疫抑制剂转换为本药、合并使用可能发生药物相互作用的药物后进行血药浓度的测定。若浓度维持在 20 ng/mL 以下，大多数患者耐受良好。若血药浓度低于限量且患者临床状况良好，则无须调整剂量。成人口服初始剂量应按体重每日 0.1～0.3 mg/kg。患者由口服环孢素换成口服本药时，首次给药间隔时间不超过 24 小时。如果环孢素的血药浓度过高，应进一步延缓给药时间。根据药代动力学原则无须调整剂量。建议仔细监测肾功能（包括根据血清肌酐值计算肌酐清除率）及排尿量。血液透析不会降低该药在血液中的浓度。

3. 西罗莫司（雷帕霉素）

建议西罗莫司片剂与环孢素和皮质类固醇联合使用。西罗莫司用于口服，每日 1 次，固定地与或不与食物同服。首次应服用西罗莫司的负荷量，即维持量的 3 倍剂量。对肾移植患者的建议负荷量为 6 mg，维持量为 2 mg/d。应监测其血药浓度，使其血药浓度维持在目标范围之内。建议监测患者的全血谷浓度。血药浓度监测不应作为调整西罗莫司治疗的唯一依据。应仔细观察临床体征、症状、组织活检和实验室参数。当与环孢素合用时，西罗莫司血药谷浓度应保持在一个目标浓度范围之内。对年龄在 13 岁及以上但体重不超过 40 kg 的患者，起始剂量应根据体表面积调整至每平方米体表面积 1 mg/d，负荷剂量为 3 mg/d。肝功能损害患者西罗莫司的维持量可减小剂量的 1/3 至 1/2。西罗莫司的负荷剂量不需要调整。对于肝功能损害患者，建议监测全血谷浓度。肾功能损害患者不需要调整负荷剂量。肾功能损害患者和老年患者用药均不需要调整剂量。

环孢素和他克莫司的局限性是其有效治疗浓度的范围较小。因此，密切监测血药浓度对预防器官排异和毒副作用的发生极为重要。此外，由于环孢素和他克莫司均经肝脏代谢，任何影响肝脏细胞色素 P_{450} 代谢的药物都可能进一步影响环孢素和他克莫司的血浓度，也再次说明治疗期间监测环孢素和他克莫司血药浓度的重要性。

环孢素和他克莫司常易引起高血压，可应用钙拮抗剂降压，但应注意钙拮抗剂有可能影响环孢素和他克莫司的血药浓度。

由于西罗莫司与环孢素的毒副作用有较大不同，有人建议在预防器官排异时联合应用这两种药，并认为这样有可能减少糖皮质激素和环孢素的用量。

五、适应证

上述三种亲免素结合剂均已在自身免疫性疾病和肾小球疾病中得到了越来越广泛的应用。环孢素联合糖皮质激素可以使多数膜性肾病患者得到部分或完全缓解，环孢素联合小剂量糖皮质激素则可使部分局灶节段性肾小球硬化患者得到缓解，但是停药以后还存在较高的复发率。环孢素在狼疮性肾炎的治疗中也被证实有效。近年来，他克莫司也开始用于肾小球疾病，对弥漫增生性狼疮性肾炎可以迅速改善患者的低白蛋白血症，随后则可明显减少蛋白尿和各项免疫学指标，重复肾活检可见肾小球增生性病变得到明显改善。虽然环孢素和他克莫司治疗肾小球疾病有肯定的疗效，但其固有的肾毒性和需要定期监测血药浓度则限制了其临床应用。针对难治性肾病患者，如果确实需要使用上述药物，应尽量采用最小有效剂量，并定期监测肾功能和密切观察病情变化。

第六章
抗凝和改善循环的药物

第一节　肾脏病凝血与抗凝的机制

慢性肾脏病病变本身虽然与机体的免疫功能息息相关，但是伴随着病变的发生而出现的血小板活化和凝血功能异常也应引起临床重视。

慢性肾脏病患者特别是临床上表现为肾病综合征的患者，往往存在明显的血小板活化现象，免疫荧光和电镜往往证实肾小球有血小板或血小板抗原的沉积现象，部分患者出现血小板生存时间缩短以及血小板数目减少的情况。肾脏病变过程中出现的免疫复合物本身可以引起血小板活化和 5－羟色胺释放，从而促进肾小球系膜细胞增生。因此，血小板相关的凝血机制参与了慢性肾脏病的病变过程并影响病情的发生和发展。慢性肾脏病患者往往出现血小板活化因子、血栓素 A2、5-HT、血小板源性生长因子、黏附蛋白及二磷酸腺苷（ADP）等的释放和活化。这些活性物质和细胞因子均可引起肾小球内血管收缩和血小板凝集，从而促进系膜细胞增生和免疫复合物在肾小球内沉积，加重肾小球病变。此外，血小板活化会导致硫酸肝素多糖减少，从而导致肾小球的系膜细胞增生和胶原纤维形成增加。此外，肾小球基底膜的硫酸肝素多糖的减少会导致肾小球基底膜的电荷屏障功能下降，不利于血浆蛋白的滤过功能，从而导致尿蛋白漏出的风险增加。

慢性肾脏病临床上表现为肾病综合征的患者由于机体免疫功能异常，往往会出现非感染性免疫炎症激活导致机体内免疫复合物异常增加。一方面，免疫激活会导致血小板激活，从而产生肾小球内纤维蛋白沉积。另一方面，免疫复合物在肾小球基底膜的沉积导致肾小球基底膜破坏。由于患者出现大量的尿蛋白而使体内具有抗凝血功能的蛋白类物质（如抗凝血酶Ⅲ、蛋白 C 及蛋白 S 等）大量丢失，低蛋白血症刺激肝脏非特异性地合成脂蛋白，从而导致纤维蛋白原等凝血因子明显增多。这些问题均会导致肾病综合征患者处于凝血亢进的状态。

慢性肾脏病患者易于出现凝血功能亢进的状态，特别是临床表现为肾病综合征的患者，此种情况更加明显。从这个视角来看，不论是应用西药进行抗凝治疗还是应用中医药进行活血化瘀治疗，均可以取得较好的临床疗效。相关的研究表明，高凝状态出现的机制主要包括以下几个方面：① 凝血的异常活化：血液中纤溶酶原激活物抑制因子（PAI-1）增多，肾组织 PAI-1 沉积增加；② 伴随肾组织纤维蛋白相关抗原沉积，尿中组织型纤溶酶原激活物（tPA）水平明显升高；③ 血浆白蛋白具有作为 tPA 激活与纤维蛋白结合的纤溶酶原的辅助因子作用，低白蛋白血症可降低纤溶酶与纤维蛋白的结合力；④ 高纤维蛋白原血症也可通过竞争作用减少纤溶酶与纤维蛋白的结合；⑤ 低蛋白血症刺激肝脏合成 α_2 巨球蛋白和脂蛋白 a 增多，α_2 巨球蛋白可抑制纤溶酶活性，而脂蛋白 a 具有与纤溶酶原相似的结构，能竞争性地抑制纤溶酶原与纤维蛋白的结合，抑制纤溶活性。这些均提示慢性肾脏病患者存在凝血活性亢进状态，而纤溶活性相对不足，特别是患者临床表现为肾病综合征时更加明显。这是慢性肾脏病患者易出现凝血异常相关的临床问题，同时也是应用抗凝和促纤溶药物的重要理论基础。慢性肾脏病患者凝血亢进和纤溶活性的相对不足导致肾小球血管内纤维蛋白的形成和沉积。沉积的纤维蛋白进一步可以导致机体病变的发生和发展。在全身病变方面可以引起血流量的减少并产生缺血性病变，进而引起血液流变学变化，通过对血管内皮细胞的应力作用，激活内皮细胞的蛋白激酶C促进细胞因子产生，导致肾小球病变加重。如果肾小球病变进行性加重，则随着病变的发展，患者可能出现肾小球基底膜断裂和纤维蛋白漏入鲍曼囊，刺激释放多种细胞因子并导致细胞增生，最终导致新月体形成。这些均会导致患者病情进行性加重并最终出现肾功能衰竭。

研究表明，凝血酶具有多方面的作用并促进了肾小球纤维化的进程。其作用主要体现在下列几个方面。第一，刺激系膜细胞增生并减少细胞外基质的降解。第二，凝血酶可以促进系膜细胞转化生长因子（transforming growth factor，TGF）-β_1和血小板衍生生长因子（platelet derived growth factor，PDGF）的表达。第三，凝血酶可以活化系膜细胞和内皮细胞等细胞膜上的凝血酶受体，通过蛋白激酶C、蛋白酪氨酸激酶及有丝分裂素活化蛋白激酶等细胞信号途径下调核因子κB（NF-κB）的抑制因子的作用，从而增强NF-κB的活性，明显增加了包括TGF-β_1和PDGF细胞因子的表达，导致细胞外基质的蓄积。第四，凝血酶可以导致纤溶酶原激活剂抑制剂-1（PAI-1）增多，PAI-1可抑制基质金属蛋白酶（MMP）的活性，减少细胞外基质的降解。由此可见，凝血功能紊乱在肾脏组织纤维化进程中具有重要作用。因此，抗凝治疗不仅可以防治慢性肾脏病过程中的多种并发症，而且可以减轻其病变进展，从而延缓病变的发展。

第二节 常用的肾脏病抗凝治疗药物

肾脏病变出现的凝血功能异常和血栓可能导致病变进行性恶化，不仅会加重肾脏本身的病变，甚至可能出现危及生命的肺栓塞等问题。针对上述问题，对肾脏病患者进行抗凝治疗的常用药物包括抗血小板药物、抗凝药物和促纤溶药物三大类。

一、抗血小板药物

抗血小板药物按照其作用机制分为环氧化酶抑制剂（阿司匹林）、磷酸二酯酶抑制剂（双嘧达莫）、血栓素A2合成酶抑制剂（达唑氧苯）、腺苷酸环化酶兴奋药（前列环素）、血小板膜糖蛋白Ⅱb/Ⅲa抑制剂（氯吡格雷）、血小板因子释放抑制剂（吲哚布芬）六类。这六类药物中，目前临床上慢性肾脏病患者应用较多的是双嘧达莫（潘生丁）、阿司匹林和氯吡格雷。

1. 双嘧达莫

双嘧达莫的主要作用是抑制血小板内的磷酸二酯酶活性，减少血小板内cAMP的降解而增加其浓度，进而刺激前列腺素I_2的合成，抑制血小板的聚集从而发挥作用。该药常见的副作用是头晕、头痛、恶心、呕吐等，剂量过大时可能出现低血压和晕厥等表现。

2. 氯吡格雷

氯吡格雷的主要作用是直接特异性干扰 ADP 介导的血小板活化，抑制 ADP 诱导的血小板 α 颗粒的释放，从而引起对血小板功能的非竞争性抑制作用。这种作用是不可逆的。氯吡格雷也具有抑制纤维蛋白和血小板膜糖蛋白 Ⅱb/Ⅲa 之间的结合作用，阻断血小板的聚集，从而发挥其抗血小板作用。该药常见的副作用是腹泻和出血，严重的副作用是出现骨髓抑制等。

3. 阿司匹林

阿司匹林有胃肠道副作用，因此它在临床上用于抗血小板作用的使用频率明显低于前两种药物。阿司匹林的抗凝血作用主要是通过前列腺素合成酶抑制血栓烷 A2 的合成，进而发挥抑制血小板聚集的作用。该药常见的副作用有皮疹、水肿和诱发痛风等，禁用于消化道溃疡、肝功能衰竭、肾功能衰竭和心功能衰竭的患者。

二、抗凝药物

抗凝药物按照其作用机制不同主要分为以下四类：① 抑制凝血因子合成（华法林）；② 增强凝血抑制因子活性（肝素制剂）；③ 拮抗凝血酶活性（达比加群酯）；④ 凝血抑制因子制剂（抗凝血酶Ⅲ）。这四类药物中，目前临床上慢性肾脏病患者应用较多的是华法林和肝素制剂（普通肝素和低分子肝素等）。

1. 华法林

华法林是香豆素类抗凝血药物，其凝血作用主要是抑制机体内维生素 K 的合成和与维生素 K 相关的凝血因子在体内的活化作用。此外，华法林还具有抑制血小板聚集的作用。临床上华法林常见的副作用是出血，特别是脏器出血。一般情况下，轻度出血只需要停药并使用维生素 K 制剂对症治疗，严重者则应静脉注射维生素 K 注射液以及联合使用新鲜血浆和凝血因子等制剂。

2. 肝素制剂

肝素是黏多糖蛋白，本身具有大量阴离子电荷。肝素的主要作用是增强抗凝血酶Ⅲ的活性，促进后者与相关凝血因子结合而抑制凝血因子活性，从而发挥抗凝血作用。肝素也可以直接与凝血因子结合而抑制凝血复合物生成。此外，对肾脏病患者，肝素的以下作用使其在肾脏病领域的治疗作用非常显著：① 抑制肾小球系膜基质增生；② 抑制免疫复合物在肾小球基底膜和系膜区沉积；③ 抑制系膜细胞凋亡；④ 抑制活性氧的产生，从而发挥肾脏内抗氧化作用；⑤ 抑制肾小球内皮细胞产生内皮素，并促进一氧化氮的产生，从而降低血压；⑥ 补充肾小球基底膜阴离子电荷，修复其滤过作用。低分子肝素是普通肝素经过酶切作用后的产物，分子量只有普通肝素的四分之一左右。低分子肝素与普通肝素相比，仅可与抗凝血酶Ⅲ结合发挥作用，故其抗凝血作用低于普通肝素。同样，它对肾脏的作用也较普通肝素弱，但是减小了出血的风险，临床应用更加安全、有效。

普通肝素和低分子肝素的主要副作用是出血。如果患者有出血倾向或者活动性出血临床指征，禁用此类药物。临床上使用肝素或低分子肝素时出血的治疗最为有效的药物是使用鱼精蛋白中和。一般情况下，1 mg 鱼精蛋白可以中和 1 mg 肝素或者 100 单位低分子肝素。但是鱼精蛋白的首次使用剂量不宜过大，使用时要严密监护生命体征和凝血指标。

3. 达比加群酯

达比加群酯作为小分子前体药物，未显示有任何药理学活性。经口服给药后，达比加群酯可被迅速吸收,并在血浆和肝脏内经由酯酶催化水解转化为达比加群。达比加群是强效、竞争性、可逆性的直接凝血酶抑制剂,也是血浆中的主要活性成分。在凝血级联反应中,凝血酶(丝氨酸蛋白酶)可使纤维蛋白原转化为纤维蛋白。而达比加群可结合于凝血酶的纤维蛋白特异性结合位点,阻止纤维蛋白原裂解为纤维蛋白,从而阻断凝血级联反应,预防血栓形成。达比加群还可抑制游离凝血酶、与纤维蛋白结合的凝血酶和凝血酶诱导的血小板聚集形成等。

三、促纤溶药物

促纤溶药物主要是针对凝血功能亢进(即凝血酶和纤溶活化之间的平衡被打破,纤维蛋白在体内形成和沉积),可促进纤维蛋白溶解。肾脏病患者易出现高凝状态而使肾小球内纤维蛋白沉积和肾小球纤维化,导致肾功能进行性恶化。临床上常用的促纤溶药物主要分为两类:一类是纤维酶原激活剂,如链激酶和尿激酶等;另一类是纤维蛋白原降解剂,如去纤酶等。这两类药物中,目前临床上慢性肾脏病患者应用较多的药物是纤维酶原激活剂,如尿激酶。

尿激酶是正常肾脏分泌的一种蛋白酶,主要是从健康人体尿液中提取出来的,为外源性纤溶激活剂。其主要作用是直接激活机体内的纤溶酶原而转变为纤溶蛋白溶解酶,引起血栓内部崩解和血栓表面溶解。尿激酶无抗原性,且不会引起过敏反应,临床上适用于多种血栓及栓塞性疾病。该药是生物制剂,溶解后应立即使用。该药临床常见的副作用是头痛、食欲缺乏和恶心呕吐等,严重不良反应是引起出血,特别是注射部位的血肿。因此,用药过程中要严密监测患者的凝血功能。

第七章
肾脏病研究常用的中成药

第一节 具有免疫调节作用的中药制剂——含有雷公藤甲素等成分的制剂

目前临床上使用比较多且对机体免疫功能调节作用比较明显的中成药物主要有雷公藤多苷、昆明山海棠和火把花根片等。其中，在作用机制方面研究最多的是雷公藤，其主要活性成分为雷公藤甲素。雷公藤具有明确的非特异非感染性抗炎和免疫抑制作用。

一、药品名称
雷公藤多苷（雷公藤多甙）。

二、药理作用
本品具有较强的非特异非感染性抗炎及免疫抑制作用。

三、适应证
可用于原发性肾小球肾炎、肾病综合征、紫癜性及狼疮性肾炎、红斑狼疮和类风湿性关节炎；也可用于过敏性皮肤脉管炎、皮炎、湿疹以及银屑病性关节炎、麻风反应、白塞综合征、复发性口疮、强直性脊柱炎等风湿免疫性疾病。

四、用法用量
口服，一次 10～20 mg，一日 3 次，饭后服用。使用该药时首次应给足量，症状控制后可减量维持或间断给药。

五、不良反应
1. 生殖系统

该药对生殖系统有明显的影响，不仅影响女性卵巢功能，也影响男性睾丸精子发育。

2. 消化系统

可引起恶心、呕吐、腹痛、腹泻和食欲减退等消化系统症状，偶可引起消化道出血，还可引起肝酶升高。大多数患者可自行缓解。

3. 骨髓抑制

具有骨髓抑制作用，可引起白细胞及血小板减少。少数患者可出现粒细胞缺乏、贫血和再生障碍性贫血。

4. 皮肤损伤

皮肤黏膜反应较多见，可见皮肤色素沉着、皮疹、口腔溃疡、痤疮、指甲变软和皮肤瘙痒等表现。

5. 肾损伤

部分患者可能出现肌酐清除率下降，一般是可逆的，但也有严重者存在发生急性肾损伤导致死亡的风险。

6. 其他

偶可引起心悸、胸闷、气短和心律失常，少数患者可出现头晕、头痛、耳鸣、脱发、口干、乏力和失眠等症状。

六、注意事项

孕妇及哺乳期妇女禁用，服用此药期间应避孕。老年患者、有严重心血管和肝肾功能不全的患者慎用。

七、药物相互作用

该药与糖皮质激素合用可增强疗效，合用时应结合病情考虑酌情减小激素用量，以减少该药致白细胞降低等不良反应。

第二节 具有保护肾功能作用的中药制剂——含有冬虫夏草等成分的制剂

目前，临床上使用比较多且含有冬虫夏草成分的人工制剂包括百令胶囊和金水宝胶囊等，其对机体免疫功能的调节作用比较明显。从中医学角度来看，该类药物属于补益药物，湿热内蕴或者本身脾胃功能较差的患者应减量或者暂时停用。在作用机制方面研究最多的是百令胶囊，其主要活性成分为发酵虫草菌粉，具有明确的抗炎和免疫抑制作用。

一、百令胶囊

1. 成分

发酵虫草菌粉。

2. 性状

本品为硬胶囊，内容物为灰色至灰黄色的粉末；气微腥，味微咸。

3. 功能主治

补肺肾，益精气。用于肺肾两虚所引起的咳嗽、气喘、咯血、慢性肾脏病、腰背酸痛以及慢性支气管炎等疾病的辅助治疗。

4. 药理作用

本品可以降低肾切除及庆大霉素致肾损伤大鼠的血清肌酐、尿素氮水平及尿蛋白含量，减轻组织病理学损伤程度。

5. 用法用量

口服，每次 1~3 g，一日 3 次。

6. 注意事项

忌油腻食物。凡阴虚火旺、血分有热、胃火炽盛、肺有痰热、外感热病者禁用。

7. 规格

每粒装① 0.2 g ② 0.5 g。

二、金水宝片/胶囊

1. 成分

发酵虫草菌粉。

2. 性状

片剂：除去包衣后，片芯显浅棕色至棕色；胶囊：内容物为黄棕色至浅棕褐色的粉末；气香，味微苦。

3. 功能主治

补益肺肾，补精益气。用于肺肾两虚、精气不足所致的久咳虚喘、神疲乏力、不寐健忘、腰膝酸软、月经不调、阳痿早泄，以及慢性支气管炎、慢性肾衰竭、高脂血症、肝硬化见上述症候者。

4. 药理作用

① 有抗炎、止咳、祛痰、镇静和促进性腺功能的作用。

② 能降低血清胆固醇、三酰甘油（甘油三酯）和脂质过氧化物，增加心肌与脑的供血。

③ 有轻度降血压、抑制血小板聚集、延长缺氧动物生存时间等作用。

④ 对心、脑组织有保护作用。

5. 用法用量

口服。片剂：一次 2 片，胶囊：一次 3 粒（慢性肾功能不全者每次 6 粒）；一日 3 次。

6. 注意事项

忌油腻食物。

7. 规格

片剂：每片重 0.75 g（含发酵虫草菌粉 0.5 g）；胶囊：每粒装 0.33g。

第三节 用于治疗肾小球疾病的各种中药制剂

一、黄葵胶囊

1. 成分

黄蜀葵花。

2. 性状

本品为硬胶囊，内容物为棕褐色的粉末；味微甘、苦。

3. 功能主治

清利湿热，解毒消肿。用于慢性肾炎属湿热证者，症见水肿、腰痛、蛋白尿、血尿和舌苔黄腻等。

4. 用法用量

口服。一次 5 粒，一日 3 次；8 周为一疗程。

5. 不良反应

个别患者用药后出现上腹部胀满不适。

6. 禁忌

孕妇忌服。

7. 注意事项

本品宜饭后服用。

8. 规格

粒装 0.5 g。

二、肾炎康复片

1. 成分

白花蛇舌草、白茅根、丹参、地黄、杜仲、黑大豆、桔梗、人参、山药、土茯苓、西洋参、益母草、泽泻。

2. 性状

本品除去包衣后,片芯显黄棕色;味甘、淡。

3. 功能主治

益气养阴,补肾健脾,清除余毒。用于慢性肾小球肾炎属气阴两虚、脾肾不足、毒热未清者,症见神疲乏力、腰酸腿软、面浮肢肿、头晕耳鸣。临床用于蛋白尿、血尿等。

4. 用法用量

口服。一次5片,一日3次,小儿酌减,或遵医嘱;4周为一疗程,服用 1~2 个疗程。

5. 注意事项

服药期间忌辛、辣、肥甘等刺激性食物;禁房事。

6. 规格

每片芯重 0.48 g。

三、肾炎四味片

1. 成分

细梗胡枝子、黄芩、石韦、黄芪。

2. 性状

本品除去包衣后,片芯显棕褐色;味微苦。

3. 功能主治

活血化瘀,清热解毒,补肾益气。用于慢性肾小球肾炎。

4. 用法用量

口服。一次8片,一日3次。

四、肾炎温阳片

1. 成分

人参、黄芪、附子、党参、茯苓、肉桂、香加皮、木香、大黄、白术、葶苈子等。

2. 性状

本品除去包衣后,片芯显棕色;味苦、微辛。

3. 功能主治

温肾健脾,化气行水。用于慢性肾小球肾炎,症见脾肾阳虚、全身水肿、面色苍白、脘腹胀满、纳少便溏、神倦尿少等症状者。

4. 用法用量

口服。一次 4~6 片,一日3次。

5. 注意事项

肾炎水肿属实证、阴虚、风热型者勿用。

6. 规格

每片芯重 0.32 g。

7. 贮藏

密闭。

第四节 具有改善慢性肾衰竭患者症状的制剂——含有大黄等成分的制剂

慢性肾衰竭中晚期患者往往由于体内毒素聚集导致湿热内蕴和血脉瘀阻，主要有恶心、食欲下降和便秘等症状。目前临床上使用比较多且疗效比较确切的含大黄等具有肠道吸附作用的药物制剂有尿毒清颗粒和肾衰宁等，这些药物对慢性肾衰竭属于湿热症候的患者作用效果较好，具有明确的排泄机体毒素等作用。

一、尿毒清颗粒

1. 成分

大黄、黄芪、甘草、茯苓、白术、制何首乌、川芎、菊花、丹参、姜半夏、党参、苦参、白芍、柴胡、桑白皮、车前草。

2. 性状

本品为棕色或棕褐色的颗粒；味甜、微苦。

3. 药理作用

本品对大、小鼠肾功能衰竭模型有改善肾功能的作用。

4. 功能主治

通腑降浊，健脾利湿，活血化瘀。用于慢性肾衰竭患者处于氮质血症期和尿毒症早期且中医辨证属脾虚湿浊和血瘀证的患者。该药可以在一定程度上改善肾功能。

5. 用法用量

温开水冲服。一日 4 次，两次服药间隔勿超过 8 小时。

6. 注意事项

① 应遵医嘱按主治症候用药，按时按量服用。

② 按照肾功能衰竭程度的不同采用不同的饮食食谱，特别注意控制富含植物蛋白和钾的食物的摄入。

③ 服药后大便呈半糊状为正常现象。如呈水样便，则须减量使用。

④ 本品应配合使用对肾功能无损害的抗生素、降压药及利尿、抗酸、降尿酸药。

⑤ 忌与氧化淀粉等化学吸附剂及含糖制剂合用。

⑥ 糖尿病肾病所致肾衰竭患者不宜使用。

7. 规格

每袋装 5 g。

二、肾衰宁胶囊

1. 成分

丹参、大黄、太子参、黄连、牛膝、半夏（制）、红花、茯苓、陈皮、甘草。

2. 性状

本品为硬胶囊，内容物为黄棕色的颗粒；气微香，味苦。

3. 功能主治

益气健脾，活血化瘀，通腑泄浊。用于脾失运化、瘀浊阻滞、升降失调所致的腰痛疲倦、面色萎黄、恶心呕吐、食欲缺乏、小便不利、大便黏滞等，以及由多种原因引起的慢性肾衰竭见上述症候者。

4. 用法用量

口服。成人一次 4～6 粒，一日 3～4 次，45 日为一疗程。小儿酌减。

5. 规格

每粒装 0.3 g。

第八章
肾脏病研究常用的中草药

第一节 黄 芪

一、黄芪的成分与功效

黄芪为豆科植物蒙古黄芪或膜荚黄芪的根，我国黄芪的品种主要有东北黄芪、蒙古黄芪或其他同属相近的植物。黄芪首载于《神农本草经》，列为上品。黄芪入药部分主要是其干燥的根。黄芪的有效成分主要包括黄芪多糖、黄酮类和黄芪皂苷等。黄芪的性味归经是性甘、味微温，归脾、肺经。黄芪的主要功效是补气升阳、益卫固表、利水消肿、托疮生肌。临床上主要用于气虚乏力、食少便溏、中气下陷、久泻脱肛、便血崩漏、表虚自汗、气虚水肿、痈疽难溃、久溃不敛、血虚萎黄、内热消渴等相关疾病。

二、对黄芪的认识

黄芪主要产自我国的河北、黑龙江以及内蒙古等地区。黄芪色黄，为补药之长。历代本草学认为黄芪的主治作用是补虚，其功效是用于"逐五脏间恶血，补丈夫虚损，五劳羸瘦，益气，利阴气，肾衰耳聋"。《药品化义》记载："黄芪，性温能升阳，味甘淡，用蜜炒又能温中，主健脾，故内伤气虚，少用以佐人参，使补中益气，治脾虚泄泻，疟痢日久，吐衄肠血，诸久失血后，及痘疹惨白。"黄芪治气虚盗汗并自汗，即皮表之药，又治肤痛，则表药可知。又治咯血，柔脾胃，是为中州药也。又治伤寒尺脉不至，又补肾脏元气，为里药，是上中下内外三焦之药。炙黄芪补中，益元气，温三焦，补脾胃。

三、黄芪用于治疗肾脏病的中医理论基础

《本草纲目》载："耆长也，黄芪色黄，为补者之长故名。"《本经逢原》曰："黄芪能补五脏诸虚，治脉弦自汗，泻阴火，去肺热，无汗则发，有汗则止。"《药性论》曰："治发背，内补，主虚喘，肾衰耳聋，疗寒热。"中医学认为，慢性肾脏病病变的实质是脾肾亏虚、血脉瘀阻，应以健脾益胃、活血通络为治疗原则。

黄芪兼具上述治疗特点，同时相关现代药理研究表明，黄芪能够增强和调节机体免疫功能，有扩张血管、改善微循环、调节脂代谢等作用。而在肾脏方面，除了有明显的利尿作用外，它还能增加肾血流量，有利于过氧化脂质等有害物质的消除，减轻脂质在肾小球和肾间质的沉积和微血栓的形成，从而保护肾脏。黄芪本身所具有的补肺气、补脾胃、补肾之元气的功用对以虚实夹杂、本虚标实为特点的肾脏病具有治疗作用，这是使用黄芪治疗肾脏病的中医理论基础。

四、黄芪用于治疗肾脏病的现代研究情况

黄芪的主要成分为皂苷类、黄酮类、多糖类、氨基酸和微量元素等，这些成分具有提高慢性肾脏病患者肾小球滤过率的功效。循证医学研究分析发现，黄芪对糖尿病肾病患者

具有明确的治疗作用。黄芪对肾脏有一定的保护作用，特别是对转化生长因子（TGF）-β_1的抑制作用可能是其抗肾脏纤维化的共同机制及关键环节之一。

研究表明，黄芪通过调控 TGF-β_1/Smads/ILK 信号通路，有效地减轻单侧输尿管闭塞（UUO）肾病小鼠的肾脏纤维化。其作用机制主要是对某些相关细胞因子的核酸和蛋白水平有抑制作用，从而进一步改善细胞外基质表达的分泌。黄芪的主要活性成分黄芪甲苷可抑制高糖诱导的肾小管上皮细胞凋亡，抑制 TGF-β_1 的表达。此外，黄芪通过下调肾组织 TGF-β_1、Smad 2 与 Smad 3 的表达，上调 Smad 7 的表达，从而抑制结缔组织生长因子（CTGF）的表达，达到阻止胶原等细胞外基质的合成、减轻肾间质纤维化的目的。研究发现，以黄芪为主的方剂能够使促纤维化因子 TGF-β_1 及 P-Smad 2、P-Smad 3 的表达减弱，使具有抑制通路活性作用的 Smad 7 的表达增强，最终减少通路下游因子整合素连接激酶（ILK）的表达水平，从而抑制纤维化相关物质的产生。黄芪多糖对肾脏病变模型动物有减少蛋白尿、调节脂代谢和改善肾功能等作用。研究显示，肾脏病变模型组大鼠 TGF-β_1、金属蛋白酶组织抑制剂（TIMP）-1 和血管紧张素Ⅱ（AngⅡ）表达明显增加，而基质金属蛋白酶（MMP）-2 的表达明显下降；在应用黄芪多糖干预之后，大鼠的肾间质纤维化有一定程度的减轻，而且减轻的程度与黄芪多糖的使用剂量成正相关关系。此外，黄芪多糖可上调肾间质中 MMP-2 表达，同时下调 TGF-β_1、TIMP-1 和 AngⅡ表达，从而抑制肾小管上皮细胞转分化和减少细胞外基质积聚的作用。研究提示，黄芪多糖对纤维化相关的细胞因子和细胞外基质相关酶的调节作用是其防治肾间质纤维化的机制之一。

第二节 当 归

一、当归的成分与功效

当归为伞形科植物，其入药部分主要是其干燥的根，味甘辛，性温。其功能是补血和血、调经、止痛、润肠通便，具有极高的药用价值。我国最早的药学著作《神农本草经》就有关于当归的记载。当归的主要水溶性成分含有阿魏酸、当归多糖等，挥发油中主要含挥发油类藁本内酯、正丁酰内酯、阿魏酸、多糖类和油脂类等多种成分。研究发现，当归含有黄酮、香豆素、挥发油、有机酸、多糖、氨基酸、微量元素及维生素等多种成分，其挥发油虽然仅占当归化学总成分的 0.62% 左右，但却具有丰富的化学成分和广泛的药理作用。当归主要用于血虚头晕、面色不华、跌打损伤、瘀血肿痛、血脉瘀滞、风湿痹痛、疮疡痈肿、月经不调、痛经闭经、崩漏及产后瘀滞腹痛等病症。

二、对当归的认识

当归为多年生草本植物，主要产于我国的四川、云南和甘肃等地。《神农本草经》将其列为上品。《神农本草经》谓之"当归味温，主呃逆上气"。《本草纲目》将其列在芳草类。历代本草学认为，当归具有治疗血虚萎黄、眩晕心悸、月经不调、经闭痛经、虚寒腹痛、风湿痹痛、跌打损伤、痈疽疮疡和肠燥便秘等相关疾病的作用，享有"十方九归"的美誉。

三、当归用于治疗肾脏病的中医理论基础

《汤液本草》记载："当归，入手少阴，以其心主血也；入足太阴，以其脾裹血也；

入足厥阴,以其肝藏血也。头能破血,身能养血,尾能行血,用者不分,不如不使。"《医学启源》谓之"能和血补血"。通过中医辨证分析可以得知,肾脏病特别是慢性肾脏病多伴有血脉瘀阻等病症,而活血通络是治疗肾脏病的重要治疗原则之一。当归本身所具有的补血活血的功用对肾脏病所伴血脉瘀阻具有较好的治疗作用,这是使用当归治疗肾脏病的中医理论基础。

四、当归用于治疗肾脏病的现代研究情况

当归的主要化学成分有多糖类、黄酮类、香豆素类、苯酞类、挥发油类化合物,同时还含有铜、铁、锌、砷、钼、锡、硼等元素及维生素A、维生素B12等成分。当归扩张血管的作用与胆碱和组胺受体的兴奋有关。此外,当归可以用于降低血小板聚集及抗血栓作用;具有增强免疫功能和抗变态反应的作用,能明显促进单核巨噬细胞的清除率,增强巨噬细胞的吞噬能力;对皮质激素引起的抑制作用有抗拮抗作用;可使血液黏滞性降低。当归通过降低血浆纤维蛋白原浓度增加细胞表面电荷而促进细胞解聚,降低血液黏度。当归的有效活性成分阿魏酸可抗血小板聚集,使血栓缩小,凝血酶原时间延长。研究表明,当归及其成分阿魏酸等可扩张血管,降低血管阻力,改善器官血流量;可降低血液黏滞性,对实验性血栓的形成有明显的抑制作用。当归多糖能显著增强机体的体液免疫功能。对兔的脾细胞与骨髓细胞体外培养研究表明,当归多糖具有良好的干扰素诱导活性;当归多糖对T淋巴细胞有较强的活化作用,能明显促进小鼠脾淋巴细胞增殖,直接激活参与抗体反应的T淋巴细胞,使部分细胞群成熟为抗体分泌细胞,并与刀豆素有协同作用;当归可明显促进刀豆素A诱导的小鼠脾淋巴细胞DNA和蛋白质的合成,促进IL-2的产生。

研究发现,当归对慢性肾脏病的治疗作用确切。当归活性成分阿魏酸钠能用于治疗大鼠慢性肾小球肾炎模型,使肾脏病变减轻主要是通过减少尿蛋白、改善血浆与肾皮质的超氧化物歧化酶(SOD)活性来实现的。对肾缺血模型动物的肾脏组织学研究发现,当归对肾缺血损伤有保护作用。当归能改善家兔肾缺血60分钟后肾小球过滤功能及肾小管重吸收功能,减轻肾损害,促进肾小管病变的恢复。研究发现,阿魏酸具有减少蛋白尿和改善肾功能等作用,有明确的抑制细胞外基质增生、改善及延缓肾脏纤维化进程的作用。此外,阿魏酸钠还具有抑制$TGF-\beta_1$诱导的肾小管上皮细胞转分化作用。阿魏酸对纤维化相关的细胞因子和细胞外基质相关酶的调节作用是其防治肾间质纤维化的机制之一。

第三节 川 芎

一、川芎的成分与功效

川芎为伞形科藁本植物川芎的根茎,其性味辛、温,微苦,归肝、胆、心包经,具有活血行气、祛风止痛的功效。川芎的主要成分包括生物碱、挥发油和有机酸等。生物碱部分有川芎嗪和川芎酚,挥发油中含有丁基呋内酯,有机酸主要有阿魏酸和叶酸等。川芎的功效主治是月经不调、经闭痛经、产后瘀滞、症瘕肿块、胸胁疼痛、头痛眩晕、风寒湿痹、跌打损伤和痈疽疮疡。

二、对川芎的认识

川芎主产于我国四川省彭州、都江堰等地,为四川的道地药材。我国云南、湖南、湖

北、贵州、甘肃等地区均有出产。夏季，当川芎植株茎上的节盘显著突出并略带紫色时，采挖川芎，除去泥沙，晒后烘干，去须根再经洗净、润透、切片、干燥，即为川芎药材。《本草纲目》谓其为"血中气药"。现代药理学研究证实，川芎含有川芎嗪、阿魏酸钠、川芎内酯、挥发性油状生物碱及酚性物质等化学成分。川芎嗪是其主要有效活性成分，其化学结构为四甲基吡嗪，有较强的扩张微血管、改善微循环、降低血黏度、改善血液流变动力、降低毛细血管通透性、调节血小板功能和抗凝等作用，因此临床上多用于治疗心脑血管疾病、肺动脉高压、慢性肾衰竭、肝硬化及放射性肺纤维化等。

三、川芎用于治疗肾脏病的中医理论基础

《本经》曰："主中风入脑，头痛，寒痹，筋挛缓急，金疮，妇人血闭无子。"《药性论》认为："治腰脚软弱，半身不遂，主胞衣不出，治腹内冷痛。"通过中医辨证分析可以得知，肾脏病特别是慢性肾脏病多具有血脉瘀阻等伴随症候，因而活血通络是肾脏病治疗的重要原则。气为血之帅，血为气之母。川芎活血补血的功用对肾脏病所伴血脉瘀阻具有较好的治疗作用，这是使用川芎治疗慢性肾脏病的中医理论基础。

四、川芎用于治疗肾脏病的现代研究情况

川芎含有苯酞类、萜烯类、有机酸及其酯、生物碱和多糖等多种类型的化学成分。川芎的水提物包括苯酞类成分、藁本内酯、川芎内酯 A、总生物碱和川芎嗪。其药理研究主要涉及心脑血管系统、神经系统、呼吸系统以及肝、肾功能等方面。临床上川芎广泛用于血瘀气滞所致的胸、胁、腹诸痛证。川芎的主治病证与心脑血管疾病、血栓形成和疼痛等病变密切相关，如冠心病、血栓闭塞性脉管炎、缺血性脑病等。

研究显示，川芎嗪具有保护血管内皮细胞、抑制血小板聚集、防止血栓形成、抑制钙超载、抗自由基损伤、影响凋亡相关基因和细胞因子水平等作用；阿魏酸具有抗血小板聚集、抗血栓和清除氧自由基等作用；川芎挥发油可提高 SOD 活性，降低 MDA 含量，从而对脑缺血再灌注损伤起保护作用。

在肾脏病的治疗方面，川芎可以改善肾病综合征患者的血液黏滞度，有效地缓解高凝状态和降低微血栓形成的风险，并可以改善血液流变学各项指标。川芎嗪的治疗机制包括抑制血小板聚集、抑制纤维蛋白原的合成，从而降低血黏度和改善微循环；川芎嗪具有典型的钙离子拮抗作用，可扩张血管、降低肾小球毛细血管内压从而改善肾功能。川芎嗪不仅可以拮抗 ET-1，还可抑制 ET-1 的生成并降低其血浆浓度。此外，川芎还具有扩张血管、抑制血小板聚集、改善微循环、清除自由基和增强肾脏的抗氧化功能。对于慢性肾功能不全患者，川芎嗪可改善肾脏微循环、增加动脉血流量和提高肾小球滤过率。此外，川芎嗪可改善各种原发病引起的肾小管特别是远端肾小管和集合管的功能损害；能有效地提高慢性肾衰竭患者的肌酐清除率，改善贫血并可通过离子阻滞及膜稳定作用来调节细胞活动，延缓慢性肾脏病的进展。川芎嗪可以使糖尿病肾病患者尿中微量白蛋白显著降低，有效地改善脂质代谢紊乱并改善微循环。川芎嗪对肾、脊髓、肝脏和肠道等的缺血/再灌注损伤均有保护作用。川芎嗪的作用机制与其抑制血小板激活、聚集，扩张小动脉，改善微循环，清除自由基，减少脂质氧化，抑制钙超载，降低缺血组织中一氧化氮和强啡肽 A 等活性物质的含量，下调促凋亡基因表达并增强抗凋亡基因表达有关。川芎嗪对大鼠急进型抗肾小球基底膜抗体肾炎有保护作用，它可使胞浆和线粒体中抗氧化酶活性增强，逐渐降低 MDA 含量，保护肾功能。川芎嗪能够显著增加肾血流量，减轻实验兔肾热缺血模型的肾组织损伤，还能提高膜性肾病模型家兔肾组织中的 SOD 活性，从而减轻肾组织细胞的脂质过氧化损伤，降低缺血再灌注损伤肾脏细胞的凋亡指数。阿魏酸钠也是川芎嗪的成分之一。阿魏酸钠具有降低糖尿病肾病患者尿微量白蛋白的排泄和改善脂代谢的作用，其作用机制可能与拮抗血浆内皮素-1 与其受体结合有关；阿魏酸钠同时还具备较好的改善肾病综合征患者蛋白尿、血浆白蛋白、血脂和肾功能的作用。

第四节 牛 膝

一、牛膝的成分与功效

牛膝为苋科牛膝属植物的干燥根，味苦、甘、酸，性平，入肝肾经。川牛膝主要含有甾酮类、皂苷类、甜菜碱、多糖类及多种微量元素，而怀牛膝最主要的活性成分为多糖类、蜕皮甾酮及齐墩果酸型三萜皂苷。牛膝的功效是补肝肾、强筋骨、逐瘀通经、引血下行。其中怀牛膝以补肾见长，川牛膝以活血祛瘀、祛风利湿见长。

二、对牛膝的认识

牛膝主要分布于河南、山西、河北、山东、四川等地，根据产地的不同，分为怀牛膝和川牛膝。牛膝始载于《神农本草经》，列为上品。《本经》谓之"味苦"。《医林纂要》记载："苦，酸，甘，温。熟用甘多酸少；生用酸多甘少。"临床多用于跌打损伤、腰膝酸痛、水肿、小便不利、筋骨无力、经闭癥瘕、下肢痿软、血滞经闭、热淋、血淋、跌打损伤等病症。

三、牛膝用于治疗肾脏病的中医理论基础

《日华子本草》曰："治腰膝软怯冷弱，破癥结，排脓，止痛，产后心腹痛并血运，落死胎，壮阳。"《本草经疏》曰："走而能补，性善下行。"通过中医辨证分析可以得知，肾脏病特别是慢性肾脏病多具有脾肾两虚、血脉瘀阻等伴有病症，而补肾健脾和活血通络是治疗肾脏病的重要原则。牛膝本身具有入肾经、直达病之所在部位的作用，而且牛膝具有补肾活血的功用，对肾脏病所伴肾虚及血瘀具有较好的治疗作用，这是使用牛膝治疗肾脏病的重要中医理论基础。

四、牛膝用于治疗肾脏病的现代研究情况

牛膝中含较丰富的锌、钾、铁、铜等元素，其活性成分主要是促蜕皮甾酮和牛膝甾酮等。研究表明，牛膝的主要活性成分具有对多种免疫因子的生理环节作用，说明牛膝对免疫系统的作用具有整体调节的特点。牛膝提取液中含有肽多糖，肽多糖具有免疫活性抗肿瘤作用。牛膝多糖还具有增强免疫功能、抑制肿瘤转移、升高白细胞数和保护肝脏的功能。药理研究表明，怀牛膝对免疫功能正常或低下的动物均有免疫增强作用，可增强细胞免疫和体液免疫功能。牛膝中的促蜕皮甾酮能改善肝功能，降低血浆胆固醇；促蜕皮甾酮具有较强的蛋白质合成和促进作用，能显著提高蛋白质合成功能，达到补肝肾、壮筋骨和抗衰老的功效。牛膝的药理作用包括对循环系统的影响，在改善微循环方面，川牛膝的作用强于怀牛膝。川、怀牛膝均能降低血浆黏度。怀牛膝降低全血黏度较好，而川牛膝增强红细胞变形能力较优。在抗大鼠足肿胀及炎症方面，川牛膝的功效胜于怀牛膝。在延缓衰老方面，观察川牛膝、怀牛膝对家蚕幼虫龄期、体重及身长的影响结果显示，活血化瘀作

用偏胜的川牛膝的延寿作用优于偏重补益肝肾的怀牛膝，为我们提供了抗衰老宜活血化瘀、补益肝肾共施且以活血化瘀为主的新线索。在补益方面，川牛膝含有昆虫变态激素、促蜕皮甾酮等具有促进蛋白质合成和抗血小板聚集等作用的活性物质，这些作用效果与川牛膝补肝肾、强筋骨功效相符。川牛膝含有一定剂量的阿魏酸，这对于川牛膝的药理研究，特别是药材的鉴定提供了一个新的途径。阿魏酸可抑制血小板聚集，对非特异性免疫、体液免疫和细胞免疫功能均有较强的促进作用。

研究发现，齐墩果酸可改善肾衰竭模型大鼠的肾小球滤过率，对肾小管重吸收功能也能起到改善作用。齐墩果酸可以降低肾衰竭大鼠血清肌酐（Scr）水平，减少24小时尿蛋白总量的同时也可降低模型大鼠血尿素氮（BUN）水平。怀牛膝对糖尿病大鼠肾脏具有明显保护作用，可显著降低糖尿病大鼠血清Scr、BUN以及24小时尿蛋白定量等指标，抑制糖尿病大鼠早期肾脏肥大，从而减轻糖尿病大鼠肾脏组织结构和功能的损害。怀牛膝对糖尿病大鼠肾脏细胞凋亡具有明显的抑制作用。

我们的实验研究发现，作为牛膝活性成分之一的齐墩果酸具有明确的抑制肾小球细胞外基质增生、改善及延缓肾脏纤维化进程的作用。此外，齐墩果酸和阿魏酸钠联合使用可以增强其抑制 TGF-β_1 诱导的肾小管上皮细胞转分化作用。

第五节　白花蛇舌草

一、白花蛇舌草的成分与功效

白花蛇舌草为茜草科耳草属一年生草本植物，主要以干燥或者新鲜的全草入药。其性寒，味微苦甘，归心、脾和肝经，具有清热解毒、消痈、利湿退黄、消肿止痛等功效。白花蛇舌草的主要成分包括蒽醌类、黄酮类、烷烃类、萜类、甾醇类、多糖类和有机酸类等；具有抗癌、抗菌消炎、免疫调节和抗氧化等药理作用；常用于治疗气管炎、泌尿系统感染、肺炎和恶性肿瘤等疾病。

二、对白花蛇舌草的认识

白花蛇舌草主要分布在中国、日本和尼泊尔，主产于中国长江以南的浙江、江西、福建、湖北、广东及西南等地区。白花蛇舌草最早收载于《广西中药志》："味苦，甘，性温，无毒。入心、肝、脾三经。"白花蛇舌草具有清热解毒、利尿消肿、活血止痛等功效。药理研究表明，白花蛇舌草具有增强免疫系统功能和抗氧化作用。

三、白花蛇舌草用于治疗肾脏病的中医理论基础

《广东中药》记载白花蛇舌草可"消肿解毒，祛风，止痛，消炎"。《福建药物志》记载白花蛇舌草有清热解毒、消肿止痛等功效。通过中医辨证分析肾脏病特别是某些急性肾炎或者慢性肾脏病的急性发作时，离不开六淫外邪侵袭人体，病变多入里化热而导致肾脏病变发作或者加重，浊瘀热毒蓄积体内往往导致病情加重甚至恶化，相对应的清热解毒是病变过程中重要的治疗手段。白花蛇舌草具有清热解毒、利尿消肿等功用，对肾脏病的治疗作用较好，这是使用白花蛇舌草治疗肾脏病的重要中医理论基础。

四、白花蛇舌草用于治疗肾脏病的现代研究情况

药理学研究发现，从白花蛇舌草的全草中可以分离出三十一烷、熊果酸、齐墩果酸、

β-谷甾醇-葡萄糖苷、对位香豆酸、黄酮苷、白花蛇舌草素、车叶草苷、环烯萜类化合物以及蒽醌化合物。白花蛇舌草中的豆甾醇、β-谷甾醇、齐墩果酸、熊果酸和对位香豆酸等可刺激网状内皮系统增生，加强吞噬细胞的能力。白花蛇舌草中的熊果酸具有广泛的生物学活性，如抗肿瘤活性、免疫调节作用、对造血系统的恢复作用、抗炎作用、抗微生物和护肝作用。此外，它还具有降血脂和抗动脉粥样硬化等作用。熊果酸可以显著地抑制多克隆刺激剂 ConA 介导的小鼠 T 淋巴细胞的活化和增殖。它通过激活转录因子 NF-κB 促进小鼠静息巨噬细胞相关细胞因子的基因表达，从而促进巨噬细胞释放 TNF，发挥免疫增强作用。熊果酸能提高白细胞总数和骨髓细胞数量，并抑制迟发型超敏反应。白花蛇舌草总黄酮具有增强机体特异性和非特异性免疫功能及抗氧化作用。白花蛇舌草提取物中的抗氧化成分以多酚、黄酮和羟基蒽醌为主，可明显提高组织超氧化物歧化酶活力，降低丙二醛含量。白花蛇舌草多糖能提高超氧化物歧化酶活力和对氧自由基的清除作用以及抗脂质过氧化作用，从而发挥肾脏保护作用。

第六节　蝉　花

一、蝉花的成分与功效

蝉花又名金蝉花，为麦角菌科真菌蝉棒束孢菌的孢梗束、大蝉草的子座及其所寄生的虫体。蝉花菌丝是从天然蝉花中分离所得的真菌蝉拟青霉经发酵所得。蝉花味甘，性寒，归肺、肝经，有疏散风热、透疹、熄风止痉和明目退翳等功效，主治外感风热、发热、头昏、咽痛、麻疹初期的疹出不畅、小儿惊风、夜啼、目赤肿痛和翳膜遮睛。蝉花中含有多糖、腺苷、虫草素和虫草酸等有效成分，具有滋补强壮、抗应激、抗疲劳、镇静催眠、解热镇痛、改善肾功能以及减慢心率等药理作用。

二、对蝉花的认识

蝉花主要分布于我国安徽、浙江、福建、广东、四川和云南等地。蝉花始载于《雷公炮炙论》。研究表明，它具有免疫调节、改善机体营养状况、改善肾功能和解热镇痛、滋补强壮等作用。临床上蝉花主要用于治疗慢性肾小球肾炎、失眠和心脑血管疾病。

三、蝉花用于治疗肾脏病的中医理论基础

早在宋代唐慎微所著的《证类本草》中就记述蝉花有主治小儿"天吊，惊痫，瘛疭，夜啼，心悸"等功效。《本草纲目》记载："出蜀中，其蝉上有一角，如花冠状，谓之蝉花。"蝉花具疏风散热、定惊镇静等功效。蝉花性味甘寒，无毒。依据中医理论，慢性肾脏病特别是糖尿病肾病的基本病机为气阴两虚和瘀浊阻络。多数慢性肾脏病患者都有不同程度的气阴亏虚和肾络瘀阻之症。蝉花有类似冬虫夏草之益气养阴、散结通络等功效，长于益精气、补虚损而平补肺肾。蝉花含有多种虫草活性成分，特别是虫草酸和腺苷等的含量高于冬虫夏草，属于优质虫草。而且其味甘性寒，有滋补而无化热之虞，并藉虫药之入络走窜之性，可深搜细剔肾络之瘀滞。这些均是蝉花能用于治疗肾脏病的重要中医理论基础。

四、蝉花用于治疗肾脏病的现代研究情况

蝉花含有虫草酸、多种氨基酸、D-甘露醇、多种生物碱及麦角甾醇等有效物质。蝉

花的活性成分蝉拟青霉含有甘露醇、多种生物碱及麦角甾醇等。通过对其营养成分的研究表明，蝉花含甘露糖 2.18%、多糖 21.73%。蝉花菌丝中所含的氨基酸、多糖、甘露醇均与冬虫夏草相近；所含虫草酸及腺苷的量均高于冬虫夏草，特别是腺苷含量为冬虫夏草的 4 倍之多。蝉花子实体含有与冬虫夏草相似的化学成分，可能具有与冬虫夏草相似的药用价值。天然蝉花子实体及人工发酵菌丝体皆具有多种药理作用。

蝉花具有免疫调节作用。蝉花多糖有助于提升实验动物白细胞数量，减少脂质过氧化物的生成，维持还原型谷胱甘肽的含量，具有清除自由基的能力，并对肺泡巨噬细胞有活化功能。以蝉花多糖体喂食高龄大鼠也有助于增强其组织器官的免疫功能。以蝉花多糖对小鼠进行淋巴转化及巨噬细胞吞噬等实验，结果表明蝉花多糖体具有提高免疫功能的作用。另外，从蝉花培养滤液中筛选获得活性成分多球壳菌素的药理等研究显示，它具有显著的双向免疫调节作用，能阻断白细胞介素受体下游的途径，抑制丝氨酸棕榈酰转移酶活性，从而特异性地抑制 T 细胞的增殖，而其抑制活性更是环孢素的 10～100 倍。蝉花具有抗疲劳作用，喂食小鼠蝉花子实体水煎剂能明显延长小鼠的游泳时间。此外，蝉花水萃液有助于提高在常压缺氧状态下及高温环境下小鼠的存活时间。天然蝉花子实体与冬虫夏草的成分相近并具有保护肾功能的作用。以蝉花子实体进行临床实验研究发现，每日饮用蝉花汤有助于提高慢性肾衰竭患者的肌酐清除率，增加血清蛋白含量及减少尿蛋白，对早、中期慢性肾衰竭患者有一定的疗效。以蝉花菌丝喂食肾小球硬化实验模型大鼠的研究表明，它能明显降低大鼠血清肌酐水平并抑制尿素氮的上升，减轻大鼠肾小球硬化程度并延缓慢性肾衰竭进程。糖尿病肾病肾脏肥大和早期肾硬化的研究显示，蝉花不仅可以有效抑制肾小球系膜细胞的肥大，还能明显减少细胞外基质的分泌。研究证实，蝉花对肾间质小管病变有较好的疗效，主要体现在蝉花能保护肾小管细胞 Na^+-K^+-ATP 酶，减轻细胞溶酶体和细胞脂质过氧化损伤，改善肾血流动力，减轻内皮细胞损伤和血液凝固性。蝉花菌丝体能明显延缓慢性肾衰竭大鼠的病情进展，人工培养的蝉花菌丝亦有相同功效。蝉花菌丝能减少肾脏转化生长因子及结缔组织生长因子 mRNA 在转录水平上的过度表达，从而发挥其抗肾纤维化作用。研究发现，蝉花菌丝通过下调 PAI-l 的表达，使肾小管毛细血管襻上外源性尿激酶（UPA）表达水平相应增高，从而减轻实验小鼠的肾小球损害，改善肾功能并延缓肾小球硬化。研究表明，蝉花菌丝能降低单侧输尿管结扎（UUO）大鼠血尿素氮与肌酐水平、肾重与体重比值以及尿蛋白、尿 NAG 酶水平，改善肾小管间质纤维化；还能明显降低 5/6 肾切除肾小球硬化模型大鼠的肾重/体重比值，降低大鼠血尿素氮和肌酐水平。

第七节　六月雪

一、六月雪的成分与功效

六月雪是茜草科植物小灌木白马骨的全草或根，其性味凉、苦、微辛，归肺、脾、肝、胃经，具有疏风利湿和清热解毒的功效。主要含有挥发油类、甾体类、萜类以及糖类等化学成分。现代药理学研究表明，六月雪具有调节免疫功能、抗氧化和治疗慢性肾脏病等作用。

二、对六月雪的认识

全国各地均产，主要分布在华东、中南、华南及贵州、云南等地，生于山坡、溪边、路旁，为常用民间草药。《开宝本草》曰："疗金创止血为要药；产后余疾，下血止痛极效。"研究显示，六月雪含有多种丙烯苯、呋喃类化合物以及β-谷甾醇和豆甾醇，主要用于治疗急慢性肝炎、黄疸、流行性腮腺炎、肾性水肿、血尿及高血压病等。

三、六月雪用于治疗肾脏病的中医理论基础

《本草拾遗》中记载："六月雪味苦、微甘，性凉，能活血、凉血、疏肝泻湿和消肿止痛等。"《生草药性备要》曰："味苦，性寒。"《安徽药材》载："与老母鸡同煮，能治慢性肾炎水肿。"《江苏验方草药选编》载："治乳糜尿。"《浙江民间常用草药》载："平肝，利湿，健脾，止泻。"根据中医理论，六月雪具有活血解毒、导热下泄作用，临床上用于治疗肾脏疾病具有降低蛋白尿、尿素氮和肌酐等作用。慢性肾脏病特别是慢性肾衰竭患者体内多伴有湿、热、瘀、浊、风、痰，这些症候既是慢性肾脏病的诱因，亦是其病变过程中的病理产物，可使其病情进一步恶化。痰湿、气滞、血瘀往往又相互影响，易于导致水停气阻和血瘀水停等病理变化。六月雪性平偏凉，药性平和，气味轻清，具有活血化瘀、通经利水、清热解毒和利湿泄浊之功效。这些均是使用六月雪治疗肾脏病的重要中医理论基础。

四、六月雪用于治疗肾脏病的现代研究情况

六月雪含有苷类、鞣质、植物甾醇、（少量）生物碱、糖、脂肪酸、挥发油、萜类、木脂素类和蒽醌类等成分，有抗菌、解热、促凝血、清除羟自由基活性等药理作用。六月雪提取物对大肠杆菌、金黄色葡萄球菌、枯草杆菌、绿脓杆菌和肠炎球菌都有一定的抑制作用。六月雪水提取物可明显提高小鼠的食欲、增加体重、促进生长发育、增加胸腺重量和提高胸腺指数且呈剂量依赖性。这些结果均提示六月雪水提取物具有强身健体、防病抗衰老和增强机体免疫力等作用。六月雪对实验性胃黏膜损伤具有明显的保护、抑菌及提高免疫功能等作用，六月雪水提取物能明显缩短体外凝血时间和血浆凝血酶时间，延长优球蛋白溶解时间。研究表明，六月雪能改善机体对抗原的清除力，对肾小球基底膜的损伤有修复作用，还可提高肾血流量并促进纤维组织吸收，使废用的肾小球得以修复而达到消除尿蛋白的作用。六月雪在临床上有降低血尿素氮、肌酐水平等作用。

第八节 大　黄

一、大黄的成分与功效

大黄是蓼科多年生草本植物掌叶大黄、唐古特大黄或药用大黄的干燥根和根茎，味苦性寒，归脾、胃、大肠、心包、肝经。功效：泻下攻积、清热泻火、凉血解毒、逐瘀通经。大黄有效成分的药理作用研究主要集中在蒽醌类化合物，包括大黄酸、大黄素、大黄酚、芦荟大黄素和大黄素甲醚等。大黄具有对消化系统的治疗作用，同时在治疗慢性肾脏病、增强免疫系统功能和改善循环系统功能等方面也可发挥作用。

二、对大黄的认识

大黄是蓼科大黄属多种不同植物的统称，主要生长在我国西北和西南一带，主产于甘

肃、青海、西藏和四川等地，在美洲和欧洲也有人工种植。其中以青海同仁、贵德、同德等县所产者为著名的"西宁大黄"，甘肃祁连山、武威一带所产者被称为"凉州大黄"，甘肃礼县、西固所产者被称为"铨水大黄"。大黄始载于《神农本草经》，列为下品。《本经》云其"下瘀血，血闭寒热，破癥瘕积聚、留饮宿食，荡涤肠胃，推陈致新，通利水谷，调中化食，安和五脏"。《医学衷中参西录》谓："大黄，其力沉而不浮，以攻决为用，其香窜透窍之力，又兼利小便。"大黄重要的活性成分是蒽醌类化合物及其衍生物。大黄蒽醌类衍生物主要包括大黄素、大黄酸、芦荟大黄素和大黄素甲醚以及大黄酚等。大黄具有泻下、止血、抗病原微生物、抗炎、抗肿瘤、抗氧化等药理作用，治疗范围涉及消化、血液、泌尿和免疫等多个系统。

三、大黄用于治疗肾脏病的中医理论基础

《药性论》载其可"去寒热，消食，炼五脏，通女子经候，利水肿，破实痰冷热结聚、宿食，利大小肠，贴热毒肿，主小儿寒热时疾，烦热，蚀脓，破留血"。《本草纲目》谓之可治"下痢赤白，里急腹痛，小便淋沥，实热燥结，潮热谵语，黄疸，诸火疮"。慢性肾脏病特别是慢性肾衰竭患者体内多有湿热与血瘀相互伴行，湿浊毒邪与血脉瘀阻既是慢性肾脏病的病理产物，也是病变进一步发展的重要诱因。如果不能控制病变，任其发展，则往往导致肾功能持续恶化。大黄具有祛除瘀血浊毒、推陈出新从而内安五脏之功，因此它在中医肾脏病的治疗方面效果显著。

四、大黄用于治疗肾脏病的现代研究情况

大黄的主要成分包括大黄素、大黄酸、大黄素甲醚、芦荟大黄素、大黄酚、番泻苷、鞣质等，还含有单糖、多糖、蛋白质和挥发油等有机物以及钙、钾、钛、锰、锌、铜、镍等元素。研究表明，大黄的泻下作用与其在整个结肠的活动中均发挥兴奋作用直接相关。大黄能够明显增加峰电频率以及幅度，通过使肠肌兴奋而阻碍肠内水分吸收，由此使结肠内容物的排出加快，从而致泻下作用，但是几乎不会对空肠造成影响。其泻下作用的机制是口服大黄后，结合型蒽苷大多没有通过小肠吸收而直接到达大肠，被肠道内的细菌β-葡萄糖苷酶水解还原，而后裂解成大黄酸蒽酮，再进一步被氧化成番泻苷元。大黄酸蒽酮所具有的胆碱样作用能够使肠平滑肌上的M受体兴奋，由此增加肠蠕动；同时它能够抑制肠细胞膜上Na^+-K^+-ATP酶，阻碍Na^+运转并由此增高肠内渗透压，使大量水分保留，从而促进肠蠕动而排便。并且，部分蒽苷通过小肠吸收后在肝脏内转化为苷元，再刺激神经丛，由此使肠蠕动增加而致泻。虽然导致泻下作用的直接因素是游离的苷元，但是与蒽苷相结合的葡萄糖能够对苷元起到保护作用，使其在胃肠道内不被水解和破坏。因此，结合型蒽苷所具有的致泻作用才能得到充分发挥。

大黄可以降低细菌转移和内毒素水平，降低组织超氧化物歧化酶、过氧化脂质含量，对肠道、肝脏和血浆中的氧自由基有明显清除作用，改善或减轻小肠黏膜病理改变，促进肠黏膜内杯状细胞大量增生，增加肠腔内黏液的分泌，保护肠黏膜，降低出血性休克大鼠肠黏膜的通透性，阻止内毒素的吸收。

大黄能明显降低血中非蛋白氮并延缓慢性肾衰竭的发展，这一作用已在临床广泛应用并被证实，其有效成分可能是大黄鞣质。研究发现，大黄蒽醌和大黄蒽酮苷在体外培养液中可直接抑制大鼠肾小球系膜细胞生长及系膜细胞增殖，还对肾大部分切除大鼠血清中促炎因子的升高有抑制作用，从而改善肾功能；大黄酸可以抑制糖尿病大鼠肾脏高代谢，明

显减少尿蛋白并可抑制高糖培养条件下肾小球系膜细胞的增殖及细胞外基质的合成，对系膜细胞 I 型葡萄糖转运蛋白的高表达以及系膜细胞糖摄入的增加也有明显抑制作用。

大黄能显著抑制外周血单核细胞产生肿瘤坏死因子。大黄对脂质代谢紊乱有调整作用，从而改善脂质代谢异常造成的进行性肾脏损害和肾小球硬化。大黄不仅能纠正代谢紊乱，而且能通过抑制 IL-6 等细胞因子的分泌来减轻肾脏免疫炎症反应，从而改善肾功能。大黄能显著降低血清肌酐和尿素氮水平，同时清除消化道内的代谢废物，改善消化道黏膜的屏障功能，阻止血清内毒素入血，脂多糖水平下降使一氧化氮产生减少。随着血中一氧化氮水平的下降，肾单位内的"三高"（高灌注、高压力和高滤过）得以改善，从而延缓慢性肾脏病的发展。大黄的提取物能明显减轻糖尿病大鼠肾脏肥大，使糖尿病大鼠血糖、果胺糖和糖化珠蛋白含量下降，从而对糖尿病肾脏组织糖基化产物的形成产生抑制作用。

第九节　积 雪 草

一、积雪草的成分与功效

积雪草是伞形科植物积雪草的干燥全草，性味寒、苦、辛，归肝、脾、肾经，具有清热利湿、解毒消肿、补肾疗瘀之功效。积雪草中的化学成分包括三萜皂苷、三萜酸、多炔烯类和挥发油等。现代研究证明，积雪草具有抗氧化和治疗肾脏病等作用。

二、对积雪草的认识

积雪草广泛分布于我国长江流域以南的华东、华南、中南及西南诸地区，生长于海拔 2 000 米以下的山下路旁、沟边、田边、草地等肥沃阴湿处。积雪草始载于《神农本草经》，全草入药，列为中品。积雪草在抗肿瘤、抗抑郁、调节免疫和抗炎等方面均发挥较好的治疗作用。

三、积雪草用于治疗肾脏病的中医理论基础

《本经》谓其"主大热恶疮，痈疽浸淫"。《陆川本草》中言其能"解毒，泻火，利小便"。积雪草有清热利湿、解毒消肿和活血疗疮等功效。通过中医辨证分析可以得知，肾脏病特别是某些急性肾炎或者慢性肾脏病的急性发作离不开六淫外邪侵袭人体，往往因入里化热而导致肾脏病变发作或者加重，浊瘀热毒瘀滞体内导致病情加重甚至恶化，因而清热解毒是肾脏病治疗的重要手段之一，这也是利用积雪草治疗肾脏病的中医理论基础。

四、积雪草用于治疗肾脏病的现代研究情况

积雪草的化学成分非常丰富，主要含有三萜皂苷类（如羟基积雪草苷、异参枯尼苷、积雪草苷和波热米苷等成分），以及一些处于游离状态的三萜酸（如马达积雪草酸和积雪草酸、波热米酸、羟基积雪草酸等）。其次含有多炔烯烃类，包括14种多炔烯烃类组成的化合物。积雪草中所含的挥发油类也比较多，其中石以竹烯、长叶烯的含量相对比较高。积雪草有抗炎和抗氧化作用，通过降低转酰胺酶活性，降低酸性黏多糖和胶原含量，使细胞外基质和纤维成分的过度增生受到抑制，并具有增加毛细血管通透性、调节微循环和改善结缔组织血管壁功能等功效。

积雪草能够对机体的免疫系统产生非常大的影响。实验研究表明，积雪草苷能够有效地抑制小鼠和大鼠肾小球系膜细胞的增殖且呈剂量依赖关系，从而减少细胞外基质的沉

积;能够有效抑制炎性因子,从而发挥对肾功能的保护作用。所以,对于肾衰竭患者,积雪草苷能够起到有效延缓病程的功效,临床实践证实它能够有效降低患者的血肌酐、尿素氮水平和尿蛋白等。积雪草可以明显降低高 IgA 血清刺激足细胞 VEGF 的表达水平,进而认为积雪草抑制足细胞在病变状态下过多地表达可能是其减低蛋白尿的重要机制,同时减少足细胞损伤所引起的一些细胞外基质生成因子分泌,从而减轻了肾脏的硬化程度。

研究证实,积雪草可抑制肾间质细胞外基质和成纤维细胞生成,改善毛细血管通透性,调节微循环,防止粘连发生和缓解粘连程度,从而明显抑制系膜细胞增殖,同时对肾小球硬化有明显抑制作用。积雪草能促进正常肉芽组织形成,激活上皮细胞而使疮面加速愈合,抑制成纤维细胞增殖和胶原蛋白形成,抑制结缔组织的基质和纤维成分的过度增生,因而对烧伤疤痕及硬皮病等纤维化疾病有明显疗效,且大剂量使用未发现毒性作用。细胞实验研究提示,含积雪草的大鼠血清对 TGF-β 诱导的肾小管上皮细胞转分化也有明显的抑制作用。

用积雪草治疗肾脏病模型动物时发现,它能减少肾小球硬化模型动物的 24 小时尿蛋白排出,降低血脂,提高内生肌酐清除率,下调肾内细胞外基质增生以及纤维化相关细胞因子的表达,从而延缓肾小球硬化。有研究证实,积雪草能降低 IgA 肾病大鼠肾组织内 IgA 的沉积,减少系膜增生和减轻足细胞融合,从而改善 IgA 肾病大鼠的肾脏损害。另有研究发现,积雪草能通过上调局灶节段性肾小球硬化模型大鼠肾小球内足细胞裂孔膜蛋白 nephrin 和 podocin 分子的表达,从而减轻足细胞损伤,延缓肾小球硬化。

第十节 白 术

一、白术的成分与功效

白术为菊科多年生草本植物的根茎,性味苦、甘、温,归脾、胃经,具有补气健脾、燥湿利水等功效。白术含有苍术醇、苍术酮和白术内脂等多种成分,对于调节机体免疫功能、改善肾脏功能以及胃肠道功能均有确切的疗效,用于治疗脾虚食少、腹胀泄泻、痰饮眩悸、水肿、自汗和胎动不安等疾病。

二、对白术的认识

白术主产于浙江、安徽、湖南、湖北、江西、福建等地,以浙江磐安、鄞州、新昌地区产量最大,浙江临安于潜地区所产品质最佳,特称"于术",为"浙八味"之一。我国白术种植历史悠久,首载于《神农本草经》,被列为上品。《汤液本草》谓其可"治皮间风,止汗消痞,补胃和中,利腰脐间血,通水道,上而皮毛,中而心胃,下而腰脐,在气主气,在血主血"。白术具有利尿、健脾和止泻等功效,亦有燥湿利水、止汗安胎等功效。

三、白术用于治疗肾脏病的中医理论基础

唐代《千金翼方》和《外台秘要》均有关于白术的记载。《神农本草经》记载:"主风寒湿痹,死肌,痉,疸,止汗除热,消食。"《本经逢原》曰:"白术,生用有除湿益燥、消痰利水、治风寒湿痹、死肌痉疸、散腰脐间血及冲脉为病、逆气里急之功;制熟则有和中补气、止渴生津、止汗除热、进饮食、安胎之效。"通过中医辨证分析得知,肾脏病特别是慢性肾脏病多为脾肾两虚为主的证型,而健脾益肾是治疗肾脏病的首选治疗原则

之一。白术本身所具有的健脾气、调脾胃的功用对虚实夹杂、本虚标实之肾脏病具有治疗作用，这是使用白术治疗肾脏病的中医理论基础。

四、白术用于治疗肾脏病的现代研究情况

白术主要含挥发油、内酯类化合物及多糖。挥发油的主要成分为苍术酮和苍术醇等，从白术中分离得到的内酯类成分有白术内酯。此外，白术尚含有白术三醇、多种氨基酸及维生素A等。白术多糖是重要的生物高分子化合物，也是植物抗氧化的主要活性成分。从白术中分离得到的化合物分别为白术内酯Ⅰ、Ⅱ、Ⅲ、Ⅳ，以及杜松脂、棕榈酸、β香树素乙酸酯、谷甾醇和β-谷甾醇等。白术中至少含有17种氨基酸，其中7种是人体必需氨基酸，特别是谷氨酸的含量较高。

白术具有利尿、抗肿瘤、抗菌消炎、调节血糖和抗衰老等作用，对神经系统、消化道、子宫平滑肌也有一定作用，并能调节免疫功能。研究表明，在肾脏病治疗方面，白术呈现明显而持久的利尿作用，能促进电解质尤其是钠的排出且不影响垂体后叶激素的抗利尿作用。白术能使Th细胞明显增加，提高Th/Ts比值，纠正T细胞亚群分布紊乱状态，可使低下的IL-2水平显著提高，并增加T淋巴细胞表面IL-2R的表达。由此说明，白术可提高免疫力并延长淋巴细胞寿命，增强机体清除自由基的能力并具有明显的抗氧化作用。白术有加速体内葡萄糖代谢和阻止肝糖原分解的作用，其主要成分对四氧嘧啶诱发的高血糖小鼠有显著的降血糖作用，同时能增强对糖尿病并发症的治疗作用。白术有保护肝脏、防止由四氯化碳引起的肝糖原减少的作用。白术能显著提高红细胞SOD活性，且作用强度随剂量增加而增大。白术能抑制红细胞自氧化溶血以及直接清除自由基而具有抗衰老作用。白术对自主神经系统有双向调节作用，可通过调整自主神经系统功能，治疗与脾虚相关的消化道功能紊乱，从而达到补脾的目的。白术的活性成分对平滑肌以抗胆碱作用为主，兼有钙拮抗作用，此二者使白术具有镇痛作用，后者更与白术的健胃作用密切相关。白术对胃底平滑肌有较强的兴奋作用，大剂量可促进胃肠的推进运动。白术对胃肠功能紊乱的治疗作用主要通过M受体介导，与α受体有关。大剂量白术水煎剂能促进小鼠的胃肠推进运动。

实验研究发现，白术多糖对腺嘌呤诱发的慢性肾衰竭大鼠肾脏具有保护作用，能抑制病变肾脏滤过屏障泌尿功能和肾小管重吸收功能的衰退。白术多糖能提高肾衰竭大鼠代偿性尿量，延长高尿量时间并增加肾脏循环血液量，改善肾小管间质区的缺氧状态和肾小管细胞的营养，抑制Na^+-K^+-ATP酶的磷酸化反应，抑制肾衰竭大鼠肾脏的病理变化，阻止病变肾脏的增生并可能通过抗氧化作用来抑制肾脏系膜细胞、间质成纤维细胞的增生和细胞外基质的积累，降低大鼠血肌酐和尿素氮水平。

第十一节 蝉 蜕

一、蝉蜕的成分与功效

蝉蜕为蝉科昆虫黑蚱蝉羽化时的蜕壳，蝉蜕味甘，性寒，归肺、肝二经，有疏散风热、利咽、透疹、明目退翳、解痉之功。蝉蜕含有甲壳质、蛋白质、氨基酸、有机酸类成分，还含有酚类、黄酮类、甾体类、糖类、油脂、乙醇胺及多种微量元素等。临床上可用于治疗风热感冒、各种炎症、惊风抽搐、咽喉肿痛、痘疹疔疮等。

二、对蝉蜕的认识

蝉蜕主产于我国山东、河南、河北、湖北、江苏和四川等地,以蚱蝉之名始载于《神农本草经》,列为中品。《医学篡要》载其可"缓肝养肺,去血热,除风湿"。目前临床上主要应用于破伤风、荨麻疹、角膜翳、咳喘、咽炎、肾炎、经行头痛、小儿夜啼、小儿抽动症、产后尿潴留、面神经麻痹、失眠等疾病。

三、蝉蜕用于治疗肾脏病的中医理论基础

《本草纲目》记载:"蝉乃土木余气所化,饮风吸露,其气清虚。故其主疗,皆一切风热之证。古人用身,后人用蜕。大抵治脏腑经络,当用蝉身。治皮肤疮疡风热,当用蝉蜕,各从其类也。"《医学衷中参西录》记载:"蝉蜕,无气味,性微凉。能发汗,善解外感风热,为温病初得之要药。又善托隐疹外出,有皮以达皮之力,故又为治隐疹要药。"清代温热病学家杨栗山称其"轻清灵透,为治血病圣药"。通过中医辨证分析可以得知,肾脏病特别是某些急性肾炎或者慢性肾脏病的急性发作离不开六淫外邪侵袭人体,而且往往因入里化热而导致肾脏病变发作或者加重,浊瘀热毒瘀滞体内会导致病情加重甚至恶化,因此清热解毒是肾脏病变过程中重要的治疗手段,这也是使用蝉蜕治疗肾脏病的中医理论基础。

四、蝉蜕用于治疗肾脏病的现代研究情况

研究发现,蝉蜕中含有大量的氨基酸类成分和大量蛋白质、甲壳素、可溶性钙及多种微量元素。其中蝉蜕含有天门冬氨酸、苏氨酸、丝氨酸、谷氨酸、甘氨酸、丙氨酸和亮氨酸等17种氨基酸。蝉蜕中铝的含量最高,其次是钙、铁、锌、锰。众所周知,磷和镁对中枢神经系统有着重要的调节作用。因此,蝉蜕所表现出的镇静、抗惊厥作用可能与其所含的氨基酸和多种成分有关。

有研究表明,蝉蜕具有免疫抑制及抗过敏作用。蝉蜕对非特异性免疫有抑制作用,对Ⅳ型变态反应及机体细胞免疫功能也有明显抑制作用。蝉蜕醇提物和水提物均有抗惊厥作用,其中水提物的直接抑制作用显著,且抗惊厥作用强度明显强于醇提物。另有研究发现,蝉蜕各部对中枢神经系统均有广泛抑制效能,蝉蜕醇提取物能减少士的宁引起的小鼠惊厥死亡数,延长惊厥动物存活期。蝉蜕能延长破伤风毒素所致惊厥小鼠的存活期,且与苯巴比妥钠联用可更显著地延长存活时间。通过高脂血症大鼠血液流变学实验研究发现,蝉蜕水提液对正常大鼠的血液流变性无显著影响,但可显著降低高脂喂养大鼠的全血和血浆黏度、体外血栓形成、红细胞聚集指数、血清甘油三酯及总胆固醇水平。结果表明蝉蜕具有显著改善高脂血症病理状态下的血液流变作用,使之恢复或接近正常水平。还有实验研究发现,蝉蜕能显著抑制二甲苯所致小鼠耳郭肿胀,显著提高小鼠网状内皮细胞吞噬能力和小鼠血清溶血素生成;蝉蜕提取物可诱导活动期SLE患者淋巴细胞活化后凋亡,并随着药物作用浓度增加和作用时间延长,其T淋巴细胞活化增高和凋亡细胞数逐渐增加。

蝉蜕能明显改善肾脏病模型大鼠肾脏病理状态,主要表现为减轻肾小球毛细血管轻度充血,减少局灶节段性扩张以及系膜细胞和基质的增生,减少肾间质水肿和炎症细胞浸润。蝉蜕对肾脏内科及神经内科多种疾病的治疗效果良好,应用蝉蜕治疗急慢性肾脏病,特别是免疫相关的肾脏病变,均有较好的疗效。

第十二节　芡　实

一、芡实的成分与功效

芡实为睡莲科一年生水生草本植物芡的成熟种仁，其性平，味甘、涩，无毒，归脾、胃、肾经，有固肾涩精、补脾止泻和祛湿止带的功效。芡实含有丰富的多酚、黄酮、不饱和脂肪酸和微量元素等多种成分。芡实提取物具有抗氧化、抗心肌缺血及辅助治疗中风后遗症等作用。临床主治白浊、带下、遗精和小便不禁等疾病。

二、对芡实的认识

芡实的主产区为江苏、山东、湖南、安徽等省，多生长于湖泊、池塘及沟溪中。芡实素有"水中人参"和"水中桂圆"的美誉，是传统的中药材和珍贵的天然补品。作为"水八仙"之首的芡实，《周礼》中有"加笾之实，菱芡栗脯"的记载。《神农本草经》将芡实列为上品，芡实具有很强的固摄作用。《本草新编》指出，"芡实补中去湿，性又不燥，故能去邪水而补真水，与诸补阴药同用，尤能助之以添精"。对肾亏脾虚、小便失禁、白带崩下、慢性腹泻、轻度浮肿、腰腿关节痛等症均有显著的治疗作用。

三、芡实用于治疗肾脏病的中医理论基础

《神农本草经》认为，芡实"主治湿痹腰脊膝痛，补中，除暴疾，益精气，强志，令耳目聪明，久服轻身不饥耐老神仙"。《本草纲目》谓其"止渴益肾，治小便不禁，遗精，白浊，带下"。《本草从新》记载其"补脾固肾，助气涩精"。中医学认为，肾为先天之本，脾为后天之本。芡实具有滋补强壮、补中益气、固肾涩精、补脾止泻、益肾止渴、开胃进食、助气培元之功效；既能益肾，又能健脾，先天、后天之本皆齐备。通过中医辨证分析可以得知，肾脏病特别是慢性肾脏病多为脾肾两虚为主的证型，而健脾益肾是治疗肾脏病的首选治疗原则之一。芡实本身所具有的补肾摄精的功用对虚实夹杂、本虚标实之肾脏病具有治疗作用，这是使用芡实治疗肾脏病的中医理论基础。

四、芡实用于治疗肾脏病的现代研究情况

芡实含有多糖、氨基酸、淀粉和黄酮等多种成分。芡实营养丰富，蛋白质含量较丰富，氨基酸总量丰富且种类齐全，维生素含量也较为丰富，而且碳水化合物含量高达80%左右，是比较理想的膳食纤维。芡实的化学成分主要为碳水化合物和蛋白质，功效成分包括黄酮类、环肽类、甾醇类、脂类和脑苷脂类等。芡实的药理作用主要集中在抗氧化和改善脏器缺血两方面。

芡实多糖是一种特有的天然活性多糖，具有免疫调节、抗肿瘤、抗病毒、抗辐射、降血糖、抗氧化和清除自由基等药理活性，有相当高的药用价值。芡实中的糖脂类化合物可以明显改善大鼠心肌局部缺血受损的症状。有研究表明，芡实乙醇、乙酸乙酯及正丁醇提取物确有抗氧化作用。芡实的抗氧化物和糖脂类化合物均有益于恢复心脏血管的弹性。临床研究发现，应用以芡实为主的方剂在治疗慢性肾小球肾炎时可以明显减少尿蛋白的漏出，保护肾功能。

第十三节 金樱子

一、金樱子的成分与功效

金樱子为蔷薇科常绿攀缘灌木植物的成熟假果或者去除瘦果的成熟花托，性味酸、甘、平，归肾、膀胱、大肠经。金樱子主要含有枸橼酸、苹果酸、金樱子鞣质和仙鹤草素等多种成分，具有固精缩尿、涩肠止泻的功效。

二、对金樱子的认识

金樱子主产于我国的广东、广西、湖南、江西、江苏、安徽和浙江等地。金樱子始载于《蜀本草》。《医学入门·本草》认为，金樱子"久服养精益肾，调和五脏"。金樱子果实可用作利尿剂、镇咳剂，也可用于皮肤肿瘤、烧烫伤、神经衰弱、高血压、神经性头痛和慢性肾小球肾炎等疾病的治疗。

三、金樱子用于治疗肾脏病的中医理论基础

《本草纲目》中记载，金樱子"性酸、涩、平，无毒，主治脾泻下痢、止小便利、涩精气；久服，令人耐寒轻身，补血益精，有奇效"。《本草备要》谓金樱子"酸涩，入脾、肺、肾三经，固精秘气，治梦泄遗精"。中医学认为，肾主固摄精气，而金樱子具有固肾涩精之功效。通过中医辨证分析可以得知，肾脏病特别是慢性肾脏病多存在肾气亏虚、肾精不固而致肾中精微流失明显，而固摄肾气是治疗肾脏病的重要方法。金樱子本身所具有的补肾摄精的功用对肾脏病具有治疗作用，这是使用金樱子治疗肾脏病的中医理论基础。

四、金樱子用于治疗肾脏病的现代研究情况

金樱子的主要化学成分有甾体、萜类、鞣质、皂苷、碳水化合物等。此外，金樱子中富含多糖和黄酮类物质，营养极丰富，含有柠檬酸、苹果酸、鞣质、维生素及 20 余种氨基酸、18 种矿物质，以及树脂、皂苷、多酚类化合物等成分，尤其维生素 C 和糖的含量高。金樱子具有抗氧化、抗炎、降脂和提高机体免疫力等作用，是祖国医学用于治疗肾脏疾病的常用药之一。还具有抗衰老的作用，它所含的抗氧化物质可以缓解和控制自由基对细胞的损伤。研究表明，金樱子含大量的锌、铜、铁等元素，可以提高体内微量元素水平而有利于肾炎的治疗；金樱子水提物可减少排尿次数并增加每次排尿的尿量。

金樱子富含的黄酮类物质具有降血糖、抗氧化和增强机体免疫力等作用。金樱子的果实对阻止实验性动脉粥样硬化有一定的效果。有实验研究证实，金樱子可以抑制 IgA 肾病模型大鼠肾脏组织 MCP-1 的表达，从而抑制单核细胞向肾小球炎症部位的迁移和黏附，抵制巨噬细胞释放溶酶体和一些促炎因子，减轻组织的炎症反应，从而达到延缓 IgA 肾病进展和保护肾功能的作用。另有研究显示，金樱子能显著减轻血清病型肾炎大鼠的尿蛋白，抑制血清病型肾炎大鼠血肌酐及尿素氮水平升高，同时改善血清病型肾炎大鼠肾小球组织的病理变化，研究结果表明金樱子对血清病型肾炎大鼠有较好的治疗作用。临床研究表明，金樱子在降低慢性肾脏病患者的尿红细胞和改善肾脏系膜组织增生方面更具优势；能减轻 IgA 在肾脏的沉积，调节 IgA 肾病相关蛋白的表达，有效改善 IgA 肾病患者肾功能，减轻蛋白尿，从而减轻肾脏损伤。

第十四节 甘 草

一、甘草的成分与功效

甘草为豆科多年生草本植物甘草的根及根茎，性味甘平，归心、脾、肺、胃经，具有润肺止咳、补气益肾、调和解毒、缓急止痛等功能，主要用于治疗循环系统、消化系统、呼吸系统和免疫系统的疾病。

二、对甘草的认识

甘草在我国主要分布于甘肃、山西和内蒙古等地，多生长在干旱和半干旱的草原、沙漠或丘陵地带。甘草在《神农本草经》中已有记载，列为上品。《千金方》记载"甘草能解百毒"。《本草汇言》曰："甘草，和中益气、补虚解毒之药也。健脾胃，固中气之虚羸，协阴阳，和不调之营卫。故治劳损内伤、脾气虚弱、元气不足、肺气衰虚，其甘温平补，效与参芪并也。"临床可用于治疗消化道疾病、尿崩症、心律不齐、腓肠肌痉挛、血栓性静脉炎、手足皲裂和食物中毒等。

三、甘草用于治疗肾脏病的中医理论基础

《本草正》曰："甘草，味至甘，得中和之味，有调补之功，故毒药得之解其毒，刚药得知和其性，表药得之助其外，下药得之缓其速。助参芪成气虚之功，人所知也，助熟地疗阴虚之危，谁其晓焉。祛邪热，坚筋骨，健脾胃，长肌肉。随气药入气，随血药入血，无往不可，故称国老。"《药品化义》曰："甘草，生用凉而泻火，主散表邪，消痈肿，利咽痛，解百药毒，除胃积热，去尿茎痛，此甘凉除热之力也。炙用温而补中，主脾虚滑泻、胃虚口渴、寒热咳嗽、气短困倦、劳役虚损，此甘温助脾之功也。"中医学认为，肾为先天之本，脾为后天之本。甘草味甘，性平，具有补气益肾之功效。通过中医辨证分析可以得知，肾脏病特别是慢性肾脏病多为脾肾两虚为主的证型，而健脾益肾是治疗肾脏病的首选治疗原则之一。甘草本身所具有的补肾功用可调和诸药烈性，这是使用甘草治疗肾脏病的中医理论基础。

四、甘草用于治疗肾脏病的现代研究情况

现代分析发现，甘草所含的主要成分有三萜类化合物（甘草甜素即甘草酸盐、甘草次酸等）、黄酮类化合物（甘草黄碱酮、异甘草黄酮、甘草素等）及甘草多糖类化合物三大类。甘草具有类肾上腺皮质激素样作用，能使人和动物的尿钠排出减少，钾排出增加。甘草具有提高机体的内分泌调节能力和广泛的非特异免疫调节、抗炎和抗菌等作用。甘草素、甘草次酸等可使肾上腺重量增加，具有抗黄疸和免疫抑制作用。甘草能提高机体的内分泌调节能力。甘草次酸能通过抑制磷脂酶A的活性，阻止前列腺素等物质的产生和释放，降低活性因子反应性，从而发挥抗炎和抗菌作用。

研究发现，甘草多糖主要通过刺激T淋巴细胞的增殖以增强机体抵抗力，同时甘草多糖还能激活内皮系统，诱导人体产生免疫球蛋白并具有抗补体活性作用；可直接刺激B淋巴细胞增殖，还可通过诱导干扰素来增强机体杀伤细胞的能力。

甘草甜素具有抗炎、抗病毒、抗生物氧化、免疫调节、抑制诱变、抑制钙内流、类固醇激素样作用和保护细胞膜结构等多种作用。实验研究发现，甘草甜素可抑制与炎症反应

有关的转录因子 NF-κB 的活化，进而抑制 NF-κB 调控的纤维化相关因子的表达，从而减轻肾小球细胞外基质的积聚，延缓肾病大鼠纤维化进程；甘草酸可以下调梗阻型肾病大鼠模型肾间质 CTGF 和 TGF-β 表达，抑制肾间质纤维化的发生；用甘草甜素预处理可使肾缺血再灌注损伤大鼠的血清肌酐和尿素氮水平明显下降；甘草甜素对阿霉素诱导肾病大鼠病变的发生和发展具有拮抗作用。

甘草水提液可显著降低慢性肾衰竭大鼠的 24 小时尿蛋白量及血清肌酐水平，从而改善肌酐清除率，提示甘草水提液能够改善慢性肾衰竭模型大鼠的肾功能。其作用机制主要是通过增强抗氧化应激系统的活性，减少氧化应激反应产物，从而减轻对慢性肾衰竭大鼠肾脏的损害作用。

第十五节 山 药

一、山药的成分与功效

山药是薯蓣科植物薯蓣的干燥块根，性味甘平，归脾、肺、肾经，主要功效是益气养阴、补脾肺肾。山药不仅含有大量的淀粉、蛋白质、脂肪酸及矿质元素，还富含多糖、皂苷、尿囊素等生物活性成分。山药具有抗氧化、抗衰老、抗突变、抑肿瘤和免疫调节等功效。

二、对山药的认识

山药广泛分布于我国东北、华北、华中、西南等地区。习惯认为河南（怀庆府）即今日河南省焦作地区所产山药的品质最佳，故有"怀山药"之称。怀山药为历史上著称的"四大怀药"（山药、地黄、菊花、牛膝）之一，且有"怀参"的美称。山药始载于《神农本草经》，列为上品。据《本草纲目》记载："山药味甘性平，益肾气，健脾胃，止泻痢，化痰涎，润皮毛。"山药有调节和增强免疫功能的作用，能调整肠胃功能，对脾虚久泻、肺虚咳喘、糖尿病和心脑血管疾病等具有较好的疗效。

三、山药用于治疗肾脏病的中医理论基础

《神农本草经》对于山药的记载为"补中，益气力，长肌肉。久服耳目聪明，轻身，不饥，延年"。《名医别录》谓其"补虚劳羸瘦，主五脏"。《食疗本草》谓山药"治头疼，利丈夫，助阴力"。《本草图解》谓其"益肾阴"。《药品化义》称："山药，温补而不骤，微香而不燥。循循有调肺之功，治肺虚久嗽，何其稳当。因其味甘气香，用之助脾，治脾虚腹泻，怠惰嗜卧，四肢困倦。又取其甘则补阳，以能补中益气，温养肌肉，为脾肺二脏要药。土旺生金，金盛生水，功用相仍。故六味丸中用之治肾虚腰痛，滑精梦遗，虚怯阳痿。"《本草经读》谓："山药，能补肾填精，精足则阳强、目明、耳聪。"通过中医辨证分析可以得知，肾脏病特别是慢性肾脏病多为脾肾两虚为主的证型，而健脾益肾是治疗肾脏病的首选治疗原则之一。山药本身所具有的补肾益精的功用对虚实夹杂、本虚标实之肾脏病具有治疗作用，这是使用山药治疗肾脏病的中医理论基础。

四、山药用于治疗肾脏病的现代研究情况

山药含有丰富的蛋白质、微量元素、糖类、脂肪和淀粉酶等成分，还含有碘、钙、磷以及人体必需的十多种氨基酸和矿物质等营养成分。山药含有丰富的微量元素锌、铁、

铜、硒和常量元素钙。微量元素对体内多种酶有激活作用，对蛋白质和核酸的合成、免疫过程乃至细胞的繁殖都有直接或间接的作用。山药块茎主要含淀粉、蛋白质、游离氨基酸以及多糖（包括黏液质及糖蛋白）、尿囊素、淀粉酶、胆碱、胆甾醇、麦角甾醇、油菜甾醇、谷甾醇、多酚氧化酶等多种活性成分，这些化学成分是山药营养价值和活性作用的物质基础。

尿囊素是尿酸衍生物，属咪唑类杂环化合物，是山药的重要活性成分之一，具有镇静、局部麻醉、修复上皮组织、促进皮肤溃疡、伤口愈合和抗病毒等作用。山药皂苷属于薯蓣皂苷中的一类，是异螺旋甾烷的衍生物，由糖原和异戊二烯多聚体连接而成，具有抑瘤、降血糖、双向免疫调节、改善心脑血液循环、防止心律失常、抑制神经递质释放等功效。

山药多糖是从山药中分离提取获得的重要活性成分，主要由甘露糖、木糖、阿拉伯糖、葡萄糖和半乳糖组成，具有增强免疫、耐缺氧、抗氧化、延缓衰老、抗肿瘤和降低血糖等多种药理作用。山药多糖还具有较强的抗氧化作用，用山药多糖预处理能提高肾组织超氧化物歧化酶活性，降低丙二醛水平。实验研究显示，山药多糖可以使肾衰竭模型大鼠的血肌酐和尿素氮明显降低；能诱导 HO-1 的表达，促进糖酵解和氧的有效利用，减轻氧化应激损伤。此外，山药可以减轻急性肾缺血再灌注损伤大鼠的氧化损伤，减少细胞凋亡的发生，降低血尿素氮、肌酐和丙二醛水平，调节并改善肾脏局部微环境，促进受损肾小管细胞的再生修复和肾小管的重建，有效地保护肾功能。

第十六节　地　龙

一、地龙的成分与功效

地龙为钜蚓科动物参环毛蚓、威廉腔蚓、通俗腔蚓或栉盲远盲蚓的干燥体，性味咸、寒，归肝、脾、膀胱经，主要的功效包括平肝息风、清热止痉、通络、平喘、利尿。地龙是一种常用的动物类药材，其主要化学成分为多种酶类和蛋白质，此外还有蚯蚓解热碱、蚯蚓素、蚯蚓毒素、次黄嘌呤和琥珀酸等，具有降压、抗血栓、抗心律失常、抗癌、增强免疫、抗溃疡、解热镇痛、抗肝纤维化和保护肝脏等作用。

二、对地龙的认识

地龙主产于我国南方各地，其中"广地龙"主产于广东、广西和海南；"沪地龙"主产于上海和江苏等地。地龙始载于《神农本草经》，列为下品。《本草纲目》指出："其性寒而下行，性寒故能解诸热疾，下行故能利小便，治足疾而通经络也。"地龙具有抗凝血和溶血栓的双重作用，并具有降压、免疫增强、解热、抗脑缺血和平喘等作用。

三、地龙用于治疗肾脏病的中医理论基础

《日华子本草》记载："治中风并痫疾，治传尸、天行热疾、喉痹、蛇虫伤。"《本草衍义补遗》谓其"大解诸热毒，行湿病"。通过中医辨证分析可以得知，肾脏病特别是慢性肾脏病多具有血脉瘀阻等多种伴随病症，而活血通络是治疗肾脏病的重要治疗原则。地龙本身所含的多种成分均具有较好的通络祛瘀作用，对各种肾脏病特别是伴有血脉瘀阻者具有较好的治疗疗效，这是使用地龙治疗肾脏病的重要中医理论基础。

四、地龙用于治疗肾脏病的现代研究情况

地龙体内富含蛋白质，蛋白质中含有多种氨基酸，其中亮氨酸和谷氨酸的含量最高，其次有天冬氨酸、缬氨酸、赖氨酸、精氨酸、丙氨酸等，包含了人体必需的 8 种氨基酸。地龙的脂类部分含硬脂酸、棕榈酸、高度不饱和脂肪酸、磷脂和胆甾醇等。高度不饱和脂肪酸如油酸、亚油酸、花生四烯酸、亚麻酸的含量较高并具有较好的药理活性，是地龙活血化瘀、防治心脑血管疾病的有效成分。地龙还含有较多的次黄嘌呤、黄嘌呤、鸟嘌呤、尿嘧啶等核苷酸成分，是人体核酸代谢必不可少的原料。地龙含有丰富的纤溶酶以及过氧化氢酶、过氧化物酶和卟啉合成酶等，以及丰富的微量元素如锶、硒、锌、铜、钼、镍、钴等，这些都是保证人体健康必不可少的成分。

地龙提取液本身含有较高的抗氧化酶活性，可以显著提高小鼠体内超氧化物歧化酶、谷胱甘肽过氧化物酶（GSHPX）的活性，同时降低丙二醛水平，通过增加抗氧化酶体系能力和提高对氧化产物的清除作用，从而提高机体的抗氧化能力。地龙活性蛋白可明显提高巨噬细胞的吞噬功能，促进淋巴细胞转化和 B 细胞反应，并有促进骨髓造血干细胞的作用。地龙能显著提高巨噬细胞活化率、增强细胞表面 Fc 受体功能。地龙制剂能提高小鼠运动耐力和降低体内丙二醛含量，从而增强小鼠运动耐力与保护细胞的作用。

有研究发现，地龙及含药血清能抑制人肾小球系膜细胞的增殖。临床研究发现，地龙可改善肾病综合征合并血栓者的临床症状；地龙制剂的口服液可以显著降低糖尿病肾病患者的蛋白尿，改善尿蛋白排泄率和肾功能，对水肿等临床症状也有明显的改善作用；地龙能够降低患者一氧化氮和过氧化脂质含量，减轻这些物质进一步引发脂质过氧化反应产生的丙二醛所造成的细胞损伤。地龙的有效成分能够减少脂质过氧化形成的产物，从而减轻机体氧化作用导致的肾脏损害。

第十七节 僵 蚕

一、僵蚕的成分与功效

僵蚕为蚕蛾科昆虫家蚕的幼虫感染（人工接种）白僵菌而致死的干燥体，性味咸、辛、平，归肝、肺、胃经。僵蚕含有蛋白质、脂肪酸、氨基酸、草酸铵、白僵菌素以及微量元素等成分，具有熄风止痉、活血通络和化痰散结等功效，可用于治疗急性惊风、癫痫、中风、面瘫及顽固性头痛等。

二、对僵蚕的认识

白僵蚕主要分布于我国四川、广西、江苏、浙江、安徽、山东和甘肃等地。僵蚕早在《神农本草经》就有记载，列为中品。《本草纲目》称其"散风痰结核瘰疬病，治头风、风虫齿痛、皮肤风疮丹毒作痒、痢疟症结、妇人乳汁不通"。僵蚕提取物具有抗凝、抗血栓、抗惊厥、降糖和降脂等作用，临床多用于治疗顽固性头痛、高血脂、糖尿病、恶性肿瘤、神经性疼痛、肝炎、脑血栓、麻疹等疾病。

三、僵蚕用于治疗肾脏病的中医理论基础

《本草从新》谓："僵而不腐，得清化之气，故能治风化痰，散结行经。蚕病风则僵，故因以治风，能散相火结之痰。其气味俱薄，轻浮而升，入肺、胃、肝三经，治中风失

音，头痛齿痛，喉痹咽肿。"《神农本草经百种录》记载："僵蚕感风而僵，凡风气之疾，皆能治之，盖借其气以相感也。僵蚕因风以僵，而反能治风者，何也？盖邪之中人也，有气而无形，穿经透络，愈久愈深，以气类相反之药投之，则拒而不入，必得与之同类者，和入诸药，使为乡道，则药力至于病所，而邪与药相从，药性渐发，邪或从毛孔出，或从二便出，不能复留矣，此即从治之法也。"通过中医辨证分析可以得知，肾脏病特别是慢性肾脏病多具有血脉瘀阻等伴有病症，而活血通络是治疗肾脏病的重要治疗原则。僵蚕本身所含的多种成分均具有较好的活血化瘀、搜风通络的作用，对各种肾脏病伴有血脉瘀阻者具有较好的治疗疗效，这是使用僵蚕治疗肾脏病的重要中医理论基础。

四、僵蚕用于治疗肾脏病的现代研究情况

现代研究表明，僵蚕的主要成分包括蛋白质、酶类、草酸铵、脂肪、有机酸、毒素、色素、挥发油、维生素、微量元素及少量的核酸等，其中草酸铵是其主要药理成分，具有抗惊厥作用和抗凝血作用。僵蚕还富含槲皮素、山萘酚，其中槲皮素具有较好的祛痰止咳作用，并有一定的平喘作用，还有降低血压、增强毛细血管抵抗力、降低毛细血管脆性、降血脂、扩张冠状动脉和增加冠脉血流量等作用。

僵蚕具有抗凝血活性和抗实验性血栓作用。实验研究表明，静脉注射僵蚕液后，血栓模型大鼠的血栓质量明显减轻，纤溶酶原含量、纤维蛋白原含量降低，优球蛋白溶解时间明显缩短，同时部分凝血活酶时间、凝血酶原时间和凝血酶时间均明显延长。结果表明僵蚕对凝血酶纤维蛋白原有直接抑制作用和较强的促纤溶作用。临床研究显示，僵蚕可以用于治疗糖尿病及高脂血症，使高脂血症患者的血甘油三酯、胆固醇水平均下降，结果表明僵蚕具有抑制体内胆固醇合成、促进胆固醇的排泄和提高磷脂合成的作用。

僵蚕有良好的降低尿蛋白的作用，可以改善肾病模型大鼠肾小球毛细血管扩张充血、系膜细胞及基质增生，改善肾间质水肿和局部炎症细胞浸润，从而在一定程度上改善肾脏的病理变化，保护肾功能。

第十八节　全　蝎

一、全蝎的成分与功效

全蝎为钳蝎科动物东亚钳蝎的干燥体，其性味咸、辛、平，归肝经，有毒，具有息风止痉、通络止痛、攻毒散结之效，含有蝎毒、三甲胺、甜菜碱、硫黄酸、棕榈酸、软硬脂酸、胆甾醇及铵盐、卵磷脂等成分，具有显著的抗惊厥、抗癫痫、抗肿瘤和镇痛等作用。

二、对全蝎的认识

全蝎主产于我国山东、河南、河北等地。全蝎始载于《蜀本草》，以"全蝎"命名始见于《开宝本草》。《开宝本草》云："疗诸瘾疹，及中风半身不遂，口眼㖞斜，语涩，手足抽掣。"主要用于治疗小儿惊风、抽搐痉挛、中风口歪、半身不遂、破伤风、风湿顽痹、偏正头痛、疮疡、瘰疬等疾病。

三、全蝎用于治疗肾脏病的中医理论基础

《本草衍义》曰："蝎，大人小儿通用，治小儿惊风不可阙也。有用全者，有只用梢者，梢力尤功。"《本草会编》曰："破伤风宜以全蝎、防风为主。"通过中医辨证分析可以得知,肾脏病特别是慢性肾脏病多具有血脉瘀阻等伴有病症,而活血通络是治疗肾脏病的重要治疗原则。全蝎本身所含的多种成分均具有较好的活血化瘀和搜风通络作用,对各种肾脏病伴有血脉瘀阻者具有较好的治疗疗效,这是使用全蝎治疗肾脏病的重要中医理论基础。

四、全蝎用于治疗肾脏病的现代研究情况

全蝎含有蝎毒、三甲胺、甜菜碱、硫黄酸、胆甾醇、铵盐、卵磷脂、苦味酸盐及棕榈酸、硬脂酸、油酸、亚油酸、亚麻酸等脂肪酸,以及铜、铁、锰、锌、钙和镁等多种元素。

全蝎以蝎毒作为主要有效成分,具有蛋白质通性,水溶液可被乙醇、硫酸铵或氯化钠浓溶液沉淀和分离,沉淀可再溶于水。蝎毒及其注射剂较为耐热,常压下高温煮沸不易破坏。根据已测定的蝎毒素的构象来看,分子结构含有 3~4 对二硫键可能是其较一般蛋白稳定的原因。

全蝎具有抗凝、抗血栓和促纤溶作用。正常机体内凝血与抗凝血系统保持动态平衡。当血小板或凝血因子增多或纤溶活性降低时,血液呈高凝状态,使凝血机制较正常更易触发而有血栓形成倾向。实验证明,全蝎提取液可通过抑制血小板聚集,减少纤维蛋白含量和促进纤溶系统活性,从而抑制血栓形成;对内源性及外源性凝血途径都有影响,可明显减轻大鼠下腔静脉的血栓质量。蝎毒纤溶活性肽对血管内皮细胞释放组织型纤溶酶原激活剂和纤溶酶原激活剂抑制物有明显的调节作用。

全蝎可减少大鼠膜性肾炎蛋白尿并抑制 IL-1 活性,同时还具有扩张肾脏毛细血管和减轻肾脏病理损害的作用。其作用机制是扩张血管、抑制血栓形成和抑制炎性细胞因子释放等,从而影响肾炎的发生和发展过程。临床研究表明,全蝎可以显著降低慢性肾脏病患者的蛋白尿,改善尿蛋白排泄率和肾功能。

第五部分

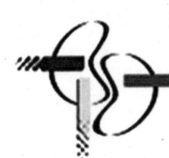

研究热点与展望

第一章
循 证 医 学

循证医学又称实证医学，其核心思想是，医疗决策应在现有的最佳临床研究基础上得出结论，同时将临床证据、个人经验与患者的实际状况和意愿相结合。循证医学创始人之一的 David Sackett 教授定义循证医学为"慎重、准确和明智地应用当前所能获得的最好的研究依据，同时结合医生的个人专业技能和多年临床经验，考虑病人的价值和愿望，将三者完美地结合并制定出针对病人的治疗措施"。循证医学不同于传统的医学治疗模式。传统的医学治疗模式主要是基于经验医学，即根据非实验性的临床经验、临床资料和对疾病基础知识的理解来诊治病人。循证医学并非要取代临床技能、临床经验、临床资料和医学专业知识，它只是强调任何医疗决策都应建立在最佳科学研究证据的基础上。显然，现代循证医学要求临床医师既要努力寻找和获取最佳的研究证据，又要结合个人的专业知识包括疾病发生和演变的病理生理学理论以及个人的临床工作经验，同时还要关注他人（包括专家）的意见和研究结果。临床的治疗决策既要遵循医疗实践的规律和需要，又要根据"病人至上"的原则，尊重患者的个人意愿和实际可能性做出诊断和治疗上的决策。循证医学的临床证据主要来自大样本的随机对照临床试验、系统性评价和荟萃分析。中国循证医学中心自 1996 年 7 月正式在四川大学华西医院（原华西医科大学附属第一医院）开始筹建，1997 年 7 月获原卫生部认可，1999 年 3 月 31 日经国际 Cochrane 协作网指导委员会正式批准注册成为国际 Cochrane 协作网的第十四个中心。

一、循证医学的特点

循证医学的基本内容是将最佳临床证据、熟练的临床经验和患者的具体情况这三个临床上最为重要的要素紧密结合在一起开展工作。其中，寻找和收集最佳临床证据就是为了获得对疾病最为敏感和可靠的诊断方法，制订安全有效的治疗方案，尽最大可能使患者在临床治疗过程中获得最佳的效果。最佳临床证据的获取需要临床医师掌握熟练的临床技能、识别患者的临床证据，从而迅速对患者状况做出准确的分析与评价。进行临床决策时要尊重患者自己的选择，认真地考虑患者的实际情况并根据患者对疾病的认识和对治疗的期望程度制订相应的治疗方案。最佳临床证据、熟练的临床经验和患者的具体情况这三大要素密切结合，使临床医师和患者在医疗上取得共识，从而达到最佳的治疗效果。

循证医学最为显著的特点是重视确凿的临床证据；而传统医学则往往是依据个人的临床经验或者遵从上级医师的意见（这些意见一般是个人临床经验）或者参考医学资料制订治疗方案。显然，传统医学处理患者最主要的依据是个人或他人的实践经验。

二、循证医学与传统医学的区别

循证医学与传统医学的区别主要体现在对临床证据的认识不同。传统医学模式并非不重视证据，而是寻找证据和利用证据的方式和方法与循证医学有着非常明显的区别。传统的临床医学十分强调在临床实践中寻找证据和分析证据，根据证据解决临床实际问题。在传统医学模式下，医师通过问诊结合视、触、叩、听、嗅等方式详细地询问病史并系统地进行体检，进一步分析各种实验室检查结果，认真细致地分析证据并根据经验应用药物，最后观察病情的变化，评价治疗方法是否有效。临床医师在诊治过程中将临床患者诊治过程的客观数据和症状收集成有效的证据并进行回顾性分析，评估临床治疗方案的效果并积累临床经验，从而掌握临床实践过程中处理各种疾病的方法和手段。这种实践经验具有一定的临床价值并值得重视，但存在一定的局限性，这是由于它所反映的仅仅是个人的临床实践经验和临床证据。

循证医学的临床证据主要来源于多中心、大样本的随机对照临床试验以及以这些临床试验数据为基础开展的系统性评价和荟萃分析。由于这些临床研究和实践的内容不同，特别是研究者采用的方法不同、纳入病例数量多少不一、采用的统计学方法不同以及研究过程的多种证据的可靠性也不一致，因此相关临床证据的价值存在非常明显的差异。我们将这些临床证据和差异分为 A 级、B 级和 C 级三个不同等级的证据。

传统医学的证据由于历史的原因多来自专家经验，但是传统医学相对于循证医学有着十分明显的优势，那就是长期的临床实践积累。传统医学虽然没有按照随机、对照和多中心等特点开展临床工作，但是由于临床应用时间长且病例数量丰富，因此从传统医学中提炼出来的专家经验同样值得在临床上作为重要的实践经验传承使用。特别是近年来传统医学的许多临床方剂和药物在国家的支持下逐渐按照循证医学的要求开展临床研究等工作。

三、循证医学的证据特点

自循证医学问世以来，其证据质量先后经历了多个阶段，目前比较公认的是 GRADE 分级方式。以往的循证医学分级主要是关注设计质量而对过程质量监控和转化的需求重视不够；目前的 GRADE 分级关注转化质量，从证据分级出发整合了分类、分级和转化标准，它代表了当前对研究证据进行分类分级的国际最高水平，其意义和影响重大。目前，包括世界卫生组织（WHO）和 Cochrane 协作网等在内的 28 个国际组织、协会已采纳 GRADE 标准，GRADE 分级标准同样适用于制作系统评价、卫生技术评估及医学指南。GRADE 分级标准主要是通过软件完成的，可以从官方网站下载免费的软件安装后将相关研究内容输入，软件可以自主分析相关内容并给出相应的评价。影响证据质量的因素包括以下几个方面。

1. 可能降低证据质量的因素

① 偏倚风险：包括隐藏分组缺失、盲法缺失（特别是结局指标为主观性指标且对其评估极易受偏倚影响时）、失访过多、未进行意向性治疗分析、观察到疗效就过早终止试验或未报道结果（通常是未观察到疗效的一些研究）。

② 不一致性：不同研究间大相径庭的疗效评估（异质性或结果的差异）意味着各种疗法的疗效确实存在差异。差异可能来源于人群、干预措施或结局指标。当结果存在异质性而研究者未能意识到并给出合理解释时，证据质量亦降低。

③ 间接性：包括两个方面的内容。第一，欲比较两种活性药物的疗效时，尽管可能没有两药直接比较的随机对照试验，但可能存在两药均与同一种安慰剂比较的随机对照试验，通过这样的试验便可进行两药疗效的间接比较，但提供的证据质量比两药直接比较的随机对照试验要低。第二，间接证据包括人群、干预措施、对照措施、预期结局及相关研究中诸如此类的元素。

④ 精确性：当因研究纳入的患者和观察事件相对较少而致可信区间较宽时，该研究

的证据质量将降低。

⑤ 发表偏倚：若研究者未能发表研究（通常是阴性结果的研究），证据质量亦会减弱。典型的情况是证据仅局限于少数试验，而这些试验研究资金全部由企业赞助，此时不得不质疑是否存在发表偏倚。

2. 可能增加证据质量的因素及其解释

① 效应值很大。当方法学严谨的观察性研究显示疗效显著或非常显著且结果一致时，其证据质量将提高。

② 可能的混杂因素会降低疗效。例如，营利性医院的患者病死率高于非营利性医院，该结果可能是在忽略营利性医院卫生资源更多、就诊患者的社会经济状况较好和（或）病情较轻的情况下得出的。若存在潜在混杂因素，则更有利于营利性医院；若考虑到这类混杂因素，非营利性医院疗效更好的证据强度将提高。

③ 剂量 - 效应关系：给药量和引起效应的大小之间有明显的关联。

四、循证医学的证据分级应用（多用于临床和病因学研究工作）

1. A 级证据

① 证据往往来自样本量较大的随机对照试验或者直接来自系统性评价和 Meta 分析。作为系统性评价和荟萃分析研究对象的临床试验所包含的资料，至少应相当于一项设计良好的大型随机对照临床试验。

② 证据来自至少一项"全或无"的高质量队列研究。"全"部患者死亡或治疗失败，而采用新的治疗方法时，一些患者存活或治疗有效。例如，应用某些方法治疗尿毒症患者透析过程中出现的室性心律失常或者在这一研究中用常规方法导致的后果往往是多数患者死亡或治疗失败，而采用新的治疗方法则"无"一例死亡或治疗失败。

③ 证据来自至少一项中等样本量的随机对照试验，或者来自对一些小样本试验（汇集的病例总数应达到中等数量）所做的 Meta 分析。

④ 证据来自至少一项随机对照试验。

2. B 级证据

① 证据来自至少一项高质量的非随机性队列研究。

② 证据来自至少一项高质量的病例对照研究。

③ "结局"性研究。

④ 单个病例 - 对照研究。

⑤ 证据来自至少一项高质量的病例系列报告。

3. C 级证据

病例系列报告、低质量队列研究及病例对照研究。

4. D 级证据

主要来自专家的意见。有时证据并不能完全适用于上述分类。例如，过去并无随机对照临床试验证实稳定型心绞痛患者应用 β 受体阻断剂可降低病死率，但却已有令人信服的证据表明，心肌梗死后应用 β 受体阻断剂的患者其病死率显著降低。在这种情况下，理所当然地会建议心绞痛患者应用 β 受体阻断剂，期望心肌梗死患者获得的有益疗效可以外推至心绞痛患者。

五、循证医学的理念主要是以满意终点作为评价治疗方法的目标

以往的临床医学研究工作中,经验医学往往占据主导地位。经验医学指导下的临床研究多以"不满意"作为主要观察终点。例如,评价某种药物的疗效是以用药前后患者病情的改变(如血压、肾功能或者尿蛋白等)为标准。此外,还包括观察治疗方法产生的不良反应和患者的耐受性等。评价时往往以用药后相对于治疗前患者化验单数据或者临床症状的改变作为判断药物效果的依据,如果同时副作用少、漏服率低且肝肾功能和其他实验室检查未见异常,就可认为该药是安全的。至于这一药物长期应用是否能够改善患者的生存状况则并不在考虑之列。然而循证医学改变了这个理念,它往往在临床评价过程中以病死率或心脑血管等重要脏器损害的并发症发生率等影响预后的指标作为观察的主要终点,来评价药物对长期预后的影响。这些指标有总死亡率、重大事件(脑卒中、猝死、呼吸衰竭、急性心肌梗死)发生率、有效寿命、生活质量以及卫生经济学指标(如成本-效益比)等。因此,即便是某些药物在临床上的作用明显且具有极佳的顺从性,但是应用循证医学评价其猝死和死亡危险因素时,如果相关的风险明显增加,我们仍然要否定这些药物在临床的应用价值,这种理念和以往的认识有明显不同,且符合人类疾病治疗的最终目的。这种理念会改变很多传统的治疗方式和方法。

六、循证医学理念下开展临床研究工作的质量保证

开展大样本、多中心和随机双盲的临床研究是今后循证医学理念下开展临床研究工作的主要方向,也是我们从事临床研究工作的必由之路。

1. 样本量大

以往的经验医学指导下的临床研究病例数有限,往往仅有几十例。循证医学模式下的临床研究主要为大型临床试验。临床试验的目的是评价治疗方法降低病死率的效果。病死率是一个计数指标,发生频率相对较低,所需要的观察时间较长。一种治疗方法对慢性病病死率的影响只是"适度",即有效率仅 10%~25%,这就必须严格控制各种研究的偏倚,减小随机误差,采用严格规范的随机对照设计,尽可能地消除系统偏倚。要有效减小和控制随机误差,通过增加样本量来进行大型临床试验是唯一可行的方法。否则,研究结果难以精确,极易导致假阴性。大型临床试验的选择病例数多在数千例至数万例。

2. 随机对照设计

大型临床试验的设计科学,强调随机对照并采用盲法,有一套完整的质控系统,定期监测和分析临床上各种资料,监测员定期和不定期地检查各协作医院的研究资料,要及时对重要事件做再评估,设计由专职专人审核研究表格和资料、由统计学专家处理分析资料等,从而保证临床试验的可靠性和可信性。

3. 系统性评价

系统性评价和传统的文献综述不同。文献综述常涉及对原始研究进行选择,对选定的资料做分析,因而是非标准的和不客观的,也是不系统的。系统性评价则采用明确的和可重复的方法对原始材料进行概括和总结,经得起时间的考验。由 Cochrane 协作组所做的一些著名系统性评价,需要定期且持续不断地更新相关研究成果,要求资料来源十分广泛且收集内容完整。显然,系统性评价可以提供可靠的临床证据。

第二章 精准医学

精准医学主要是指医生在对患者进行疾病的预防和治疗过程中，需要充分考虑患者的个人基因、环境与生活习惯的差异对患者的影响，需要结合每一个患者的病情进行诊治的医学。狭义的精准医学是指根据患者个体的基因特征并结合环境和生活方式等因素进行精确的评估，从药物基因组学的角度对患者个体实施精准的治疗或干预，以提高治疗的安全性、有效性和经济性。广义的精准医学是指以基因组、蛋白质组、表型组等先进生物技术手段与方法为基础，对大样本人群与特定疾病的生物标志物进行分析、验证与应用，确定疾病的原因和治疗靶点，对疾病不同状态和过程进行精确分类和治疗的方法。其最终目的是实现对患者的个体化精准治疗。精准医学的关键是以大样本的药物基因组学分析和队列研究的广泛开展为基础，对大样本的生物数据进行分析，得到精确的人类基因、蛋白和药物关系的数据资料库。因此，精准医学的实施需要大量的人力、物力和前期基础研究作为前提和条件。

精准医学的最终目的简而言之就是通过先进的技术手段在短时间内根据每个患者的个体特征"量身定制"治疗方案。当然，精准医学中制订的治疗方案并不是为每个患者单独创制的药物或医疗设备，而是根据患者对某种特异性疾病的易感性差异或者对某种特异性药物或治疗措施的反应性差异进行明确分类或者精细分类后确定的治疗方案。

精准医学的"精准"是指既精确又准确。在科学方法中，检测系统的精确性是指检测量值与实际量值的接近程度。一个检测系统的准确性也称可重复性，是指在条件未改变的情况下重复检测并表现为相同的结果。总而言之，精准医学是需要与医学事实最为一致而且能够在无数次医疗实践过程中很少出错甚至不出错的医学实践。精准医学需要基于大数据条件下进行疾病患病基因的预测、对疾病进行有针对性的预防并制定合理、有效的个体化治疗措施。精准医学的研究内容主要是以大数据和有效且合理的客观证据为基础，通过海量的数据分析，结合临床及基础研究客观证据选择合理的治疗靶向，进一步整合相关内容，从而使治疗更加精确而有效。

精准医学的主要研究目的在于将研究成果应用于整个人类的健康和疾病领域。它主要借助包括生物工程学、分子生物学、基因组学和生物信息学在内的整个基础研究领域的飞速发展来达到整个医学领域在社会上的进步。例如，我们可以借助基因测序的方法，通过数据分析确定某些位点的基因型变化可能是发生特异性疾病的特定基因变异引起的，从而提前预防疾病发生；也可以通过血液检查分析早期发现肿瘤 DNA，进而选择最为可靠和有效的治疗方案。精准医学鼓励科学家通过创新的方法去检测和分析人类疾病相关的分子、基因组、生活方式和环境等各种生物医学信息，并发现最为有效、可行的治疗方式。精准医学的长期目标是通过创新的研究模式明确疾病的发生机制并建立数据库来预测人类疾病的发生风险，从而获得最佳的治疗效果。

尽管大家对于精准医学有所期待，但是精准医学本身还是存在一定的问题。精准医学面临的问题首先是生物信息安全的问题。精准医学目前的治疗理念往往是以人类和患者的基因信息为基础的，在进行基因检测和公共基因资源的利用等方面就面临着如何保护数据安全从而保护整个人类安全的重要议题。其次是治疗费用的问题。精准医学目前的检测费用仍然较昂贵，如果将一些常见病和普通疾病均纳入精准医学的检查和治疗范围之内，就会造成治疗费用的大幅度提高和社会资源的大量消耗。再次就是某些研究是否真的具有临床应用价值的问题。例如，部分基因研究结果虽然被发现，却难以被应用于实践。如果某个基因研究的结果可以将某些疾病发生的风险预测水平从3%增至4%，虽然从统计学来看具有显著的变化和实际价值，但是这些基因变异的发现却不见得一定具有临床意义和实际价值。最后是应用的获益与风险问题。相应的基于基因型的判断是否显著，从而确定哪种治疗会使某个特定疾病患者获益最大。目前的相关研究都是基于基因和数据分析方面，对于人类而言，特别是相关的研究人员对于如何将复杂的证据数据转化为有临床意义和可以应用的产品，使得人类在精准医学上获益仍然有较长的路要走。对于这一系列的问题和困惑，目前全世界的科学家和研究人员都在不断探索解决途径。关于基因研究的安全性问题，相应的法律制度是规范相应行为的基础，将基因测序工作和相应的数据管理变为国家指导和监督下的行为并制定合理、规范的管理措施具有必要性和合理性。建立国家基因数据库并进行相应的管理是安全的需要、社会的需要、患者的需要和研究的需要，有利于医学健康、合理地发展，从而确保相应技术的可靠和有效。

第三章　转化医学

"转化医学"是近年来医学领域的新词汇。转化医学的概念最早源于1992年著名的《科学》（*Science*）杂志提出的"B-to-B"的概念，1996年《柳叶刀》（*Lancet*）杂志上正式提出了"Translational Medicine"这个名词。目前，对于转化医学的相关解释主要是指从实验室到临床（Bench to Beside）的过程，实际上就是将实验室的研究发现转化为临床使用的诊疗技术和具体方法的过程。这个过程当中的主要理念是建立基础研究和临床研究的桥梁，加快基础研究成果向临床应用转化的过程。转化医学是将基础医学研究和临床治疗连接起来的一种新的思维方式。转化医学更广泛的意义是从患者出发开发和应用新的技术，强调的是患者的早期检查和疾病的早期评估。转化医学的研究是向一个更加开放和以患者为中心的方向发展，这个研究理念打破了传统基础研究与临床实践之间的壁垒。它主张将诸如新药的研发等研究工作尽快应用于临床的安全测试和临床试验并通过转化医学研究团队来增强基础研究和临床医学的沟通，从而提高其临床价值。同时，转换医学倡导以患者为中心，从临床工作中发现和提出问题，由基础研究人员进行深入研究，然后再将基础科研成果快速转向临床应用，在此过程中基础与临床科技工作者密切合作，可以提高总体医疗水平。

转化医学是医学研究的一个分支。转化医学的典型含义是将基础研究的成果转化成为应用于实际患者的治疗手段，非常强调技术从实验室到病床旁的连接。也有学者认为，转化医学应该是将研究成果和研究结论应用于日常生活和健康保健之中的工作，将医学研究的成果尽快惠及人类大众。2003年，美国国立卫生研究院（NIH）正式提出并在多个医科大学成立了转化医学中心，转化医学日益受到医学界的广泛关注。中国也紧跟世界医学发展的前沿，研究和制定相关的政策和指南，重视转化医学相关工作，使得转化医学成为国家在生物医学领域的一个重大研究方向。早在 2007 年，我国就在国内召开了转化医学国际会议。随后，转化医学在我国医学界特别是医学院校迅速发展，多数医学院校都成立了转化医学院或者转化医学研究中心。我国政府也高度重视转化医学工作，在《中共中央关于制定国民经济和社会发展第十二个五年规划的建议》辅导读本中指出："以转化医学为核心，大力提升医学科技水平，强化医药卫生重点学科建设。"转化医学的实质是理论与实际相结合，是基础与临床的整合，是对分子、细胞、结构、功能、表型、发病机制、生理病理、环境遗传、预警诊断、预防治疗和医学信息的系统分析。转化医学是多学科、多层次、多靶点，微观与宏观、静态与动态、结构与功能、生理与病理、预防与治疗、人文与科学的交叉融合。它不仅涉及基础和临床各个学科改革，更加关系到现在和未来的医学发展方向。

一、转化医学的课题设计

转化医学旨在建立基础研究与临床应用之间的桥梁，也就是说，转化医学强调从临床上发现问题并以此为目标开展基础研究工作，通过基础研究成果揭示的内容促进其在临床上迅速地使用。我们认为，基础研究工作的价值并不来自课题的大小，更多地取决于研究所涉及的课题设计。课题设计的优劣会直接影响研究成果的价值，也是直接关系到转化医学研究成果能否迅速转化为临床应用的关键问题。

1. 正确的研究方向是科研工作的先导

创新是动力，创新是方向，创新是源泉。课题研究往往需要在不断创新的基础上拓展研究工作。创新离不开良好的实践经历和良好的研究基础。我们要在实践中不断地聚焦和发现本领域的新知识、新设计和新物质。因此，创新是研究方向的重要特点。转化医学研究的创新需要在以往研究的基础上探索将各种实验室技术和知识尽快应用到临床研究，以使越来越多的人受益。

2. 转化医学课题研究要遵循的原则

转化医学研究的目的是医学知识的临床转化，因此，尽快进行临床相关研究是转化医学研究的重中之重。临床研究需要在相关临床科研基础上开展工作。临床研究设计的重要原则就是随机、对照和盲法，以最大限度地保证研究的客观性、科学性和可靠性，减小研究误差，从而保证研究数据的真实、有效。

3. 多学科协作是转化医学研究的必由之路

转化医学研究是从基础到临床的发展之路，在这个过程中需要多个学科紧密协作才能保证研究的顺利完成。基础研究需要基因研究、蛋白研究、代谢组学研究和遗传学研究等方面的专业技术人员；临床研究则需要临床医生、检验学、病理学和影像学等专业技术人员的参与；研究中获得的相关数据需要统计学家、流行病学家和生物学家等多个领域的专家学者积极地参与。这样的研究工作涉及面广，内容丰富，如果研究工作顺利，必将对转化医学自身的发展十分有利。因此，参与研究的人员不仅需要具备良好的专业素养，而且还必须具有较好的沟通和协调能力，因为不同学科解决本领域的专业问题的效率和协同工作必不可少。

二、转化医学的目的

转化医学的主要目的是打破基础医学、药物研发、临床医学和公共卫生之间的固有屏障，改变之前这些研究领域和开展研究工作的科研人员相互之间缺乏联系且对话较少的现状。基于转化医学的理念指导建立直接的关联，致力于弥补基础实验研发与临床和公共卫生实践之间的鸿沟，为新药品开发和新的治疗实践和应用开辟出一条具有革命性意义的新途径。同时我们认为，转化医学是基础研究和临床应用之间的一个双向开放的快速通道，不仅仅是从基础研究到临床实践的转化和应用，在临床应用过程中遇到的各种问题也可以回馈到实验室进行进一步的阐释和研究，寻找临床问题诊治的新途径和新方法并快速转化为具体的临床实践工作。例如，在肾脏病研究中，我们期望开展诊断及监测人类慢性肾脏病的新的生物标志物的研究，基于转化医学研究的理念，组建了由基础医学、临床医学和生物信息学等专业研究人员组成的创新研究团队，通过紧密跟踪相关领域基础研究新进展和临床需要进行有计划、有目的的研究工作，选取患者并进行临床标本的收集和分析，创新研究团队制订定期讨论和沟通的工作计划并及时研究慢性肾脏病病变过程中遇到的问题，将患者的临床标本进行筛查和生物标记物数据分析，明确研究目的并解决不同阶段和病情下人类慢性肾脏病的新的生物标志物，在此期间需要临床研究者的细致观察、基础研究者对生物标记物的检测和生物信息研究者对所获得的临床海量数据进行认真的分析和归纳。基于新的生物标记物的发现和应用可以为后续创新药物的开发和临床应用开辟出一条具有革命性意义的新途径，因而转化医学研究大大缩短了新的治疗方法从实验到临床的时间，进而快速提高了慢性肾脏病诊断和治疗工作的质量。

三、转化医学存在的问题

随着信息化的到来和人们生活方式的改变，疾病谱在世界各国有很大差异。发达国家疾病谱以慢性病为主，发展中国家以传染性疾病和营养缺乏病占主导。至于我国，随着经济的快速发展，疾病谱正从急性病转向以慢性病为主。近年来，我国的人口平均寿命不断延长，老龄化现象越发明显，慢性疾病患病率和发病率的增高使社会医疗负担越来越沉重。因此，疾病的预防和早期干预将是我国今后很长一段时间内的重要课题。

传统的研究方法无法满足慢性病的防治需要，越来越需要通过转化医学理念将包括慢性肾脏病在内的所有慢性疾病通过基础和临床等多学科的合作研究来寻求解决问题的创新思路和创新方法。对于遗传背景的差异和疾病的特异性，基于分子分型的个体化治疗的需求被明确地提出来了，这就需要收集临床数据、开展数据分析和进行疗效评价。

目前转化医学的发展还存在一些问题。第一，每一种疾病的确立、治疗方式的确定和后续患者的检测及治疗均需要巨额的前期投入和大量的后续检测经费。第二，基础科学研究积累大量数据的意义需要解析，特别是前期研究收集的基因组学、蛋白质组学等大量的数据。转化医学的基本理念是进行精确的数据库建立和合理治疗方法的使用。假如不能有效地利用这些数据，就无法将大量的数据转化为解决医疗问题的有用信息。数据库的建立和阐释需要生命科学、数学、计算机科学和医学领域专家的有效合作与交叉研究。科学研究从微观走向宏观，整合的系统生物学时代即将来临，这对改变医学研究模式提出了要求。第三，转化医学需要基础研究、药物开发及医学实践三者有机融合。人们寿命延长和生活质量提高是事实。但是，传统医学模式下三者之间相互分离的局面浪费了大量的资源，而且解决问题的效率往往不高。如何以患者的需求为导向开展医学科学实践是转化医学的根本任务。通过三者的密切结合，提高解决医学重大问题的效率是解决这个医学根本性问题的有效途径。

四、转化医学的存在形式

转化医学的存在形式（或者说存在模式）目前主要分为两种类型：一种类型是指从实验台到病床，主要解决如何进行转化研究。另一种类型是指循证医学的应用与推广。转化医学研究的主体是一个团队，是一个以患者个体为中心的多学科研究团队。研究领域是医学发展的新领域。

转化医学研究的实现需要经历很长的时间，转化医学强调的是理念的转变和资源的整合，建立研究平台，从而有利于尽快地开展相关工作。工作核心是整合资源，建立平台，建立整合患者的危险因素、临床诊治、生存和预后等临床组学数据库资料以及具有完整的患者生物标本和开放式的疾病转化研究平台。利用这一平台，能够把实验室和运用生物信息学技术发现的生物标志物进行快速鉴定和评估，从而真正地实现开展转化医学研究的目的。

第四章　中医药与循证医学、精准医学和转化医学的关系

认真阅读和学习循证医学、精准医学和转化医学的内容，我们可以发现三者之间存在一定的内在联系。通过学习这三方面的内容（特别是转化医学的内容）后发现，转化医学主要是循证医学与精准医学研究工作的进一步发展。我们认为，转化医学的兴起恰恰给以临床为基础的中医药个体化研究提供了良好的发展机遇和发展前景。这是由于中医与西医不同，中医本身的特色和优势明显，而且不足和缺陷也很突出，即中医先进的理念和落后的技术手段之间的矛盾非常突出，这极大地影响了中医理论的广泛传播和中医诊疗技术的普及和应用。中医药的转化医学研究目前面临的问题主要包括以下几个方面。

一、中医药专业词汇的转化问题

中医药的这些相关问题多来源于《黄帝内经》和《伤寒论》等文言文著作，这些著作的知识点有很大的局限性，除了系统学习过中医学知识的人以外，能够真正理解其中内容的人相对较少。如果不能被理解，就无法被人们接受，这是很重要的问题，值得我们重视。因此，必须开展相关研究工作，用通俗易懂的语言来阐释中医药知识和文化，让更多的人理解中医和信任中医。

二、中医药转化需要紧密结合临床

转化医学的核心任务就是将研究尽快转化为临床有价值的诊断和治疗方式。例如，在选择中医药治疗方面的优势病种结合现代医学中的临床治疗难题开展科研攻关时，可通过基础、临床和生物统计等学科的相互协作，将中医药的症候发生、发展、分类、治疗和疗效评价等内容进行筛选，并确定有临床价值的生物标志物进行系统生物学研究，结合四诊的辨证定位和八纲辨证分析，确立具有价值和应用前景的中医药防治疾病手段。

三、中医药转化坚持中医药特色

中医药的基本内涵就是强调中医理论与临床、中医与中药相结合，并以人为本，辨证施治。中医认识疾病的核心是整体与动态，中医治疗疾病的核心是调节与平衡。中医强调的理念就是"天人合一"，也就是说，中医药治疗的核心既不是疾病的病原体，也不是疾病，而是针对人。强调治疗过程中要注重空间、时间、环境和状态都在不断变化及所处其

中的人的健康问题。针对相关问题，通过中药方剂进行整体调节，最终达到人体阴阳平衡和机体健康的目的。

四、中医药的循证医学和精准医学问题

基于大数据和规范化研究为基础的循证医学和精准医学的发展对中医药学而言既是机遇，也是挑战。将循证医学和精准医学的理念和方法广泛应用于中医药学研究是未来中医药学开拓型研究工作的重要领域。建立规范化的中医辨证论治治疗体系和确定具有中医药特点的个体化治疗方案与循证医学和精准医学的理念并无冲突。通过培育和积累海量临床数据，可将体现中医诊治特色的内容诸如舌诊、脉诊等通过大数据分析的方式建立数据库和客观化的评价标准，从而直接体现中医药防病治病的临床价值；开展大样本、多中心的临床研究，借助循证医学的方式方法开展研究工作，可形成具有说服力的中医药诊治疾病的成果。总之，我们可以通过融合循证医学和精准医学理念，助推中医药未来的发展。

参 考 文 献

[1] 李幼平. 循证医学 [M]. 北京：人民卫生出版社，2014.
[2] 中国科协学会学术部. 中医药与转化医学 [M]. 北京：中国科学技术出版社，2012.
[3] 〔美〕莱什纳，等. 转化医学的研究与探索——解读 NIH-CTSA 2.0 [M]. 时占祥，译. 北京：科学出版社，2014.
[4] 万学红，卢雪峰. 诊断学 [M]. 9 版. 北京：人民卫生出版社，2018.
[5] 葛均波，徐永健. 内科学 [M]. 北京：人民卫生出版社，2013.
[6] 陈灏珠，林果为，王吉耀. 实用内科学 [M]. 北京：人民卫生出版社，2013.
[7] 吴恩惠. 医学影像学 [M]. 5 版. 北京：人民卫生出版社，2003.
[8] 董德长. 实用肾脏病学 [M]. 上海：上海科学技术出版社，1999.
[9] 王海燕. 肾脏病学 [M]. 3 版. 北京：人民卫生出版社，2008.
[10] 沈映君. 中药药理学 [M]. 北京：人民卫生出版社，2011.
[11] 陈香美. 肾脏病学实验技术操作规程 [M]. 北京：人民军医出版社，2011.
[12] 刘必成. 肾脏纤维化——基础与临床 [M]. 北京：科学出版社，2016.
[13] 周秋丽，王涛，王本祥. 现代中药基础研究与临床 [M]. 天津：天津科技翻译出版公司，2012.
[14] 李时珍. 本草纲目 [M]. 2 版. 王育杰，整理. 北京：人民卫生出版社，1999.
[15] 盛增秀. 王好古医学全书·汤液本草 [M]. 北京：中国中医药出版社，2004.
[16] 汪昂. 本草备要 [M]. 郑金生，整理. 北京：人民卫生出版社，2005.
[17] 凌一揆. 中药学 [M]. 上海：上海科学技术出版社，1984.
[18] 马子密，傅延龄. 历代本草药性汇解 [M]. 北京：中国医药科技出版社，2002.
[19] 田代华. 实用中药辞典 [M]. 北京：人民卫生出版社，2002.
[20] 向楠. 中药临床药理学 [M]. 北京：中国医药科技出版社，2010.
[21] 秦川. 实验动物学 [M]. 北京：人民卫生出版社，2010.
[22] 孙世澜，关天俊，袁海. 肾脏病新理论新技术 [M]. 北京：人民军医出版社，2014.
[23] 肖杭. 实验动物科学与应用 [M]. 南京：江苏科学技术出版社，1991.
[24] 尹佳琦，魏明刚. 基于微小 RNA 调控探讨中医药延缓肾脏纤维化的机制 [J]. 中国中医基础医学杂志，2018，24（1）：46-50.
[25] 魏明刚，何伟明，李凤玲，等. 芪归益肾方治疗慢性肾脏病脾肾两虚证的临床研究 [J]. 南京中医药大学学报（自然科学版），2017，33（6）：570-573.
[26] 魏明刚，杨彦裕，陈琳，等. 芪归益肾方延缓 UUO 小鼠肾脏纤维化进展机制的

探讨[J]. 中国实验方剂学杂志, 2016, 22 (20): 90-95.

[27] 杨彦裕, 魏明刚. 核因子在慢性肾脏病中的作用及中医药调控[J]. 中国中医基础医学杂志, 2016, 22 (2): 296-298.

[28] 杨彦裕, 魏明刚, 刘蔚, 等. 芪归益肾方对UUO小鼠肾脏组织TGF-β1/Smad/PI3K影响的实验研究[J]. 中国实验方剂学杂志, 2016, 22 (6): 89-93.

[29] 魏明刚, 杨彦裕, 陈琳, 等. 基于细胞信号通路机制探讨芪归益肾方剂延缓肾脏纤维化[J]. 中成药, 2016, 38 (5): 1136-1140.

[30] 魏明刚, 熊佩华, 孙伟, 等. 加味当归补血汤调节IgA肾病肾虚血瘀证患者细胞因子的临床研究[J]. 北京中医药大学学报, 2015, 38 (8): 573-576.

[31] 杨彦裕, 陈琳, 魏明刚, 等. 加味当归补血汤通过调控TGF-β1/Smad/ILK的表达对阿霉素肾病大鼠足细胞的保护作用[J]. 中成药, 2015, 37 (9): 1877-1883.

[32] 魏明刚, 程宗琦, 刘蔚, 等. 芪归益肾方对阿霉素肾病大鼠肾功能保护作用的实验研究[J]. 中成药, 2015, 37 (4): 865-869.

[33] 魏明刚, 何伟明, 陆迅, 等. 加味当归补血汤对细胞骨架蛋白在阿霉素肾病表达的影响[J]. 中国实验方剂学杂志, 2014, 20 (22): 133-138.

[34] 魏明刚, 何伟明, 陆迅, 等. 当归补血汤对糖尿病肾病疗效的META分析[J]. 时珍国医国药杂志, 2014, 25 (10): 2550-2552.

[35] 魏明刚, 何伟明, 刘蔚, 等. 加味当归补血汤抗肾脏纤维化的实验研究[J]. 中国中医基础医学杂志, 2014, 20 (7): 904-908.

[36] 陆迅, 魏明刚. 黄芪多糖对肾间质纤维化大鼠的保护作用[J]. 中华中医药杂志, 2014, 29 (6): 1998-2001.

[37] 魏明刚, 何伟明. 整合素在慢性肾小球肾炎病变中的作用及中医理论探讨[J]. 中国中医基础医学杂志, 2014, 20 (6): 755-757.

[38] 魏明刚. 整合素在慢性肾脏病变的作用及中医理论探讨[J]. 时珍国医国药杂志, 2014, 25 (1): 145-148.

[39] 魏明刚, 孙伟, 程宗琦, 等. 加味当归补血汤抑制微炎症与慢性肾小球肾炎临床疗效的研究[J]. 中成药, 2014, 36 (1): 48-51.

[40] 魏明刚, 孙伟. 《金匮要略》与《三因极-病证方论》关于"水气病"辨证思路的比较研究[J]. 中华中医药学刊, 2013, 31 (10): 2148-2150.

[41] 魏明刚, 熊佩华, 张玲, 等. 康艾注射液对恶性肿瘤化疗患者肾脏功能保护的作用机制[J]. 中国实验方剂学杂志, 2013, 19 (17): 304-308.

[42] 赵建荣, 屈磊, 李晓玫. 黄芪当归合剂对梗阻性肾病大鼠肾间质纤维化的防治作用[J]. 北京大学学报（医学版）, 2004, 36 (2): 119-123.

[43] 左川, 谢席胜, 邱红渝, 等. 黄芪对单侧输尿管梗阻大鼠肾间质纤维化的作用研究[J]. 现代预防医学, 2008, 35 (4): 784-787.

[44] 徐维佳, 牟姗, 王琴, 等. 黄芪甲苷对高糖诱导的肾小管上皮细胞损伤的保护作用[J]. 中国中西医结合肾病杂志, 2012, 13 (9): 765-769.

[45] 刘咏梅, 刘瑞华, 刘文军, 等. 益气活血方对肾间质纤维化大鼠肾脏TGF-β/

smad 信号通路及结缔组织生长因子的影响 [J]. 中西医结合学报, 2010, 8 (12): 1165-1173.

[46] 李敏州, 高彦彬, 马鸣飞. 芪卫颗粒对 KK-Ay 小鼠肾组织 TGF-β1/Smads 信号转导通路的影响 [J]. 中医杂志, 2013, 54 (13): 1141-1144.

[47] 李均, 曹轶璇. 黄芪丹参有效组分及其配伍抗肾纤维化的体内研究进展 [J]. 中国中西医结合肾病杂志, 2010, 11 (9): 841-842.

[48] 黄桂香. 当归生物学效应研究 [J]. 时珍国医国药, 2001, 12 (3): 262—263.

[49] 马艳春, 周波, 宋立群. 地龙成分 EFE 治疗糖尿病肾脏疾病蛋白尿的临床研究 [J]. 中医药信息, 2011, 28 (6): 48-49.

[50] 周晓, 季倩, 张汉明, 等. 地龙的研究进展 [J]. 药学实践杂志, 2015, 33 (5): 396-399.

[51] 杜雅静, 汪慧惠, 于英兰, 等. 蝉蜕、僵蚕治疗系膜增生性肾炎模型大鼠对肾组织 iNOS、ET 表达的影响 [J]. 中国中西医结合肾病杂志, 2014, l5 (5): 429-430.

[52] 杨琼, 廖森泰, 邢东旭, 等. 白僵蚕的化学成分和鉴别技术研究进展 [J]. 蚕业科学, 2016, 35 (3): 696-699.

[53] 米红霞, 刘吉平. 白僵蚕应用研究进展 [J]. 广东蚕业, 2010, 44 (1): 46-48.

[54] 郑智华, 叶任高, 李幼姬, 等. 全蝎注射液对大鼠原位性肾炎病理变化及血清 IL-1 的影响 [J]. 中国中西医结合杂志, 1993, 13 (8): 481-482.

[55] 雷田香, 彭延古, 徐爱良. 中药全蝎的研究进展 [J]. 湖南中医药大学学报, 2006, 26 (4): 60-61.

[56] 刘如秀, 刘宇, 汪艳丽, 等. 当归的药理作用 [J]. 西部中医药, 2014, 27 (11): 153-156.

[57] 宋锦叶, 孟立强, 李晓玫. 黄芪与当归的现代药理学研究进展 [J]. 中国中西医结合肾病杂志, 2008, 9 (9): 833-835.

[58] 金玉青, 洪远林, 李建蕊, 等. 川芎的化学成分及药理作用研究进展 [J]. 中药与临床, 2013, 4 (3): 44-48.

[59] 黄琦, 马骏, 王瑶, 等. 川芎嗪对 TGF-β1 诱导人肾小管上皮细胞转分化抑制作用的实验研究 [J]. 中国中医药科技, 2013, 20 (4): 365-366.

[60] 常子军, 金若芄. 川芎嗪治疗肾脏疾病的药理研究进展 [J]. 中华临床医药, 2002, 3 (5): 49.

[61] 沈舒, 王琼, 李友宾. 牛膝的化学成分和药理作用研究进展 [J]. 海峡药学, 2011, 23 (11): 1-6.

[62] 潘晓波. 牛膝的药理作用研究 [J]. 长春中医药大学学报, 2009, 25 (6): 969.

[63] 田硕, 苗明三. 牛膝的化学、药理及应用特点探讨 [J]. 中医学报, 2014, 29 (195): 1186-1188.

[64] 张翼, 李丽, 何立群. 齐墩果酸、丹酚酸对 UUO 大鼠肾及肾小管功能的影响 [J]. 中国中医急症, 2014, 23 (4): 569-571.

[65] 李青原, 金玉姬, 黄茜茜, 等. 甘草及甘草提取物对各系统的作用概述 [J].

吉林医药学院学报，2014，35（2）：139-144.

[66] 侯绍章，景丽，葛新红，等. 甘草酸防治糖尿病肾病的作用及其机制的初步研究［J］. 宁夏医科大学学报，2010，32（9）：963-967.

[67] 沈蓓，吴启南，陈蓉，等. 芡实的现代研究进展［J］. 西北药学杂志，2012，27（2）185-187.

[68] 王晶，张晓东，方敬爱，等. 芡实含药血清对高糖干预小鼠肾小球足细胞 nephrin 与 α-SMA 的影响［J］. 中国中西医结合肾病杂志，2016，17（10）：888-899.

[69] 平橙，孙艳艳，方敬爱，等. 芡实对糖尿病肾病大鼠肾组织 MMP-9、TIMP-1 及 CollagenⅣ表达的影响［J］. 中国中西医结合肾病杂志，2015，16（7）：583-586.

[70] 韦玉兰，黄艳明，王坤，等. 金樱子对 IgA 肾病大鼠肾脏组织 TGF-β 基因表达的影响［J］. 陕西中医杂志，2007，28（11）：1566-1568.

[71] 陈敬民，李友娣. 金樱子醇提物对被动型 Heymann 肾炎大鼠的药理作用研究［J］. 中药材，2005，28（5）：408-410.

[72] 王健. 金樱子的药理作用及黄酮的提取方法［J］. 科技创新导报，2013，22：243-243.

[73] 万永红，蔡开明，韦曙. 蝉花的本草考证与生物学研究［J］. 江苏林业科技，2013，40（3）：50-53.

[74] 裘洁，宋捷民. 蝉花的药理作用研究进展［J］. 中国民族民间医药杂志，2009，18（9）：4-6.

[75] 刘忠杰，孙卫卫，刘玉宁. 蝉花菌丝对单侧输尿管结扎大鼠肾组织 NF-κB、MCP-1 表达的影响［J］. 中国中西医结合肾病杂志，2015，16（4）：318-320.

[76] 刘玉宁，陈以平，赵宗江，等. 蝉花菌丝对单侧输尿管结扎大鼠肾间质 TGF-β1 和 CTGF 蛋白及 mRNA 表达的影响［J］. 中国中西医结合肾病杂志，2011，12（11）：954-957.

[77] 李波. 白花蛇舌草的化学成分和药理作用研究进展［J］. 天津药学，2016，28（5）：75-78.

[78] 张创峰，杨友亮，刘普，等. 白花蛇舌草化学成分和药理作用研究进展［J］. 西北药学杂志，2012，27（4）：379-382.

[79] 王琴，侯晓强，崔向军. 黄芪白花蛇舌草汤对原发性肾病综合征患者基础免疫状态的影响［J］. 山东医药，2011，51（9）：69-70.

[80] 许玉华，甄丹丹，甄汉深. 六月雪的研究进展［J］. 中国民族民间医药，2016，25（22）：24-27.

[81] 鲁利民，陆锦锐，韩忠耀. 苗药六月雪化学成分及药理作用研究进展［J］. 中国中医药现代远程教育，2014，12（17）：158-160.

[82] 陈秋荷，皮荣标，陈景考. 大黄酸及其衍生物：合成与药理作用研究进展［J］. 药学研究，2016，35（3）：161-167.

[83] 张慧林，赵妍. 大黄的药理作用及临床应用分析［J］. 光明中医，2015，30（5）：1119-1121.

[84] 林悦君,林旭文,倪少义. 大黄的传统用法与现代药理学特点分析 [J]. 中国医药科学, 2014, 4 (13): 89-91.

[85] 殷林虹. 积雪草的化学成分分析及药理作用研究进展 [J]. 化工管理, 2015, 17: 48-49.

[86] 齐红梅,王冬梅. 积雪草化学成分及药理研究进展 [J]. 中国药业, 2010, 19 (16): 89-90.

[87] 朱晓玲,王永钧,张华琴,等. 积雪草甙合大黄素对TNF-α诱导肾小管上皮细胞C3上调的干预作用 [J]. 中国中医药科技, 2010, 17 (1): 32-33.

[88] 段晓彦,李宏树,王丽红,等. 积雪草及其活性成分的国内外研究进展 [J]. 武警医学院学报, 2009, 18 (3): 252-255.

[89] 董凤彩. 白术不同化学成分的药理作用 [J]. 中医临床研究, 2015, 7 (14): 28-29.

[90] 凌宗全. 白术化学成分及药理作用研究进展 [J]. 内蒙古中医药, 2013, 32 (35): 105-106.

[91] 杨娥,钟艳梅,冯毅凡. 白术化学成分和药理作用的研究进展 [J]. 广东药学院学报, 2012, 28 (2): 218-221.

[92] 陈晓萍,张长林. 白术不同化学成分的药理作用研究概况 [J]. 中医药信息, 2011, 28 (2): 124-126.

[93] 高长久,张梦琪,曹静,等. 蝉蜕的药理作用及临床应用研究进展 [J]. 中医药学报, 2015, 43 (2): 110-112.

[94] 杨璐,李国玉,王金辉. 蝉蜕化学成分和药理作用的研究现状 [J]. 农垦医学, 2011, 33 (2): 184-186.

[95] 袁荣高,王庆林. 蝉蜕在内科病中的应用 [J]. 吉林中医药杂志, 2004, 24 (6): 51-52.

[96] 景娴,江海,杜欢欢,等. 我国山药研究进展 [J]. 安徽农业科学, 2016, 44 (15): 114-117.

[97] 张云芳,蒋孟良. 山药的药理作用与炮制工艺研究进展 [J]. 实用药物与临床, 2012, 15 (1): 49-51.

[98] 姜红波. 山药的药理活性研究及产品开发现状 [J]. 化学与生物工程, 2011, 28 (4): 9-12.

[99] 洪志华,周云. 淮山药灌胃预处理对大鼠肾脏缺血再灌注损伤保护作用的实验研究 [J]. 浙江中西医结合杂志, 2015, 25 (7): 644-649.

[100] 谭春琼. 山药多糖对大鼠糖尿病肾病的治疗作用 [J]. 中国应用生理学杂志, 2014, 30 (5): 437-438.

[101] 朱大年,王庭槐. 生理学 [M]. 8版. 北京: 人民卫生出版社, 2013.

[102] 李荣山. 现代肾脏病实验技术 [M]. 北京: 军事医学科学出版社, 2006.

[103] WEI M G, HE W M, LU X, et al. JiaWeiDangGui decoction ameliorates proteinuria and kidney injury in adriamycin-induced rat by blockade of TGF-β/Smad signaling [J]. Evidence-Based Complementary and Alternative Medicine, 2016, (2016-6-14).

[104] CHENG X D, WEI M G. Profiling the metabolism of astragaloside Ⅳ by ultra performance liquid chromatography coupled with quadrupole/time-of-flight mass spectrometry [J]. Molecules, 2014, 19 (11): 18881-18896.

[105] WEI M G, SUN W, HE W M, et al. Ferulic acid attenuates TGF-β_1-induced renal cellular fibrosis in NRK-52E cells by inhibiting Smad/ILK/Snail Pathway [J]. Evidence-Based Complementary and Alternative Medicine, 2015, (2015-4-8).

[106] LI J, CHENG X, CHEN Y, et al. Vitamin E TPGS modified liposomes enhance cellular uptake and targeted delivery of luteolin: an in vivo/in vitro evaluation [J]. International Journal of Pharmaceutics, 2016, 512 (1): 262-272.

[107] WEI M G, SUN W, HE W M, et al. Qiguiyishen decoction reduced the accumulation of extracellular matrix in the kidneys of rats with adriamycin-induced nephropathy [J]. Journal of Tradition Chinese Medicine, 2014, 34 (3): 351-356.

[108] WEI M G, HE W M, ZHANG L, et al. Astragaloside Ⅳ liposomes ameliorates adriamycin-induced nephritic syndrome in rats [J]. African Journal of Traditional, Complementary and Alternative medicines, 2015, 12 (5): 127-134.

[109] WEI M G, XIONG P H, ZHANG L. Effect of Chinese herbs on immunoglobulin A nephropathy: a randomized controlled trial [J]. Journal of Tradition Chinese Medicine, 2013, 33 (1): 65-69.

[110] WEI M G, CAI X F. Meta-analysis of Chinese herbs in the treatment of nephropathy: Huangqi and Danggui type formulations [J]. Springer, 2013, 3: 1905-1911.

[111] OKUDA M, HORIKOSHI S, MATSUMOTO M, et al. Beneficial effect of *Astragalus membranaceus* on estimated glomerular filtration rate in patients with progressive chronic kidney disease [J]. Hong Kong Journal of Nephrology, 2012, 14: 17-23.

[112] LI M X, WANG W X, XUE J, et al. Meta-analysis of the clinical value of Astragalus membranaceus in diabetic nephropathy [J]. Journal of Ethnopharmacology, 2011, 133 (2): 412-419.

[113] LI S G, ZHANG Y Q. Characterization and renal protective effect of a polysaccharide from Astragalus membranaceus [J]. Carbohydrate Polymers, 2009, 78: 343-348.

[114] LIU Y. Epithelial to mesenchymal transition in renal fibro-genesis: pathologic significance, molecular mechanism, and therapeutic intervention [J]. Journal of Cellular Physiology, 2015: 15 (1): 1-12.

[115] COLLINS A J, FOLEY R N, HERZOG C, et al. US renal data system 2007 annual data report abstract [J]. American Journal of Kidney Diseases, 2008, 51 (1).

[116] COLLINS A J, FOLEY R N, CHAVERS B, et al. US renal data system 2011 annual data report [J]. American Journal of Kidney Diseases, 2012, 59 (1-S1): A7.

[117] SARAN R, Robinson B, ABBOTT KC, et al. US renal data system 2017 annual data report: epidemiology of kidney disease in the United States [J]. American Journal of Kidney Diseases, 2018, 71 (3-S1): A7.

附录

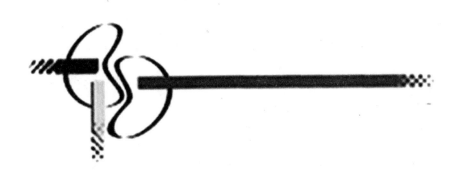

Ⅰ 常用缩写词的中英文对照简表

本书在叙述中采用了部分英文缩写,为了便于读者使用本书,将相关的缩写词和中英文名称列入下表中:

缩写词	英文名称	中文名称
	α-actinin	α-辅肌动蛋白
AC	absorption chromatography	吸附色谱法
ACEI	angiotensin converting enzyme inhibitor	血管紧张素转化酶抑制剂
ADCC	antibody dependent cell mediated cytotoxicity	抗体依赖的细胞毒作用
ADH	antidiuretic hormone	抗利尿激素
ADP	adenosine diphosphate	二磷酸腺苷
AF	adherence factor	黏附因子
AKI	acute kidney injury	急性肾损伤
ANA	antinuclear antibodies	抗核抗体
ANCA	antineutrophil cytoplasmic antibody	抗中性粒细胞胞浆抗体
Ang Ⅱ	angiotensin Ⅱ	血管紧张素Ⅱ
Anti-GBM Ab	anti-glomerular basement membrane antibody	抗肾小球基底膜抗体
Anti-TBM Ab	anti-tubular basement membrane antibody	抗肾小管基底膜抗体
ARB	angiotensin Ⅱ receptor antagonists	血管紧张素Ⅱ受体拮抗剂
α-SMA	α-smooth muscle protein	α-平滑肌肌动蛋白
$β_2$-MG	$β_2$-microglobulin	$β_2$-微球蛋白
BUN	blood urea nitrogen	血尿素氮
cAMP	cyclic adenosine monophosphate	环磷酸腺苷
C-ANCA	cytoplasm of antineutrophil cytoplasmic antibodies	胞质型抗中性粒细胞胞质抗体
CBA	cytometric bead array	流式微球技术
CCB	Ca^{2+} channel blocker	钙通道阻滞剂
CKD	chronic kidney disease	慢性肾脏病
COL	collagen	胶原蛋白
ConA	concanavalin A	刀豆蛋白A
CreGN	crescentic glomerulonephritis	新月体性肾小球肾炎
CRP	C-reactive protein	C-反应蛋白
CsA	cyclosporin A	环孢素A

续表

缩写词	英文名称	中文名称
CT	computed tomography	电子计算机断层扫描
CTGF	connective tissue growth factor	结缔组织生长因子
CVD	cardiovascular disease	心血管疾病
CyP-A	cyclophilin A	可溶性蛋白亲免素 A
Cys-C	serum cystatin C	血胱抑素 C
DNA	deoxyribonucleic acid	脱氧核糖核酸
EC	exclusion chromatography	排阻色谱法
EPO	erythropoietin	促红细胞生成素
EGF	epidermal growth factor	表皮生长因子
ENA	extractable nuclear antigens	可提取核抗原
ESRD	end-stage renal disease	终末期肾脏病
ET-1	endothelin-1	内皮素-1
FDP	fibrin degradation product	纤维蛋白原降解产物
FK506	tacrolimus	他克莫司
FN	fibronectin	纤维粘连蛋白
FSGS	focal segmental glomerular sclerosis	局灶节段性肾小球硬化
GBM	glomerular basement membrane	肾小球基底膜
GC	gas chromatography	气相色谱法
GFC	gel filtration chromatography	凝胶过滤色谱法
GLC	gas-liquid chromatography	气液色谱法
GSC	gas-solid chromatography	气固色谱法
GSH-Px	glutathione peroxidase	谷胱甘肽过氧化物酶
H1N1	hemagglutinin 1 and neuraminidase 1	血球凝集素 1 和神经氨酸酶 1
HO-1	heme oxygenase-1	血红素氧合酶-1
HPLC	high performance liquid chromatography	高效液相色谱法
HSLP	high speed liquid chromatography	高速液相色谱法
IC	immune complex	免疫复合物
IEC	ion exchange chromatography	离子交换色谱法
IgA	immunoglobulin A	免疫球蛋白 A
IGF-1	insulin-like growth factor-1	胰岛素样生长因子-1
IL	interleukin	白细胞介素
IL-1	interleukin-1	白细胞介素-1

续表

缩写词	英文名称	中文名称
IL-2	interleukin-2	白细胞介素-2
IL-18	interleukin-18	白细胞介素-18
LLC	liquid-liquid chromatography	液液色谱法
IMPDH	inosine monophosphate dehydrogenase	次黄嘌呤单核苷酸脱氢酶
LN	laminin	层粘连蛋白
LSC	liquid-solid chromatography	液固色谱法
ISN	international society of nephrology	国际肾脏病学会
K	capacity factor	容量因子
KIM-1	kidney injury molecule-1	肾损伤分子-1
LC	liquid chromatography	液相色谱法
LPG	lipoprotein glomerulopathy	脂蛋白肾病
LPO	lipid peroxide	过氧化脂质
LPS	lipopolysaccharide	脂多糖
MCD	minimal change disease	（肾小球）微小病变
MCTD	mixed connective tissue disease	混合性结缔组织病
MDA	malondialdehyde	丙二醛
MMF	mycophenolate mofetil	吗替麦考酚酯
MMP	matrix metalloproteinase	基质金属蛋白酶
MN	membranous nephropathy	膜性肾病
MPA	mycophenolic acid	麦考酚酸
MPAG	phenolic glucoside	酚化葡萄糖苷糖
MPC-1	monocyte chemoattractant protein-1	单核细胞趋化蛋白-1
MPGN	membranoproliferative glomerulonephritis	系膜毛细血管性肾小球肾炎
MRI	magnetic resonance imaging	磁共振成像
MS	metabolic syndrome	代谢综合征
MsPGN	mesangioproliferative glomerulonephritis	系膜增生性肾小球肾炎
mTOR	mammalian target of rapamycin	哺乳动物雷帕霉素靶蛋白
N	theoretical plate number	理论塔板数
NF-AT	nuclear factor of activated T cell	活化T细胞核因子
NF-κB	nuclear transcription factor-κB	核转录因子-κB
NGAL	neutrophil gelatinase associated lipid carrying protein	中性粒细胞明胶酶相关脂质运载蛋白
NKC	natural killer cells	自然杀伤细胞
PA	peak area	峰面积
PAI-1	plasminogen activator inhibitor-1	纤溶酶原激活物抑制因子-1

续表

缩写词	英文名称	中文名称
P-ANCA	perinuclear antineutrophil cytoplasmic antibodies	核周型抗中性粒细胞胞质抗体
PC	paper chromatography	纸色谱法
PC	partition chromatography	分配色谱法
PCNA	proliferating cell nuclear antigen	增殖细胞核抗原
PCR	polymerase chain reaction	聚合酶链式反应
PDGF	platelet derived growth factor	血小板衍生因子
PGE_2	prostaglandin E_2	前列腺素 E_2
PGI_2	prostaglandin I_2	前列环素 I_2
PSS	progressive systemic scleroderma	进行性全身性硬皮病
R	resolution	分离度
RAS	renin-angiotensin system	肾素-血管紧张素系统
RAAS	renin-angiotensin aldosterone system	肾素-血管紧张素-醛固酮系统
RBP	retinol binding protein	尿视黄醇结合蛋白
RNA	ribonucleic acid	核糖核酸
RPGN	rapidly progressive glomerulonephritis	急进性肾小球肾炎
RT PCR	real time polymerase chain reaction	实时荧光聚合酶链式反应
SARS	sever acute respiratory syndrome	严重急性呼吸综合征
Scr	serum creatinine	血清肌酐
SD	standard deviation	标准偏差
SOD	superoxide dismutase	超氧化物歧化酶
SLE	systemic lupus erythematosus	系统性红斑狼疮
TF	tailing factor	拖尾因子
TGF-β	transforming growth factor-β	转化生长因子-β
THP	tamm-horsfall protein	tamm-horsfall 蛋白
TIMP	tissue inhibitor of metalloproteinase	金属蛋白酶组织抑制剂
TLC	thin-layer chromatography	薄层色谱法
TNF	tumor necrosis factor	肿瘤坏死因子
TNF-α	tumor necrosis factor-α	肿瘤坏死因子-α
tPA	tissue plasminogen activator	组织型纤溶酶原激活剂
UPA	urokinase plasminogen activator	尿激酶纤溶酶原激活剂
UUO	unilateral ureteral obstruction	单侧输尿管闭塞
PW	peak width	峰宽

Ⅱ 肾脏超声图例及说明

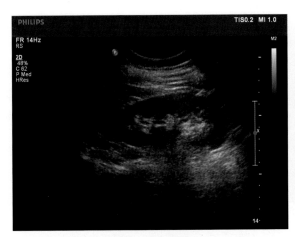

图 1 正常肾脏
（肾实质呈低回声，集合系统呈高回声）

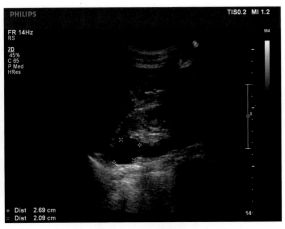

图 2 单发肾囊肿
（肾实质内见一个无回声区，壁光滑）

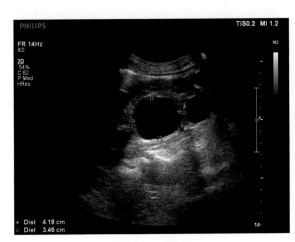

图 3 多发肾囊肿
（肾实质内见多个无回声区，壁光滑）

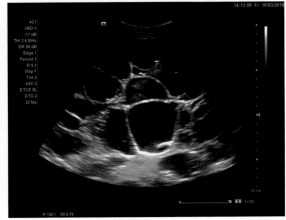

图 4 多囊肾（正常肾实质回声消失，肾体积增大，见多个无回声区，彼此不相通）

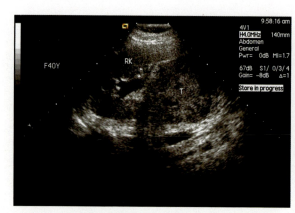

图5 肾透明细胞癌［肾下极内见低回声（T），形态尚规则，回声不均匀］

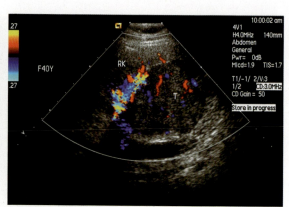

图6 肾透明细胞癌［肾下极低回声区（T）内可见彩色血流信号］

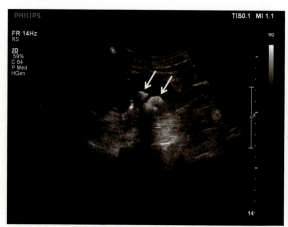

图7 多发肾结石
［肾内见多个强回声（白箭头所示），后方伴声影］

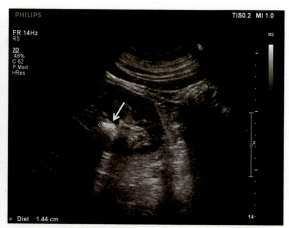

图8 肾结石
［肾内见一个强回声（白箭头所示），后方伴声影］

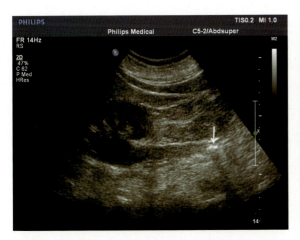

图 9 输尿管上段结石伴肾积水［输尿管上段内见强回声（白箭头所示），后方伴声影，上段输尿管扩张］

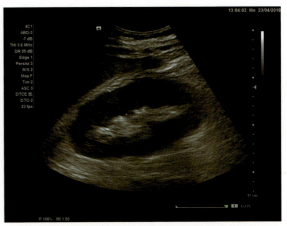

图 10 急性肾衰竭（肾体积明显增大，实质回声减低，皮髓质分界不清）

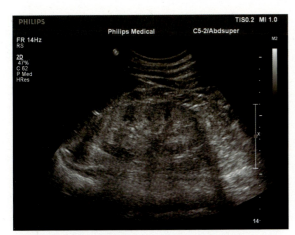

图 11 慢性肾衰竭（肾脏大小基本正常，肾皮质回声增强，皮髓质分界不清）

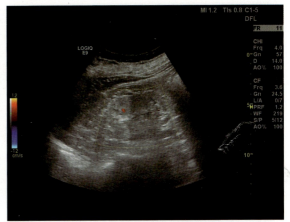

图 12 慢性肾衰竭（肾脏缩小，肾皮质回声增强，皮髓质分界不清）

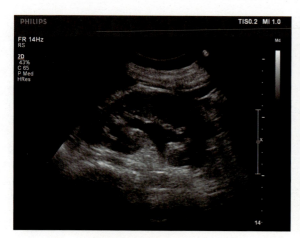

图 13 轻度肾积水
（肾窦回声轻度分离，无回声）

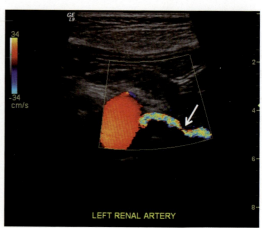

图 14 肾动脉狭窄（肾动脉呈红蓝相间的彩色血流信号，白箭头所示为狭窄处）

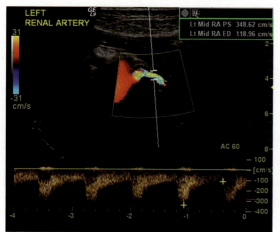

图 15 肾动脉狭窄处频谱
（狭窄处肾动脉血流峰值流速明显增高）

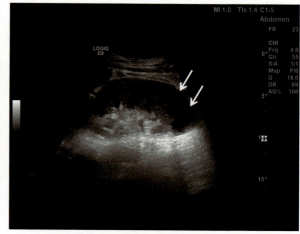

图 16 肾周积液
［肾下极包膜下见新月形无回声区（白箭头所示）］